RETINOSIS PIGMENTARIA

COLECTIVO DE AUTORES

Equipo multidisciplinario del Centro Internacional de Retinosis Pigmentaria "Camilo Cienfuegos"

ORFILIO PELÁEZ MOLINA
Doctor en Ciencias Médicas. Profesor Titular. Especialista de Segundo Grado en Oftalmología. Director del Programa Nacional de Retinosis Pigmentaria

JOSÉ ANTONIO SARMIENTO BARCELÓ
Especialista de Segundo Grado de Bioestadística Médica

MARITZA HERRERA MORA
Especialista de Segundo Grado en Oftalmología

TOMÁS ALEMÁN ECHEVERRÍA
Especialista de Primer Grado en Oftalmología

NATACHA MORENO PERDOMO
Especialista de Primer Grado en Oftalmología

MARÍA ADELA MENDOZA MARRERO
Licenciada en Psicología

RETINOSIS PIGMENTARIA

EXPERIENCIA CUBANA

ORFILIO PELÁEZ MOLINA

Doctor en Ciencias Médicas
Profesor Titular
Especialista de Segundo Grado en Oftalmología
y colaboradores

Editorial Científico-Técnica

Datos CIP-Biblioteca Nacional "José Martí"

Peláez Molina, Orfilio

Retinosis pigmentaria. Experiencia cubana / Orfilio Peláez
Bibliografía
ISBN 959-05-0156-7
1. RETINOSIS PIGMENTARIA-CUBA-HISTORIA
2. RETINOSIS PIGMENTARIA-TRATAMIENTO
I.t
617.73

Edición y redacción: Al cuidado de la licenciada María Luisa Acosta Hernández
Diseño: Lic. Carmen Padilla González
Corrección: Pilar Trujillo Curbelo
Emplane: Teresa Bernabeu Castrizano
y Oneida L. Hernández Guerra

INSTITUTO CUBANO DEL LIBRO
EDITORIAL CIENTÍFICO-TÉCNICA
Calle 2, #58, entre 3ra. y 5ta.,
Vedado, Ciudad de La Habana, 4

A María Adela, esposa ejemplar, fiel e insustituible colaboradora.

A mis hijos, por su firmeza, comprensión para mi trabajo y por ser mi orgullo.

Agradecimientos

El más sincero y profundo agradecimiento a mi esposa, por su constante y eficaz apoyo en la elaboración de este texto. A los colegas colaboradores por su gran interés y preocupación en la confección de los diferentes capítulos; en general, a todas las instituciones y personas que durante estos 46 años de trabajo nos han apoyado y ayudado a cristalizar lo que es hoy el Programa Nacional de Retinosis Pigmentaria.

Índice

CAPÍTULO III

Algunas variaciones epidemiológicas de la retinosis pigmentaria en Cuba

José Alberto Sarmiento Barceló

CAPÍTULO IV

Fisiopatología de la retinosis pigmentaria

Tomás Alemán Echeverria

CAPÍTULO V

Clasificación

Maritza Herrera Mora

CAPÍTULO VI

Características clínicas de la retinosis pigmentaria

Maritza Herrera Mora

CAPÍTULO VII

Pruebas funcionales

Tomás Alemán Echeverría

CAPÍTULO VIII

Diagnóstico diferencial

Natacha Moreno Perdomo

CAPÍTULO IX

Tratamientos

Orfilio Peláez Molina

Introducción

Es un deber cumplir con la sugerencia de los colegas que integran mi equipo de trabajo, en el Programa Nacional de Retinosis Pigmentaria, de elaborar este manual, en el cual también se expondrá la experiencia cubana en el tratamiento quirúrgico de esta afección.

Se han expuesto de forma clara y sencilla los diferentes aspectos relacionados con el tema, basados en la larga experiencia de atención a pacientes afectados por retinosis y en los conocimientos que hasta el presente existen sobre la materia en cuestión. Para ello he contado con la colaboración y sabiduría de especialistas que integran el equipo multidisciplinario del Centro Internacional de Retinosis Pigmentaria "Camilo Cienfuegos".

No es objetivo de este empeño tomar partido en las diferentes corrientes terapéuticas, ni hacer que otros lo hagan, sólo queremos presentar la práctica, acumulada a través de muchos años, lo que ha permitido realizar un importante trabajo epidemiológico que, como resultado principal, tiene el control y seguimiento de 2 665 pacientes desde 1987.

El texto aborda el estudio preciso y detallado de esta disciplina: definición y descripción histórica de la retinosis pigmentaria, anatomía funcional de la retina, algunas variaciones epidemiológicas de la retinosis pigmentaria en Cuba, fisiopatología, clasificación, características clínicas de la retinosis pigmentaria en Cuba, pruebas funcionales, diagnóstico diferencial, tratamientos, valoración psicológica del paciente y aspectos médico-sociales; introducidos por el recuento del origen y formación del programa nacional cubano para enfermos de retinosis pigmentaria.

El presente libro permitirá al lector especializado consultar diferentes aspectos de esta enfermedad y conocer el trabajo de los equipos multidisciplinarios de Retinosis Pigmentaria, en todas las provincias, así como el manejo y seguimiento de éstos, acorde con la Escuela Cubana de Retinosis Pigmentaria.

Tengo fe y absoluta confianza en los colegas de los equipos multidisciplinarios, en su juventud, capacidad científica, modestia, consagración al trabajo y fidelidad a mis principios, lo que me hace sentir seguro de que, llegado el momento de mi desaparición física, este hermoso Programa de Retinosis Pigmentaria, continuará siendo útil a todos los enfermos nacionales y de otros países del mundo que acudan en busca de atención médica.

Gratitud para los amigos y compañeros inspiradores de mi trabajo, así como para las instituciones que me han permitido realizar las investigaciones experimentales durante años. Para los pacientes y familiares que han depositado en mí su confianza y quienes constituyen la base fundamental de nuestro trabajo.

Quisiera pormenorizar uno por uno los nombres de tantos colegas que me han acompañado día a día en este arduo trabajo, pero ante la posibilidad de olvidar alguno, cosa que jamás me perdonaría, los recuerdo a todos de conjunto.

Gracias a los que de una u otra formas han hecho posible llevar adelante el Programa Nacional de Retinosis Pigmentaria. Sin embargo, hago justicia y honro a quien se ha ganado el derecho a una mención especial, a la fiel inspiradora y compañera durante largos y duros años, en los reveses y en los éxitos de nuestro trabajo, a mi esposa por más de 45 años.

Un programa para la nación cubana

Los orígenes de un posible programa nacional para enfermos cubanos de Retinosis Pigmentaria se remontan al año 1951 cuando el doctor Orfilio Peláez Molina en unión de su esposa, y fiel colaboradora, la licenciada María Adela Mendoza Marrero, inician las actividades relacionadas con el estudio de personas diagnosticadas con esta afección ocular.

Para una información más exacta, al exponer las motivaciones que impulsaron a desarrollar este trabajo de atención médica, se hará referencia por etapas y para ser más concretos por decenios.

1951-1959

Durante la vida de estudiante fui sensibilizado por la atención a personas con retinosis pigmentaria, ante la pérdida física de un gran amigo que, como resultado de una valoración médica por las dificultades con la visión a determinadas horas de la tarde y en sitios con iluminación deficiente, fue diagnosticado con esta dolencia. Las recomendaciones del oftalmólogo fueron: "Esta enfermedad lo lleva a la ceguera, búsquese un perro, un lazarillo [persona que sirve de guía a un discapacitado visual]." En correspondencia con las características de su personalidad, éste tomó como decisión el suicidio.

¿Qué significó para mi este hecho? Fue como un aldabonazo que despertó en mí la motivación para realizar estudios relacionados con esa enfermedad. Desde ese momento juré y me hice el propósito de adentrarme en la lucha contra la retinosis pigmentaria.

Posteriormente, en los inicios de la especialidad de Oftalmología, pude constatar con pena y tristeza cómo oftalmológos de prestigio le indicaban a los pacientes con retinosis pigmentaria, como tratamiento, "resignación, vas caminando hacia la ceguera"; otros "no hagas más actividad sociolaboral, estudia el Sistema Braille"; si de niños se trataba, aún con buena visión directa e indirecta, le recomendaban que fuese a una escuela para ciegos, lo cual tenía repercusión psicológica para el paciente y la familia.

A partir de 1951 comenzamos a brindar atención médica a los pacientes con estas características, la cual hacíamos extensiva a sus familiares, con el objetivo de sensibilizarlos valorando los aspectos psicológicos. En este período profundizamos en la superación científico-técnica para actualizarnos sobre los estudios publicados a nivel internacional, unido al trabajo asistencial; lo que permitió identificarnos con los pacientes y familiares. El tratamiento utilizado era Vitamina A, vasodilatadores y extractos de hormonas. Como terapéutica quirúrgica, la inclusión de extracto de cotiledón de placenta subconjuntival y epiescleral.

1960-1969

Las actividades realizadas eran las siguientes:

- Asistencial, a nivel de consulta ambulatoria a pacientes y familiares de éstos considerados de riesgo.
- Investigaciones a nivel de laboratorio y de animales en el Instituto Superior de Ciencias Médicas y Preclínicas "Victoria de Girón", dentro de ellas la cirugía.
- Estudio del comportamiento del campo visual en la retinosis pigmentaria.

1970-1979

Esta década se destacó por un incremento en el trabajo asistencial, docente e investigativo. Se crearon las condiciones para el ingreso de pacientes, lo que posibilitó un estudio más profundo de la enfermedad.

La docencia se incorporó al postgrado, resaltando la importancia del diagnóstico precoz y el valor del estudio de la genética, y las investigaciones se dirigieron a estudiar las alteraciones de la hemodinámica en el ojo, las patologías oculares asociadas a la retinosis pigmentaria, la terapéutica ultrasónica, el estudio del *omentun* humano y sus propiedades angiogénicas en el ojo y la cirugía experimental en el tratamiento de la retinosis pigmentaria.

1980-1989

Se continuó aumentando el trabajo asistencial, ya que acudían enfermos de todas partes del país.

Las investigaciones estuvieron dirigidas a evaluar las propiedades angiogénicas del *omentum* humano a nivel de la córnea y del iris y la posible sustitución de este tejido por otro con características similares.

Se comenzó la aplicación del ozono en algunas enfermedades del ojo, teniendo en cuenta los estudios a nivel de laboratorio de experimentación, entre ellas las úlceras corneales, las quemaduras corneo-conjuntivales, las obstrucciones vasculares del ojo y la retinosis pigmentaria.

Es precisamente en los inicios de este período que se opera a la primera enferma de retinosis pigmentaria en Cuba. Posteriormente recibieron tratamiento los primeros pacientes extranjeros, una joven yugoslava y un boliviano.

Es importante destacar la colaboración brindada por diferentes centros de investigación, Instituto Superior de Ciencias Médicas "Victoria de Girón", Instituto Nacional de Angiología, Centro Nacional de Investigaciones Científicas (CENIC), Centro Nacional para la Producción de Animales de Laboratorio (CENPALAB), Centro Nacional de Sanidad Animal, así como otras instituciones que han permitido realizar las actividades asistenciales y docentes:

- Instituto Nacional de Neurología y Neurocirugía.
- Hospital Oftalmológico "Ramón Pando Ferrer".
- Hospital General Docente "Calixto García".
- Hospital Clínico-Quirúrgico "Salvador Allende".
- Facultad de Medicina "Salvador Allende".
- Hospital Clínico-Quirúrgico "Hermanos Ameijeiras".

Los resultados satisfactorios del tratamiento cubano realizado por el equipo de trabajo, durante los años ya referidos, fomentaron la idea de desarrollar una red nacional para la atención a pacientes con retinosis pigmentaria, para lo cual se fundó el Centro de Referencia Nacional de Retinosis Pigmentaria en el Hospital "Salvador Allende" dado a conocer el 11 de septiembre de 1989, a la vez que se comenzó la preparación científico-técnica a especialistas de oftalmología, con el objetivo de crear las condiciones para que las provincias del interior del país contaran con centros y servicios de Retinosis Pigmentaria que prestaran atención con la misma metodología e igual nivel científico que en la capital.

En 1990 y 1991, comenzó el desempeño de esta institución para adultos, en el propio Hospital "Salvador Allende", y para niños en el Hospital Pediátrico del Cerro, respectivamente, ambos en Ciudad de La Habana. Se inició de inmediato la preparación y superación de oftalmólogos, técnicos, enfermeras y otros profesionales vinculados al sector de la salud, con el propósito de formar los cuadros que habrían de asumir la creación de estos centros y servicios provinciales. Para desarrollar esta estrategia y teniendo en consideración la heterogeneidad clínica y genética de esta enfermedad se determinó la creación del grupo multidisciplinario a nivel de cada provincia, que tendría la responsabilidad del trabajo de atención a las personas con dicha afección en los aspectos epidemiológicos, genéticos, promoción, prevención, terapéutica, rehabilitación, investigación.

Cada grupo multidisciplinario estaría estructurado por:

- Especialista de primer o segundo grados en Oftalmología (jefe del grupo).
- Especialista de Oftalmología, pediátrico.
- Especialista en Genética clínica o molecular.
- Especialista en Medicina Interna.
- Especialista en Pediatría.
- Especialista en Psicología y Psiquiatría.

- Especialista en Otorrinolaringología.
- Especialista en Neurofisiología.
- Especialista en Epidemiología.
- Especialista en Ginecología y Obstetricia.
- Bioquímico, inmunológo, técnicos en Oftalmología, bioestadísticos, entre otros, pudiendo añadirse otras especialidades de acuerdo con las características de cada centro.

Actualmente el Programa Nacional se extiende con 2 centros nacionales (adultos y niños), ubicados en Ciudad de La Habana; 1 centro en cada provincia de la Isla y 1 Centro Internacional, en Ciudad de La Habana.

Definiciones operacionales

Programa Nacional de Retinosis Pigmentaria

Programa de atención especializada que abarca el pesquisaje diagnóstico; estudio de la familia; desarrollo de investigaciones clínicas, básicas y epidemiológicas de los portadores de la enfermedad, que tienen una base poblacional. Intervienen en los diferentes niveles de atención médica de la Red Preventivo-Asistencial del Sistema Nacional de Salud.

Centro de Referencia Nacional de Retinosis Pigmentaria

Constituye un sistema estratégico de salud muy bien estructurado, que se encarga de la recepción y estudio de los pacientes que no han sido diagnosticados. Está ubicado en el segundo nivel de atención médica, pero, en su posición estratégica contiene elementos del tercer nivel (técnicas avanzadas de diagnóstico, etc.). Se ocupa de retroalimentar el sistema mediante la actualización de una base de datos nacional con registro computarizado que incluye la continuidad de diagnóstico y tratamiento.

Centros Provinciales de Retinosis Pigmentaria

Son medios básicos de atención secundaria a nivel de cada territorio. Es una unidad que mantiene estrecha relación con el nivel primario de atención, ya que se encarga de la recepción de las personas pesquizadas para efectuar monitoraje a nivel local, incluyendo a los miembros de la familia que se identifican como de elevado riesgo para sufrir la enfermedad. Realizan el diagnóstico confirmativo y aplican tratamiento. Ejecutan acciones de hospitalización y cuidado del paciente, diagnóstico de la enfermedad, implementación de diferentes esquemas terapéuticos, estudio de la familia, estudios y asesoramiento genéticos e identifican las conclusiones psicológicas.

Servicios Oftalmológicos de Retinosis Pigmentaria

Es una Unidad que se encuentra en la Red de Asistencia Médica Nacional. Se ocupa de recepcionar y comenzar el estudio oftalmológico del posible portador de la enfermedad. Se ubican en los hospitales provinciales y municipales. Ofrecen atención médica primaria y secundaria en dependencia de su ubicación lógica dentro del Programa Nacional.

Centro Internacional de Retinosis Pigmentaria "Camilo Cienfuegos"

Recepciona y brinda atención oftalmológica especializada a personas de otros países con distrofias retinianas, enfermedades de la mácula y otras patologías oculares. Para desarrollar su trabajo con la mayor calidad y rigor científico, dispone de un equipo multidisciplinario de elevado nivel científico, y los principios de ética médica son inherentes a todo el colectivo de profesionales de la salud que labora en esta institución.

Inicialmente se establecieron diferentes líneas de desarrollo:

1. Crear las condiciones para brindar atención a personas de otros países que solicitan ser atendidos en Cuba.
2. Creación del Grupo Nacional de Retinosis Pigmentaria para las funciones de carácter metodológicas y de asesoría al Ministerio de Salud Pública.
3. Creación de la Sociedad Científica Cubana de Retinosis Pigmentaria, que tiene la responsabilidad de desarrollar actividades científicas provinciales, nacionales e internacionales, además de la divulgación científica.

Red Nacional de Retinosis Pigmentaria. Objetivos

Generales

1. Mejorar el nivel de salud de los pacientes con retinosis pigmentaria a mediano y largo plazos.
2. Elevar cuantitativa y cualitativamente el diagnóstico de la enfermedad en los distintos niveles de atención médica, incluido el primario.

Específicos

1. Conocer la prevalencia de retinosis pigmentaria en la población cubana, en todas las edades.
2. Identificar portadores asintomáticos de la enfermedad mediante el pesquisaje familiar.
3. Establecer la caracterización genético-clínica de la retinosis pigmentaria.

4. Coordinar la atención continuada e integral de los pacientes con el diagnóstico confirmado de la enfermedad.
5. Aplicar el esquema terapéutico cubano a todo paciente con el diagnóstico confirmado de la afección.
6. Establecer un plan de divulgación que asegure el cumplimiento de los propósitos trazados para el quinquenio.
7. Realizar el estudio heredofamiliar a partir del individuo prototipo o probando.

Estrategia para el pesquisaje

Está orientada hacia el examen masivo de la población con riesgo de contraer la enfermedad, y se efectúa a través del caso primario diagnósticado en una familia.

Como lineamiento básico de salud persigue la interacción de los diferentes niveles de atención médica con la participación activa de las organizaciones de masa y la Asociación de Ciegos y Débiles Visuales (ANCI), quienes actúan en la base (nivel primario de atención y médico de la familia) captando los posibles portadores que se obtienen de los grupos de riesgo siguientes:

1. Ciegos y débiles visuales sin diagnóstico de certeza.
2. Hijos y familiares de los portadores de la enfermedad conocidos, según el tipo de herencia registrado en los centros y servicios.
3. Registro de la Asociación Nacional de Ciegos y Débiles Visuales.
4. Pesquisaje masivo orientado hacia la detección de morbilidad oculta (individuos con ceguera nocturna y miopía alta, sordomudos).

La investigación comienza con la remisión de estos individuos hacia el consultorio del Médico de la Familia del sector correspondiente: a nivel de consultorio, el médico debe anotar el nombre y los datos de identidad general de cada caso presumible.

El flujo de la pesquisa continúa con la remisión de los individuos pesquisados desde el nivel primario de atención hacia los centros provinciales o servicios oftalmológicos ubicados en los diferentes territorios de la Isla, donde se efectúa el diagnóstico definitivo.

A partir del caso primario se desencadena la investigación de cada uno de los componentes de la familia, que son citados por los centros provinciales de enclave. En aquellos casos en que sea necesaria una atención más especializada, se procederá a la remisión al Centro de Referencia Nacional ubicado en el Hospital Clínico Quirúrgico "Salvador Allende" (población mayor de 15 años); en tanto que el grupo menor de esa edad será atendido en el Centro de Referencia de Pediatría con sede en el Hospital Pediátrico del Cerro.

Este flujograma persigue establecer el diagnóstico con certeza de la enfermedad, ofrecer consejo genético e imponer tratamiento en casos precisos y mantener la continuidad de la atención pormenorizada al paciente, emitiendo un parte hacia el nivel primario de atención médica que retroalimenta la información obtenida.

El modelo oficial para la inscripción del paciente en el Registro Nacional de Retinosis Pigmentaria se denomina Encuesta Nacional de Retinosis Pigmentaria.

Esta encuesta es aplicada nacionalmente desde 1990 y, en 1994, se habían pesquisado un total de 2 665 pacientes en los diferentes centros y servicios de retinosis pigmentaria del país, lo cual permitió conocer la prevalencia de esta enfermedad.

Prevalencia de retinosis pigmentaria por provincia de residencia. Cuba, 1994*

Provincias	*Casos*	*Población*	*Tasa***	*Prevalencia*
Pinar del Río	137	712 402	1,9	1 x 5 208
La Habana	108	663 678	1,6	1 x 6 135
Ciudad de La Habana	437	2 168 182	2,0	1 x 4 950
Matanzas	107	629 333	1,7	1 x 5 882
Villa Clara	153	822 443	1,9	1 x 5 263
Cienfuegos	107	378 047	2,8	1 x 3 571
Sancti Spíritus	178	442 932	4,0	1 x 2 487
Ciego de Ávila	64	385 594	1,7	1 x 5 882
Camagüey	221	765 434	2,9	1 x 3 460
Las Tunas	210	510 251	4,1	1 x 2 428
Holguín	284	1 011 439	2,8	1 x 3 559
Granma	336	813 799	4,1	1 x 2 421
Santiago de Cuba	244	1 016 527	2,4	1 z 4 167
Guantánamo	68	508 614	1,3	1 x 7 463
Isla de la Juventud	11	76 057	1,5	1 x 6 897
Total	2 665	10 904 732	2,45	1 x 4 082

Fuente: Encuesta epidemiológica nacional.
* Primer estudio nacional, realizado para el Primer Simposio Internacional de Retinosis Pigmentaria.
** Tasa por cada 10 000 habitantes.

Logros de la Escuela Cubana de Retinosis Pigmentaria

La labor de los grupos multidisciplinarios de retinosis pigmentaria, dirigidos por el profesor Orfilio Peláez Molina, conforman hoy una Escuela Cubana de Retinosis Pigmentaria de alto prestigio y reconocimiento a nivel internacional, que presta servicios a pacientes de diferentes países, en los cuales se han obtenido importantes logros que pueden evaluar el trabajo realizado:

1. Estudio epidemiológico de la retinosis pigmentaria en Cuba.
2. Clasificación cubana de la retinosis pigmentaria, que evalúa al paciente desde el punto de vista clínico, genético, comienzo de la enfermedad y pronóstico evolutivo.
3. Caracterización oftalmológica de la retinosis pigmentaria en Cuba.
4. Caracterización psicológica del paciente con retinosis pigmentaria.

El desarrollo vertiginoso de la ciencia y la alta tecnología, entre ella la genética molecular, alberga grandes esperanzas para vencer en la lucha contra la retinosis pigmentaria y contribuir a la felicidad de quienes sufren esta dolencia, y de sus familiares. Aspiramos a que todos tengan posibilidades de recibir los beneficios de la ciencia.

Este programa se ha desarrollado en un período de grandes dificultades económicas, con limitaciones en la adquisición de los animales modelos para las investigaciones, pero no han restado energía ni entusiasmo. Todo se ha resuelto con los recursos propios.

Llamo a los científicos a reflexionar, a meditar cuánto sufre un investigador si no tiene acceso al material necesario para realizar su estudio. Paz, armonía, comprensión, ética y respeto mutuo son palabras claves para el desarrollo de la ciencia al servicio de la humanidad.

CAPÍTULO I

Retinosis Pigmentaria: Definición. Descripción histórica

Orfilio Peláez Molina

Definición

No es fácil dar una definición de la retinosis pigmentaria, por su heterogeneidad clínica y genética, a pesar de que ha transcurrido más de un siglo de su primera descripción. Es por ello que previamente a expresar nuestro criterio sobre ¿qué es la retinosis pigmentaria?, es importante exponer algunos conceptos que contribuyan a esclarecer aspectos relacionados con esta enfermedad y que permitirán al lector analizar elementos o factores esenciales para la mejor comprensión del tema.

¿Qué son las distrofias retinianas? Son aquellas afecciones retinianas hereditarias que producen cambios celulares precoces y conducen a la muerte celular; se hacen manifiestas después del nacimiento, como resultado de una alteración determinada genéticamente, atribuida a la deficiente función de algunas enzimas, alteraciones en el metabolismo hístico (9, 10).

La *degeneración retiniana* es un concepto anatomopatológico que agrupa ciertas enfermedades o procesos, en los que se produce la muerte celular, los mecanismos patogénicos son diversos y no tienen que tener necesariamente un origen hereditario (10).

Abiotrofia es un término introducido por Gowers (1902) para describir la desintegración prematura de los tejidos bien diferenciados, como producto de una vitalidad pobre. La abiotrofia se considera como una alteración sistémica, mientras la *distrofia* se aplica en las alteraciones localizadas (Sorsby, 1934). Algunos autores continúan uilizando el término heredodegeneración, que se emplea en neurología (Zendrassik, 1911) y en la cual se incluyen todas las alteraciones de tipo hereditario, resaltando las más frecuentes interrelaciones entre degeneración y anomalía familiar del sistema nervioso.

Los conceptos antes mencionados tendrán justificación ante el lector, sobre todo cuando se haga referencia al control semántico de la retinosis pigmentaria.

Es posible que con el progreso de la ciencia y los avances de las nuevas tecnologías, se modifiquen algunos de estos conceptos, surjan otros nuevos y permitan esclarecer muchas de las incógnitas, que aún existen, relacionadas con esta enfermedad. Es bueno conocer algunas definiciones, cuyos autores la describen en sus textos:

Uribe Troncoso, 1952:

La retinosis pigmentaria es una enfermedad hereditaria, crónica, primitiva, de curso progresivo, causada por la degeneración y atrofia de la retina y nervio óptico. Suele ser bilateral, aparece en la infancia y produce disminución de la visión, al final la ceguera completa.

Héctor Nano, 1954:

La retinosis pigmentaria, afección de curso lento y progresivo, está caracterizada por una atenuación extrema de los vasos de la retina, con alteraciones pigmentarias características. Subjetivamente lo más importante es la ceguera nocturna y las alteraciones que reducen el campo visual periférico respetando al área macular.

Bryson Chawla, 1983:

No existe ninguna afección más emotiva que esta. Se inicia entre los seis y doce años y es más frecuente en los varones que en las hembras. Se trata de una enfermedad bilateral, hereditaria que conduce a la total destrucción de la función de la retina.
Existe una dispersión de manchas de pigmentos con forma de corpúsculos óseos, que avanza hacia el polo posterior de la retina, al atrofiarse la retina, también se atrofia la facultad de ver en la oscuridad (ceguera nocturna), sigue de una reducción progresiva del campo visual (visión en túnel).

Para Patrick O'Malley:

Retinitis pigmentosa es un grupo de distrofias de los receptores de la retina que se transmiten por herencia autosómica dominante, autosómica recesiva o ligada al X. Los bastones se degeneran en forma lenta con atrofia secundaria de la parte restante de la retina y del epitelio pigmentario, la presencia de pigmentos, alteraciones del campo visual. Los problemas retinianos con frecuencia se acompañan de sordera, retraso mental y otros hallazgos sistémicos integrando síndromes. La ceguera nocturna constituye el primer síntoma.

Una definición más reciente, según el Symposium on Terminology, 1984: Retinitis Pigmentaria, "la retinitis pigmentosa o retinosis pigmentaria define un conjunto de anomalías hereditarias de manera primaria, difusa y progresiva, afecta la función de las células fotorreceptoras y del epitelio pigmentario" (7).

John R. Heckenlively, 1988, en la introducción de su libro *Retinitis pigmentosa* expresa:

Retinitis Pigmentosa es el nombre que se le da usualmente a un grupo de enfermedades heredofamiliares caracterizadas por pérdida progresiva del campo visual, mala visión nocturna (ceguera nocturna) y electrorretinograma subnormal o extinguido. Esta definición tan general puede incluir un largo número de enfermedades primarias (solo afecta los ojos) y secundarias (que incluye otros órganos y sistemas). Al paso de los años, varios criterios diagnósticos han sido empleados en un esfuerzo por proveer un mejor entendimiento sobre la enfermedad conocida como retinitis pigmentosa. A la vez hay definiciones restrictivas, excluyendo pacientes con la enfermedad, pero tienen frecuentemente rasgos atípicos. Algunos investigadores no luchan con el problema de realizar un diagnóstico, y reportan a menudo casos aislados en los cuales no se ha podido comprobar un patrón hereditario.

Comparto, en parte, el criterio expresado por Heckenlively, y opino que para concluir en el diagnóstico de la retinosis pigmentaria es necesario hacer un estudio exhaustivo de la familia y, en muchos casos, es necesario el seguimiento de las familias.

Son varios los conceptos emitidos sobre retinosis pigmentaria por diferentes autores en distintos años, y a la vez motivo de reflexión y de análisis; de ellos se han obtenido resultados positivos. No obstante, teniendo en cuenta que su fisiopatología no es aún conocida en su totalidad y que por ello no se debe dar una definición absoluta, la definimos como una enfermedad crónica, correspondiente a las distrofias retinianas, de ahí su carácter hereditario, lento y progresivo, que afecta primaria y difusamente la función de los fotorreceptores y el epitelio pigmentario. Subjetivamente, las primeras manifestaciones clínicas que expresan los enfermos son la mala visión nocturna (nictalopía), los trastornos de la visión en los cambios de iluminación, así como el tropiezo con los objetos, la fotofobia y alteraciones de la visión.

Se presentan cambios anatómicos en las estructuras oculares como el color céreo del disco óptico, hasta llegar a atrófico, la disminución del calibre de los vasos de la retina, la presencia de pigmentos en la retina y el daño coroideo, unido a alteraciones del vítreo y del cristalino, y marcada reducción del campo visual. El comienzo de la enfermedad es variable, puede suceder en la niñez, en la adolescencia o en el adulto. En el electrorretinograma anormal, es frecuente que junto a las alteraciones del sentido de la vista, se asocien otras manifestaciones como la hipoacusia, retraso mental, obesidad, polidactilia, sordomudez, entre otras. Como esta enfermedad no afecta solamente al ojo, sino que también daña a otros órganos y sistemas, hace pensar en una retinosis pigmentaria asociada, de ahí la importancia y la necesidad, en el estudio de estos enfermos, de la participación de distintos especialistas, es decir, un equipo multidisciplinario, que ha sido la línea de trabajo desarrollada en Cuba.

En el control semántico de esta enfermedad, se le ha dado diferentes nombres y terminologías:

- Ceguera nocturna.
- Retinitis pigmentosa.
- Retinosis pigmentaria.
- Retinopatía pigmentaria primaria.
- Degeneración pigmentaria retinal.
- Retinopatía pigmentosa.

- Distrofia del neuroepitelio.
- Degeneración del tapetum.
- Abiotrofia de células fotorreceptoras.
- Distrofia de bastones-conos.
- Distrofia de conos-bastones.

Nosotros la referimos utilizando el término Retinosis Pigmentaria. A nivel internacional y, sobre todo en la literatura científica, el nombre más empleado es el de "Retinitis Pigmentosa", denominación esta que no se ajusta a la realidad por no existir inflamación en la retina.

Descripción histórica

La primera observación sobre personas con "ceguera nocturna" fue hecha por Ovelgün, en 1744 (8); posteriormente Schon, 1828 y Von Ammon, 1838 hicieron aportes al relacionar la disminución de la visión en personas que presentaban lesiones pigmentarias en la retina. Van Traigh, en 1853, realizó estudios más específicos relacionados con las alteraciones del fondo de ojo, y señaló las características fondoscópicas de dicha enfermedad. (4).

Donders, en 1855 y 1857, descubrió el cuadro anatomopatológico y fue el primero en utilizar el término "Retinitis Pigmentosa" a una forma de ceguera nocturna familiar.

Von Graefe, en 1858, demostró su naturaleza hereditaria y la denominó degeneración pigmentaria (2, 3, 4).

En 1861, Liebreich enfatizó sobre la importancia de la consanguinidad (4), hecho que vino a darle más importancia al aspecto médico-social de la enfermedad.

En 1884, se publica en la *Gaceta Médica Italiana* (Lombardía No. 12) una descripción considerada, por algunos autores, la más didáctica y precisa sobre el cuadro clínico de la retinosis pigmentaria, realizada en esa época por F. Denti (15).

En 1902, Gowers introdujo el término Abiotrofia y Collins hizo referencia a los estudios de Wagermans, Lister y Stock, quienes consideraban la enfermedad causada por una alteración de la coriocapilar.

En 1908, Nettlehip realizó un estudio en 976 personas con sus respectivas familias y demostró el carácter hereditario de la enfermedad. Otros autores como Ginsber, 1908, y Saganuma, 1912, hicieron referencia a las alteraciones anatopatológicas de la retinosis pigmentaria. En 1914, Usher realizó investigaciones relacionadas con la herencia y publicó los estudios de 40 árboles genealógicos que confirman la herencia como aspecto fundamental (4).

Leber, en 1916, introdujo el término "degeneración tapetoretinal" y estudió los aspectos nocivos de la luz intensa, sobre el proceso abiotrófico del epitelio pigmentario. Collins, en 1919, expresó su criterio diciendo que en la retinosis pigmentaria existe muerte prematura de bastones y conos.

En 1922, se conocieron los estudios de Julia Bell como producto de las investigaciones que realizó en individuos que tenían la enfermedad (15).

En el año 1945, Karpe hizo un importante aporte al demostrar que existía una respuesta anormal al electrorretinograma (ERG) no registrable en pacientes con retinopatía pigmentaria, y que esta respuesta electrofisiológica se obtuvo en personas antes de la aparición de cambios clínicos u oftalmológicos.

Con los progresos en el estudio del electrorretinograma se pudo conocer las respuestas de conos y bastones separadamente. Se destacan los trabajos de Gouras y Carr, los cuales descubrieron que en los casos tempranos de retinosis pigmentaria dominante, los pacientes tuvieron marcadamente reducida la respuesta escotópica (bastones) al electrorretinograma, mientras que en el electrorretinograma fotópico (conos) es relativamente normal (4).

Las investigaciones realizadas por Carr, Berson y Krill, mostrando que el daño de los bastones antecedió al de los conos en casos primarios, hizo que el término "distrofia bastones-conos" comenzara a ser sinónimo de retinosis pigmentaria (4).

En el año 1968, Berson, Gouras y Gunkel publicaron un artículo sobre distrofia progresiva de cono-bastón, cuyo patrón electrorretinográfico no fue relacionado con la retinosis pigmentaria por las características atípicas. Paralelamente Masoff y Frankelstein obtuvieron resultados similares, lo que les permitió reportar dos tipos básicos de patrones en la retinosis pigmentaria: El tipo I, dado por la enfermedad de bastones, y el tipo II, en el que el daño afecta tanto a bastones como a conos.

Con más actualidad aparecen los estudios de Peter Gouras, Berson, Gunkel y Heckenlively y, aunque algunos de ellos han sido motivo de análisis crítico muy severo, no se pueden soslayar, han enriquecido los conocimientos sobre esta compleja enfermedad. Cada día son más los científicos dedicados a las investigaciones básicas como Laties, Charles García, Jacobson, Romeo Caffe y muchos otros, cuya lista haría interminable este capítulo. Ojalá que el éxito sea realidad para beneficio de los enfermos.

Cuba no ha permanecido pasiva en la atención a los enfermos con retinosis pigmentaria; los primeros estudios realizados corresponden al año 1951, al crear los mecanismos dirigidos a examinar a las personas sospechosas de tener la enfermedad. En la década de 1960-1970 se reportaron los resultados del campo visual en sujetos con retinosis pigmentaria y, posteriormente, se contó con los estudios de patologías oculares asociadas a la retinosis pigmentaria y las alteraciones de la hemodinámica, a la vez que se investigaba en cirugía experimental como una opción que contribuyera a detener o mejorar el progreso de esta enfermedad, pero no es hasta el año 1987 que se aplica en el ser humano.

En el año 1990, comenzó el desarrollo del Programa Nacional de Retinosis Pigmentaria, y los equipos multidisciplinarios de trabajo han continuado haciendo investigaciones, tanto básicas como clínicas y experimental.

Referencias bibliográficas

1. BRYSON CHAWLA, HÉCTOR: "Retinitis pigmentosa", *Oftalmología básica*, p. 101, Ed. Médicas, Ancora S. A. Barcelona, España, 1983.

2. DONDERS, F. C.: *Beitrage zur pathologischen anatomie des anges, Graefes Archivo Oftalmology*: 2: 106-118, 1855; 3: 129-165, 1857.
3. ______: "Torpeur de la retine congenital e hereditarie", *Annocul* (París) 34: 270-273, 1855.
4. HECKENLIVELY, J. R.: Historical Background. Retinitis pigmentosa, p. 2, J. Blippincott Company, USA, 1988.
5. KARPE, G.: "The Basis of Clinical Electroretinography". *Acts Ophthalmol.* 24: 1-118, 1945.
6. MARMOR, M. F.: "Retinitis Pigmentosa, A Symposium on Terminology and Methods of Examination", *Ophtalmology* 90: 126-131, 1983.
7. NANO, H.: "Retinosis pigmentaria", *Fundus Oculis*, pp. 666-670, Ed. Universitaria, Buenos Aires, Argentina, 1954.
8. OVELGÜN: "Nyctalopia hereditaris", *Acta Physico. Med.* 7; 76-77, 1974.
9. PERKINS, E.: "Retinitis pigmentosa", *Fundamentos científicos en oftalmología*, pp. 106-108, Ed. Científico-Técnica, La Habana, Cuba, 1992.
10. ______: "Distrofias retinianas", *Fundamentos científicos en oftalmología*, pp. 105-107, Ed. Científico-Técnica, La Habana, Cuba, 1992.
11. SCHON, M.: *Handbuch der pathologischen Anatomie des menschlichen auges*, Hamburg. Germany, pp. 202, 1828.
12. RONCOSO, URIBE: "Retinosis pigmentaria", *Enfermedades internas de los ojos*, pp. 530-538, Ed. Interamericana S. A. México, 1952.
13. VAN TRIGH.: *Ned Lancet* 2: 492, 1853.
14. VAUGHAN, D.: "Retinitis pigmentosa", *Oftalmología general*, pp. 172-174, Ed. Manual Moderno 9no. México, 1991.
15. WIRTH, A.: *Fisiopatología y clínica de la retinitis pigmentosa*, pp. 13-25, Ed. Pacini, Pisa, Italia, 1984.

CAPÍTULO II

Anatomía funcional de la retina

Orfilio Peláez Molina

La retina es una estructura nerviosa compleja que, tanto embriológicamente como estructuralmente, es una prolongación del cerebro. Se describen en ella 10 capas aunque algunos autores señalan 11, si se considera la existencia de una limitante media; pero en realidad son tres los estratos celulares fundamentales que, de afuera hacia adentro, son: estrato de fotorreceptores, estrato de células bipolares y estrato de células ganglionares.

Uno de los aspectos más sorprendente en la retina es la uniformidad en la estratificación, su matriz está compuesta por tres tipos de células neuronales:

- Células receptoras.
- Neuronas intermedias (bipolares, amacrinas y células horizontales).
- Células ganglionares.

Además del tejido nervioso, está el de sostén, que protege y mantiene la rigurosa ordenación del tejido nervioso y aísla sus elementos.

El epitelio pigmentario es la capa más externa en contacto con los capilares coroideos, está formado por una sola capa de células cuboideas de sección poligonal y firmemente adheridas entre sí, que contienen pigmentos de melanina y lipofuschina; su misión es, además de absorber la luz, participar en el metabolismo de los fotorreceptores; de hecho, la coriocapilar, el epitelio pigmentario y los fotorreceptores constituyen una unidad funcional. Se localiza entre los segmentos externos de los fotorreceptores y la membrana de Bruch, adyacente a ella por el lado coroideo está la fina red de vasos de la coriocapilar que son la fuente más cercana para que las porciones externas de los fotorreceptores reciban sus metabolitos; las células endoteliales de estos vasos en su vertiente retiniana están fenestradas y las moléculas grandes pueden difundir desde la coriocapilar a través de la membrana de Bruch al espacio extracelular del epitelio pigmentario.

Fotorreceptores

La retina humana tiene cerca de 120 000 000 de bastones y 6 000 000 de conos. La concentración de conos hace un pico brusco de aproximadamente 150 000 conos/ mm^2 en la fóvea y luego cae bruscamente hasta un nivel bajo, alrededor de 4 000-5 000 conos/ mm^2, pero, en esencia, permanece a ese nivel a través de todo el resto de la retina. La concentración de bastones y también la relación entre bastones y conos, hacen un pico a 20º fuera de la fóvea; esta región de mayor densidad de bastones está a más o menos 6 *mm* de la fóvea y la densidad de bastones aquí es de casi 50 000 bastones/mm^2, luego disminuye en forma menos brusca que la población de conos y llega a unos 30 000-40 000 bastones/ mm^2 en la extrema periferia de la retina. El área para una visión útil de colores en el ser humano tiene un diámetro de aproximadamente 9 *mm* centrada en la fóvea (4).

Se piensa que los bastones son los responsables de la visión escotópica y periférica (indirecta), los conos se consideran como responsables de la visión fotópica, cromática y de la visión central (directa). Los segmentos externos de conos y bastones contienen muchos discos con doble membrana o sáculos aplanados; estos discos tienen gran importancia, porque los pigmentos visuales que capturan los fotones para comenzar el proceso visual parecen ser elaborados en ellos.

En los conos, el espacio intradiscal se continúa con el espacio extracelular y, en los bastones, los discos están separados de la membrana intracelular por un espacio intradiscal y, entre cada disco, por el espacio interdiscal formando monedas huecas que son los discos de los bastones.

Los discos son las estructuras con las cuales se asocia el fotopigmento rodopsina. Las moléculas de pigmentos visuales pueden constituir más de 50 % de las proteínas de los segmentos externos. Los segmentos externos pueden regenerarse. De hecho, el segmento externo de una célula fotorreceptora humana se recambia cada 9-13 días por un mecanismo de síntesis y ensamble de discos en la base del segmento externo de los bastones, equilibrado por la eliminación periódica de paquetes de discos, desde el extremo distal. La fagocitosis y degradación de los discos eliminados por el epitelio pigmentario retinal, completan el ciclo de síntesis y degradación del segmento externo y señalan la interrelación metabólica del epitelio pigmentario y la retina. De manera que los segmentos externos de los fotorreceptores se recambian por eliminación y fagocitosis. No todas las moléculas se recambian con la misma tasa o por el mismo mecanismo.

La luz desempeña un papel importante en la coordinación del recambio del segmento externo. La eliminación de discos de bastones ocurre poco después de la mañana y el momento pico de eliminación de los discos de los conos ocurre hacia el final del día; esto sugiere que el proceso de eliminación de discos es un fenómeno fotorreceptor normal y necesario y que un desequilibrio entre la producción y destrucción de discos puede crear condiciones patológicas. Se ha demostrado que una fagocitosis defectuosa de discos eliminados es el defecto subyacente en la rata del RCS modelo animal de degeneración retinal hereditaria (4).

De hecho el papel depurador del epitelio pigmentario es fundamental para un adecuado funcionamiento de la célula fotorreceptora. El estímulo que inicia la fagocitosis de los discos del segmento externo de los bastones, por el epitelio pigmentario, podría provenir del proceso degenerativo que ocurre en los discos más viejos o de la presión de la membrana apical de las células epiteliales resultantes de la continua adición de nuevos discos hacia la terminación interna del segmento externo; cualquiera que sea este estímulo o impulso, está demostrado que la actividad fagocitaria es selectiva y que el epitelio pigmentario sólo ingerirá partículas con características específicas; esta afirmación es importante en ciertas condiciones patológicas de algunas distrofias retinianas, que son afecciones hereditarias de la retina que producen cambios celulares precoces y conducen a la muerte celular, se hacen manifiesto después del nacimiento como resultado de una alteración determinada genéticamente por déficit de una enzima o alteraciones en el mecanismo hístico.

Gonin (1902-1903), en estudios anatomopatológicos realizados, comparó retina sana con retina enferma por retinosis pigmentaria; en los fotorreceptores, encontró las mayores alteraciones con pérdida de sus segmentos externos y demostró la destrucción de éstos en el área correspondiente al escotoma del campo visual; estos fotorreceptores degeneran por las alteraciones de los mecanismos sintéticos y degradativos de las células fotorreceptoras, y las microvellosidades del epitelio pigmentario se ponen en contacto directo con las fibras de Müller (2).

Los estratos granulares externo e interno se funden, el primer signo de fusión es la migración de núcleos hacia la plexiforme externa y la granulosa interna, los dos estratos granulares se hacen irregular y se funden por procesos de gliosis y son irreconocibles. El estrato de células ganglionares y fibras se conserva por más tiempo que los estratos externos, pero en etapas avanzadas. Es difícil reconocer a qué estrato pertenecen las células visibles, probablemente son células de la neuroglia o más que células nobles.

La membrana limitante interna puede ser engrosada y recubierta por una membrana celular que toma una forma de epitelio y recubre el disco óptico; esta membrana puede ser la responsable de la palidez cérea y estar en relación con alteraciones vítreas del paciente con retinosis pigmentaria. Los elementos de sostén se modifican y aumentan los procesos de gliosis del polo posterior a la periferia, y hay un aumento de fibras gliales perivasculares.

El epitelio pigmentario se atrofia y se encuentran dos tipos de células pigmentadas, las que contienen lipofuscina en el epitelio foveal y melanina en el epitelio periférico. Y se produce una progresión pigmentaria de las áreas afectadas a las áreas intactas.

En relación con las distrofias retinianas y la anatomía funcional de la retina, es importante abordar la circulación retiniana, ya que contribuye a su nutrición, cuyo conocimiento es fundamental para nosotros, teniendo en cuenta la terapéutica cubana:

La vascularización de la retina es mixta. La coriocapilar sirve para nutrir las capas externas de la retina, es decir, la primera neurona, por lo tanto, irriga a los fotorreceptores y el epitelio pigmentario.

La arteria central de la retina nutre a la segunda y tercera neuronas.

La irrigación de la arteria oftálmica es muy importante, teniendo en cuenta las distintas ramas que nacen de ella, su distribución y las anastomosis.
De la arteria oftálmica emergen la arteria ciliar posterior interna, la arteria ciliar posterior externa y la arteria central de la retina. De la arteria ciliar posterior interna emergen las arterias ciliares cortas posteriores que irrigan a la coriocapilar, forma anastomosis intraescleral en su parte más posterior; con el círculo arterial de Zinn-Haller también nace la arteria ciliar larga posterior.

La vascularización a nivel de la fóvea es inexistente, se encuentran solamente algunos capilares y arteriolas a nivel parafoveolar (1 - 3). La suplencia sanguínea en esta zona se va a efectuar a través de los vasos coroideos, que a este nivel presentan mayor densificación en la coriocapilar (3).

Por otra parte, de la arteria ciliar posterior externa emergen las arterias ciliares cortas posteriores que, igual que sus similares internas, irrigan la primera neurona. Las arterias ciliares largas posteriores, atraviesan la esclera y van a irrigar parte del segmento anterior, en tanto la arteria central de la retina nutre las capas media y la más interna.

Un aspecto importante es el comportamiento de la circulación de retorno. Por las venas vorticosas retorna la sangre de la retina neural, es decir, la primera neurona. La vena central de la retina se une a la oftálmica, por la que retorna la sangre correspondiente a la retina sensorial de la segunda y tercera neuronas.

He pretendido insistir en el sistema vascular de la retina y muy en especial en su nutrición a través de las arterias que irrigan a la primera neurona que es precisamente donde se encuentran las células fotorreceptoras y el epitelio pigmentario y que son estructuras que se dañan en la retinosis pigmentaria, ya que los síntomas que manifiestan los enfermos al inicio de tener conocimiento de su afección son causados por el daño de los fotorreceptores.

Como nuestra técnica quirúrgica tiene entre sus objetivos contribuir a mejorar la nutrición de los elementos que integran la primera neurona, hemos valorado la utilidad de la información a la que he hecho referencia.

Referencias bibliográficas

1. BIRD, A. C.; R. A. WEALE: "On the Retinal Vasculature of the Human Fovea", *Exp. Eye Res.*, 19: 409-417, 1974.
2. GONIN, J.: "Examen anatomique d'un oeil atteinte de Retinite Pigmentare avec scotome zonulaire", *Ann. oculist.* 129, 24-28, 1903.
3. IWASAKI, M.; H. INOMATA: "Relation Between Superficial Capillaries and Foveal Structures un the Human Retina", *Invest. Ophthalmolvis Sci* 27: 1 698-1 705, 1986.
4. OSTERBERG, G.: "Topography og the Layer of Rods and Cones in the Human Retina", *Acta Ophthalmol.* 6: 8, 1935.
5. ZOOGRAFOS, L.; L. BERCHER; S. UFFER: "La fovéola vascularisée", *Ophtalmologie* 5: 154-156, 1991.

CAPÍTULO III

Algunas variaciones epidemiológicas de la retinosis pigmentaria en Cuba

José Alberto Sarmiento Barceló

En las últimas tres décadas han ocurrido cambios sustanciales en el cuadro higiénico-epidemiológico de Cuba. Por esta razón, desde comienzos de la década de los 80, las enfermedades heredodegenerativas de curso crónico y los accidentes, constituyen las principales causas de muerte (13,16) en la población cubana, en todos los grupos de edades.

El cambio operado obliga el incremento de las labores de prevención y promoción de salud referidas a esta problemática. En consonancia con esta situación epidemiológica, el Ministerio de Salud Pública (MINSAP) elaboró, en 1991, el documento denominado "Objetivos, propósitos y directrices de la salud pública cubana hasta el año 2000" (14), que incorpora diversas metas a alcanzar, paulatinamente, hasta finales del presente siglo. Esta estrategia, tejida a largo plazo, señala la necesidad de profundizar en el estudio de las enfermedades de curso crónico que se convierten de hecho en un objetivo priorizado para, mediante su reducción, lograr nuevas transformaciones en el estado de salud de la población cubana.

La Retinosis Pigmentaria (RP), se ubica dentro de las afecciones que lenta y progresivamente produce gran deterioro visual al individuo que la padece; por lo que es preciso resumir en un pequeño capítulo la labor que desde 1989 se realiza, referida al abordaje epidemiológico de esta entidad nosológica a nivel nacional. Esta enfermedad ha sido definida como

> ...una forma de distrofia retiniana muy conocida debido a su relativa frecuencia, que evoluciona hacia la ceguera. Afecta difusamente los fotorreceptores. Es considerada hereditaria; aunque esta evidencia no siempre se ha podido probar, su trasmisión puede ser Autosómica Recesiva o Dominante y Recesiva ligada al cromosoma X [...] (5).

Es necesario subrayar que la evolución de esta afección es variada y no igual en todos los casos, de ahí la necesidad de profundizar en su estudio epidemiológico que, sin dudas, ofrecerá al lector una visión más cercana de la magnitud de este problema de salud.

Escenario epidemiológico nacional

Varias han sido las razones para que se emprenda el estudio de la epidemiología de la retinosis pigmentaria, a gran escala, en nuestro entorno. Por tal razón, a manera de resumen, se tratará de exponer las principales ideas rectoras de este proceso:

1. El escenario epidemiológico muestra que desde comienzos de la década del 80, las enfermedades de curso crónico y los accidentes ocasionan alrededor del 70 % de las defunciones en todas las edades. Con información obtenida de diversas fuentes (15,17), se señala que esta cifra porcentual fluctúa entre 71,1 y 75,6 % obtenida en 1988, respectivamente.
2. Los registros de morbilidad en personas adultas efectuados a nivel nacional, revelan elevada prevalencia de hipertensión arterial, diabetes mellitus, asma bronquial y otros estados patológicos que se incrementan a medida que asciende la edad.
3. El mantenido descenso de las tasas de mortalidad infantil, prescolar y escolar, así como la estabilidad de los indicadores demográficos referidos a la natalidad, fecundidad y mortalidad general, auguran que en los próximos años se incremente la población con edades superiores a 60 años con el consecuente aumento de la expectativa de vida y, por supuesto, de las dolencias propias de la tercera edad.
4. En este contexto, también se está asistiendo a la consolidación del Plan del Médico de la Familia, puesto que más del 90 % de la población cubana está cubierta por esta novedosa forma de atención médica que refuerza las labores de prevención y promoción de salud.

Como el lector habrá podido observar, estas son las principales condicionantes que propician e imponen la necesidad de estudiar mediante una encuesta epidemiológica profunda el comportamiento de la retinosis pigmentaria en Cuba.

La información utilizada para la confección de este capítulo, procede del pesquisaje masivo efectuado en la Isla sobre los grupos de riesgo siguientes:

- Ciegos y débiles visuales sin diagnóstico de certeza.
- Hijos y familiares de portadores conocidos de la enfermedad.
- Registro de la Asociación Nacional de Ciegos y Débiles Visuales.
- Pesquisaje masivo que abarcó el territorio nacional.

La población base para el estimado de las tasas de prevalencia se corresponde con la residente en Cuba hasta el 1ro. de junio de cada año. La tasa de prevalencia siempre fue dada por cada 10 000 habitantes.

Magnitud del problema en el mundo

La revisión efectuada indica que son numerosas las encuestas realizadas en diferentes regiones del planeta. A pesar de esta evidencia, Rosenberg (20), plantea que la información sobre la epidemiología de la retinosis pigmentaria es profusa, pero tiene como principales deficiencias que casi todos estos estudios se han realizado en escuelas de ciegos, débiles visuales y otras instituciones que cuentan con poblaciones de características muy específicas. Este hecho ha propiciado que se ofrezcan tasas de prevalencia altas como la encontrada en la India (21), donde se obtuvo un estimado de 1 x 1 878, y tan bajas como la hallada por Tanabe (9); [Japón, 1992 (23)], que ofrece cifras de 0,8 % de la población afectada.

Una aproximación que parece juiciosa, es la emitida por Baughman en 1980 (1). Este autor plantea que en encuestas poblacionales abiertas, la prevalencia de retinosis pigmentaria es de alrededor de 1 x 4 000 habitantes de todas las edades; especialmente en Estados Unidos de Norteamérica. Por su parte, Lindstedt, en 1972, al estudiar niños con esta afección en Suecia (11), obtuvo estimados de 0,15 enfermos x 10 000 habitantes menores de 7 años.

El cuadro 1 muestra las principales encuestas epidemiológicas a las que se ha tenido acceso, publicadas después de la década del 60. Se aprecia en éste, que en los estudios realizados a partir de 1980, donde se incluyen pacientes de todas las edades, las tasas fluctúan entre 0,5 y 2,5 x 10 000 habitantes.

En este contexto, vale destacar las investigaciones epidemiológicas efectuadas por Rosenberg (20) y Haim (8,9), en Dinamarca, con un registro exhaustivo de los pacientes atendidos en la Clínica Nacional de la Visión de Copenhague. Estos estudios datan de 1988 hasta la fecha y se basan en el registro continuo de las generaciones (cohortes) nacidas en este último siglo que fueron seguidas hasta el 1ro. de junio de 1988. La prevalencia estimada en menores de 18 años fue de 1,0 x 10 000; en tanto que en la población adulta esta cifra aumentó hasta 1 enfermo x 3 026 habitantes mayores de 15 años.

Otra encuesta que se debe destacar es la llevada a cabo por Puech en el Norte de Francia, en 1991 (19); este autor efectuó un estudio epidemiológico a gran escala con pesquisaje masivo en una población de 4 000 000 de habitantes, en el que detectó 1 660 enfermos y una prevalencia de 1 x 1 490.

El cuadro 1 también resume otros estudios; pero son encuestas con información menos precisa, en las que se examina la frecuencia de pacientes o portadores en diversas familias, que no permiten extrapolar estos estimados a la población general.

CUADRO I. Encuestas epidemiológicas de retinosis pigmentaria efectuadas en varios países; 1960-1992

Lugar	*País*	*Tasa x 10 000 hab.*	*Autor y fecha*
1	Suiza	0,5	Amman, 1965
2	Suecia	0,15 (0-7 años)	Lindstedt, 1972
3	Estados Unidos	2,1	Bougman, 1980
4	Inglaterra	0,5	Bunker, 1984
5	Dinamarca	1,0	Bundey, 1984
6	Australia	391 pacientes	Rosenberg, 1988
7	Francia	5,6	Chelva, 1991
8	Japón	378 familias	Puech, 1991

CUADRO I (cont.)

Lugar	*País*	*Tasa x 10 000 hab.*	*Autor y fecha*
9	Dinamarca	3,3	Tanabe, 1980-1988
10	Dinamarca	4,8	Haim, 1992
11	China	1 400 pacientes	Peng, 1991
12	Holanda	575 niños	Van Den Born, 1992
13	Cuba	2,45	Peláez y Sarmiento, 1994

Fuente: Revisión bibliográfica.

La información epidemiológica contenida en este cuadro pone de relieve diversas características de las que se pueden obtener las conclusiones siguientes:

1. Las tasas más bajas de prevalencia de retinosis pigmentaria las presentan los países nórdicos.
2. En Estados Unidos de Norteamérica existe un marcado incremento de las tasas con una prevalencia puntual estimada en alrededor de 1 enfermo x 4 000 habitantes.
3. En Europa, la prevalencia es mayor con cifras de 1 x 3 026 (Haim, Dinamarca) y de 1 x 1 490 (Puech, Francia).
4. En el continente asiático, de acuerdo con la información a la que se ha tenido acceso, existe marcado "índice de consanguinidad" que propicia "tasas discretamente mayores" que las encontradas en el continente norteamericano.
5. La retinosis pigmentaria ha sido estudiada también en Australia, pero los registros no permiten ofrecer una información consistente.
6. Es evidente que en el continente americano no se poseen datos relacionados con esta entidad nosológica. Solamente en Cuba se ha efectuado una encuesta poblacional que arroja una tasa de prevalencia de 2,45 enfermos x 10 000 habitantes de todas las edades.

Estas conclusiones, aunque han sido elaboradas de manera muy apriorística, demuestran que la retinosis pigmentaria es un problema de salud mundial que, por demás, presenta un amplio espectro epidemiológico del que se hablará en el transcurso de este capítulo.

Principales variaciones epidemiológicas detectadas en las encuestas revisadas

Estas variaciones merecen ser estudiadas detenidamente, pero con la finalidad de ofrecer una panorámica general de este problema, se ha preferido hacer mención a los aspectos más relevantes relacionados con el amplio espectro epidemiológico de la retinosis pigmentaria.

Edad específica de prevalencia

La mayoría de los autores consultados (12,18), señalan que la prevalencia de retinosis pigmentaria aumenta con la edad, con marcado incremento a partir de los 18 años. En la población de edad inferior de Dinamarca, Rosenberg (20) demostró que la prevalencia por edad específica mantenía una tendencia al incremento rápido y sostenido a medida que la edad aumentó hasta los 17 años.

Por su parte, Haim (9) y otros investigadores (3,18), sitúan la edad específica de prevalencia para la retinosis pigmentaria típica entre los 40 y 50 años de edad, es decir, a partir de la cuarta década de la vida, con una desviación típica de alrededor de 13,5 años. Este hallazgo indica que en las encuestas poblacionales revisadas, la mayor proporción de los enfermos mantiene edad mediana, que se ubica entre los 25 y 55 años cumplidos. Cabe señalar que Puech, en Francia (19), encontró un aumento brusco de las tasas a partir de los 35 años de edad.

Una observación interesante es la introducida por Haim (9), en 1992. Este autor estandarizó la edad específica de prevalencia de la retinosis pigmentaria no asociada a síndromes generales usando la metodología publicada por la Organización Mundial de la Salud (LARC Scientific Publication No. 88, 1987) y las comparó con las reportadas en Gran Bretaña y Estados Unidos de Norteamérica, hasta llegar a la conclusión de que la edad prevaleciente para la retinosis pigmentaria pura creció hasta los 40-50 años en la población adulta que residía en Dinamarca, en 1988.

La encuesta efectuada en Cuba, recoge información valiosa relacionada con la edad específica de prevalencia de esta entidad nosológica (Cuadro 2); se observa que de los 2 665 pacientes con diagnóstico confirmado de retinosis pigmentaria, la mayor proporción fue determinada a partir de los 15 años de edad hasta los 59, incluso, donde se agrupó 79,0 % del total. El intervalo de edad de mayor prevalencia fue de 30-44 años con 29,8 %, por ese orden.

Es preciso señalar que la edad media de prevalencia de los pacientes pesquisados, en la encuesta cubana, se ubicó alrededor de los 31,7 años.

CUADRO 2. Edad específica de prevalencia de pacientes cubanos con retinosis pigmentaria; 31 de diciembre de 1994

Grupos de edades (años)	*No. pacientes*	*%*
0 - 4	15	0,6
5 - 14	214	8,0
15 - 29	726	27,2
30 - 44	794	29,8
45 - 59	587	22,0
60 y más	329	12,4
Total	2 665	100,0

Fuente: Encuesta cubana.

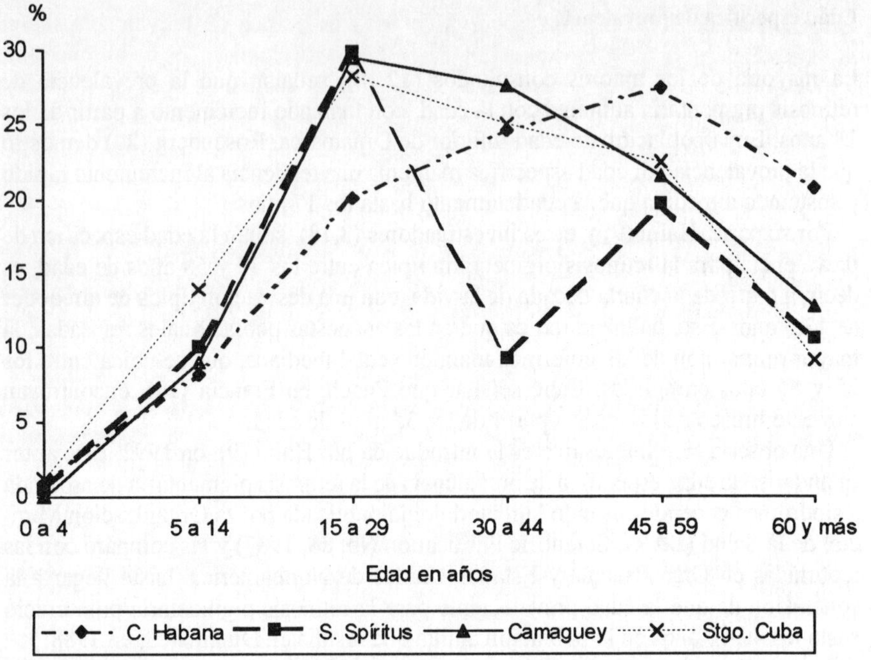

Gráf. 1. Edad específica de prevalencia por territorios seleccionados.

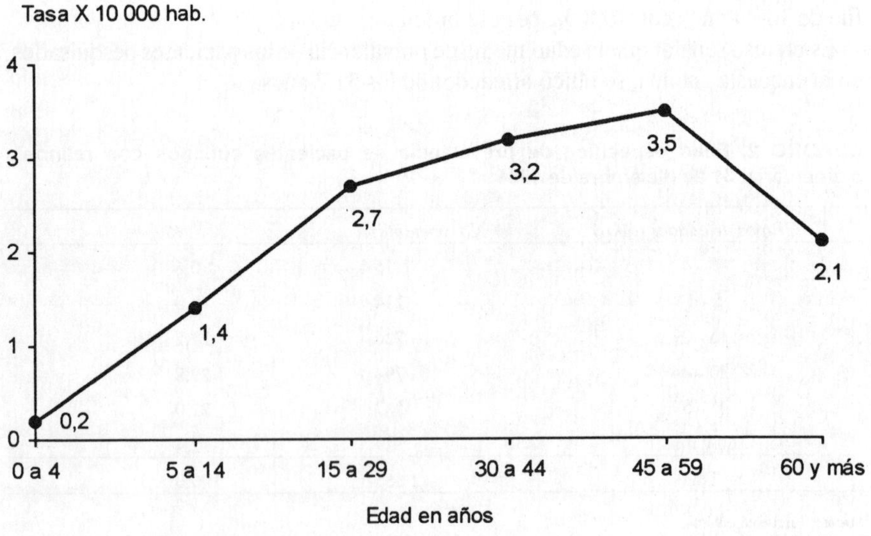

Gráf. 2. Tasa de prevalencia por grupos de edades; Cuba, 1994.

En el gráfico 1, se plasma la curva de edad específica de prevalencia según territorios seleccionados, donde se demuestra que desde los 15 años hasta los 59, en la mayoría de las provincias, aumenta la prevalencia; solamente en Sancti Spíritus se observa disminución de la estructura porcentual en el intervalo de 30-49 años, que puede estar condicionada por las características de la población de esa provincia o por azar. Sin embargo, en el gráfico 2, se aprecia que las tasas de prevalencia aumentan progresivamentente y se acentúan, sobre todo en los intervalos de 30-44 y 45-59 años, por ese orden. Esta evidencia ha sido recogida en el total de encuestas revisadas.

Sexo

En todos los estudios revisados (9,11,12), siempre se ha constatado mayor proporción de hombres afectos que de mujeres, por razones que se muestran en el cuadro 3. Esta es una característica muy propia de la variabilidad epidemiológica referida específicamente a los patrones de herencia de la retinosis pigmentaria.

CUADRO 3. Proporción de pacientes afectos de retinosis pigmentaria por sexo. Encuestas seleccionadas; Cuba, 1994

País y fecha	*Total de mujeres*	*Total de hombres*	*Relación*
Dinamarca, 1991	715	586	1,2
Dinamarca, 1992	1 056	834	1,3
Japón, 1992	-	-	1,7
Cuba, 1994	1 174	1 491	1,3

Fuente: Encuestas revisadas.

Las tasas estandarizadas por sexo (9) indican una prevalencia de 4 hombres y de 2,5 mujeres x 10 000 habitantes afectos, respectivamente. Esta diferencia ha sido, en la casuística de Haim (9), significativa estadísticamente ($p < 0,01$). La información acopiada por la encuesta cubana determinó una razón de 1,3 hombres afectos por cada mujer, lo que coincide plenamente con otros estudios poblacionales.

La prevalencia estandarizada por sexo, según la propuesta de la Organización Mundial de la Salud, alcanza tasas de 2,5 x 10 000 en los hombres y de 1,9 x 10 000 en las mujeres. Estos hallazgos ponen de relieve la existencia de "un diferencial de morbilidad y prevalencia por sexo".

Patrón hereditario

Múltiples han sido los estudios dedicados a profundizar en la forma de trasmisión de la retinosis pigmentaria (2, 4): uno de los más exhaustivos es el publicado por Van Den Born, en 1992 (24). Este autor efectuó una investigación retrospectiva con pacientes censados en el Registro de la Sociedad para Ciegos de Holanda, que comprendió una población de 10 000 débiles visuales procedentes de 8 000 familias.

En este artículo se ofrece una visión pormenorizada de los patrones hereditarios de esta afección con información consolidada de diversas fuentes (3,10,12), que se someten al criterio del lector. Se señala que no está incluida la totalidad de datos contenidos en la revisión original (24), puesto que la finalidad de este material es expresar el amplio espectro de variabilidad de trasmisión de esta entidad nosológica en diversas poblaciones y, con la información seleccionada, el lector tendrá la posibilidad de elaborar sus conjeturas al respecto.

CUADRO 4. Patrones hereditarios en encuestas revisadas y obtenidos en el estudio cubano; 1994

Patrones	*Bélgica** (%)*	*EUA (%)*	*Noruega (%)*	*Holanda (%)*	*CUBA** (%)*
"X"	4,1	6,0	5,5	10,4	3,0
AD	19,0	10,1	16,4	22,4	25,4
AR	35,0	83,9	52,1	30,1	42,0
Esporádico	41,3	-	26,0	37,1	29,6
Total	99,4	100,0	100,0	100,0	100,0

Fuente: Selección de encuestas revisadas.
* En la encuesta belga faltó 0,6 % de los pacientes por clasificar genéticamente.
** En la encuesta cubana los casos "esporádicos" se clasifican como "grupos no definidos".

Como se aprecia, el patrón hereditario de la enfermedad con menor expresión es el ligado al cromosoma X que, en algunas encuestas como la de Fujiki [Japón, 1991 (24)], no fue identificado, y en la cubana solamente representó 3,0 % del total.

En el propio cuadro, se puede observar que la forma autosómica dominante mantiene de manera porcentual una expresión relativamente similar en Bélgica, Estados Unidos y Noruega ; no obstante, en la investigación de Van Den Born esta variedad alcanzó 22,4 %, cercana al 25,4 % encontrado en Cuba.

En relación con la autosómica recesiva se comprueba, una vez más, su amplio predominio en todos los países incluidos; aunque es preciso señalar que en la encuesta norteamericana, aparece 83,9 % de los pacientes clasificados de esta forma, porque en este grupo se incluyeron los casos "simples o esporádicos". En Cuba este patrón hereditario alcanzó 42,0 % de la casuística

Una tendencia que se repite en las encuestas revisadas es la referida al aumento de los pacientes con el diagnóstico genético de "simples o esporádicos" que ya sobrepasa, como se puede observar, al patrón de herencia mendeliano autosómico recesivo como es el caso de Bélgica y Holanda. Al respecto se alega (1, 6) que, en los últimos años, sobre todo en Japón, se ha demostrado que al comparar las distribuciones hereditarias actuales con estudios anteriores, existe una disminución del patrón autosómico recesivo con incremento de la frecuencia de "casos esporádicos" que bien puede estar relacionada con el decrecimiento de los matrimonios consanguíneos, cuyo número era muy elevado en ese país, en décadas precedentes.

La encuesta cubana incluyó el grupo de herencia "no definida" que agrupa 29,6 % de los portadores de los casos con RP.

Antes de concluir este acápite, no se puede dejar de mencionar los hallazgos determinados por Haim en Dinamarca (1992). En el estudio nacional danés, este autor analizó 974 familias de las cuales 6,9 % tenía patrón hereditario autosómico dominante; 22,6 %, autosómico recesivo; 10,8 %, ligado al cromosoma X y 43,2 % restante fueron clasificados como "esporádicos". Al respecto, llama poderosamente la atención el bajo nivel que en ese país mantiene la retinosis pigmentaria autosómica dominante, que es inferior al determinado para la forma ligada al X (9, 19).

Lo anteriormente comentado ofrece una idea bastante precisa de la diversidad de expresión de la retinosis pigmentaria en su forma de trasmisión hereditaria.

Como colofón de esta parte, se incluyen algunas observaciones que se han efectuado relacionadas con los patrones de herencia mendeliana en la retinosis pigmentaria primaria, al respecto Haim (9), ha confirmado que en los casos esporádicos existe una alta tasa de nuevas mutaciones. Por su parte, Van Den Born (24), aclara que en su trabajo no pudo concluir cabalmente con la clasificación clínica completa de esta enfermedad, al incluir el total de pacientes con retinosis pigmentaria primaria y con síndromes asociados, lo que consecuentemente le dificultó investigar con profundidad la correlación entre el fenotipo y el genotipo en todos los pacientes incluidos en su serie. No obstante, varias observaciones hechas por este investigador son, a nuestro juicio, muy importantes, sobre todo cuando señaló "...que es muy probable que en el futuro los pacientes deban ser clasificados acorde a cada defecto genético siendo muy seguro que los resultados del estudio del DNA provean una base mejor para la clasificación de la Retinosis Pigmentaria y para la mejoría significativa de la información clínico-epidemiológica referida a esta entidad nosológica".

Comienzo de la enfermedad

Diversos autores (9, 19), señalan que en la retinosis pigmentaria primaria, la edad de comienzo de los síntomas siempre ha sido antes de los 30 años, en más de 50 % de los pacientes registrados (Haim, 1992); agregan, además, que el comienzo por encima de los 50 años es excepcional, aunque en edades tempranas se ha detectado 9 % de niños con síntomas iniciales dependientes de la retinosis pigmentaria, esta proporción aumenta a 23 % cuando la edad se acerca a los 3 años cumplidos.

En la encuesta cubana, 49 % de los pacientes mantuvieron un comienzo precoz (antes de los 10 años de edad), en tanto que con inicio juvenil (entre 10 y 19 años) se obtuvo 23 % y tardío solamente 28 %, por ese orden.

Otra característica es la existencia de un diferencial en el comienzo de los síntomas, por sexo, es decir, en varones de 6-18 años de edad se han constatado dificultades visuales evidentes en 37 %; mientras que en las hembras esta proporción ha sido de 28 %.

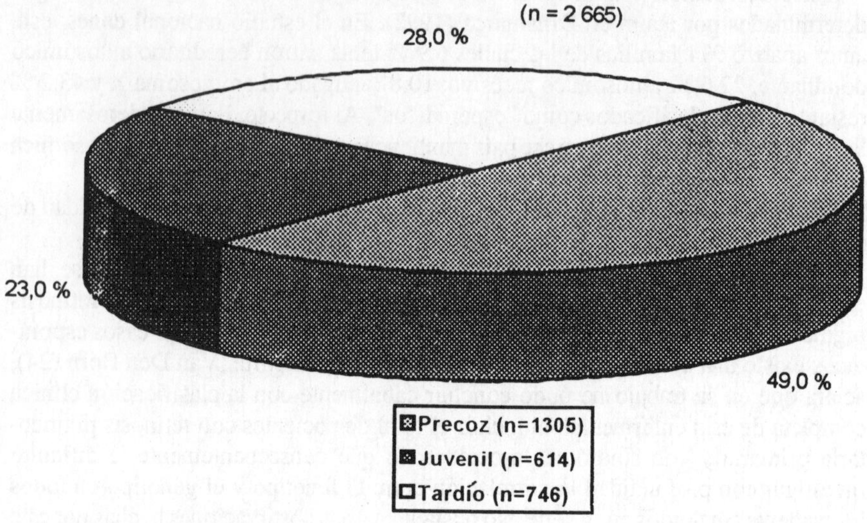

Gráf. 3. Clasificación de pacientes cubanos según comienzo de la enfermedad; 1994.

Variaciones de la prevalencia en el tiempo

Rosenberg (20), en la investigación sobre niños con retinosis pigmentaria, determinó que la prevalencia acumulada mostró incremento casi lineal y lento con una duplicación de la tasa, cada 4 años. Por su parte, Haim (8, 9) también asegura un aumento en el diagnóstico de la enfermedad de 40 % para los nacidos en Dinamarca, antes de 1911, y de 90 % para las generaciones que nacieron a partir de 1981. Este hallazgo pone de manifiesto que en 70 años, la tasa de prevalencia de retinosis pigmentaria en esa nación creció dos veces y media. En Cuba, las tasas se han incrementado progresivamente desde 1,4 x 10 000, obtenida en 1990, hasta 2,45 estimada en 1994. Es decir, la prevalencia inicial casi se ha duplicado en un cuatrienio.

CUADRO 5. Variaciones de la prevalencia de retinosis pigmentaria en el tiempo; Cuba, 1990-1994

Año	*Población (1ro. Junio)*	*Casos*	*Tasa X 10 000 hab.*	*Prevalencia*
1990	10 603 200	1 452	1,4	1 X 7 305
1992	10 785 801	2 103	1,9	1 X 5 130
1994	10 904 732	2 665	2,45	1 X 4 082

Fuente: Encuesta cubana.

Estos estimados aseguran un incremento sostenido de la prevalencia de la enfermedad, que puede estar condicionado por:

- El aumento del interés por el diagnóstico de la retinosis pigmentaria observado en las tres últimas décadas (que a nuestro juicio es general).
- La extensión de la utilización del electrorretinograma como prueba confirmadora de la presencia de la enfermedad.
- La profundización en el estudio de los pacientes clasificados como "esporádicos" (que ocupan un lugar relevante en la clasificación genética de la enfermedad).
- La posibilidad de llevar el consejo genético a otras áreas poblacionales, extendiéndose a los grupos de mayor riesgo.

Retinosis pigmentaria típica y asociada a diversos síndromes

Las reflexiones que se han escrito hasta este acápite se han elaborado con material que procede, en la mayoría de los casos, de artículos que tratan sobre la prevalencia y otras características de la retinosis pigmentaria; pero es muy difícil hablar del espectro epidemiológico de esta enfermedad sin mencionar su asociación con diversas afecciones; pues como señala Van Den Born (24), "la Retinosis Pigmentaria abarca un grupo progresivo, hereditario de desórdenes de la retina que involucra principalmente la función del epitelio pigmentario y de los fotorreceptores, que por demás, se manifiesta como una enfermedad muy heterogénea genéticamente". Esta dificultad también ha sido planteada por Haim (9) y Puech (19) quienes la estudian como retinosis pigmentaria típica y varios síndromes asociados a retinosis pigmentaria (SARP). Por supuesto, en dependencia de las diversas asociaciones, esta entidad nosológica presenta características clínico-epidemiológicas específicas.

De tal forma, la literatura revisada (1, 7) muestra una incidencia de Síndrome de Usher conceptuada entre 3,2 (Baughman, 1982) y 20 % (Grondhal, 1986) con prevalencia estimada de 1 x 31 250 [Tamayo, 1991 (22)] en Colombia, y de 1 x 38 462 habitantes (Haim, 1992), en Dinamarca (9); aunque Rosenberg (20), en niños, plantea cifras más bajas del orden de 1 x 75 000.

Al hacer referencia al Síndrome de Usher se constata un diferencial de afectación por sexo de 1,4 hombres enfermos por cada mujer, con 55 % de pacientes que han referido sus primeros síntomas entre los 6 y 18 años de edad.

Para el Síndrome de Bardet-Biedl, se señala que constituye 5 % de todos los pacientes afectos de retinosis pigmentaria (9); también los varones son los más afectados (1, 7) y mantienen una prevalencia de 0,13 x 10 000 habitantes de todas las edades. Cabe señalar un dato interesante y es que en las series revisadas, 95 % de los enfermos refieren sus primeros síntomas visuales antes de los 18 años de edad; constatándose una distribución por edad amplia que fluctúa entre los 2 y 67 años, con estimación de la edad media a los 29 cumplidos.

Al detallar algunas características del Síndrome de Spielmeyer-Vogt, los autores consultados (9, 21) plantean una tasa de prevalencia muy baja que en poblaciones abiertas ha sido del orden de 1 x 333 333 habitantes. No obstante, Rosenberg, en niños, la estimó en 1 x 112 000. Este trastorno se presenta por igual en ambos sexos y nunca ha sido reportado antes de los 3 años de edad.

El gráfico 4 refleja la frecuencia de pacientes con retinosis pigmentaria asociada, detectados en la encuesta cubana. Resalta el elevado número de casos con Síndrome de Usher, seguido por la enfermedad de Bardet Biedl, otros síndromes asociados, así como los Síndromes de Kearns Sayre y de Strumpell Lorrain, entre otros.

La revisión de las variaciones epidemiológicas de la retinosis pigmentaria, muestra una vez más, el amplio espectro que mantiene esta entidad nosológica, tanto en el mundo como en Cuba.

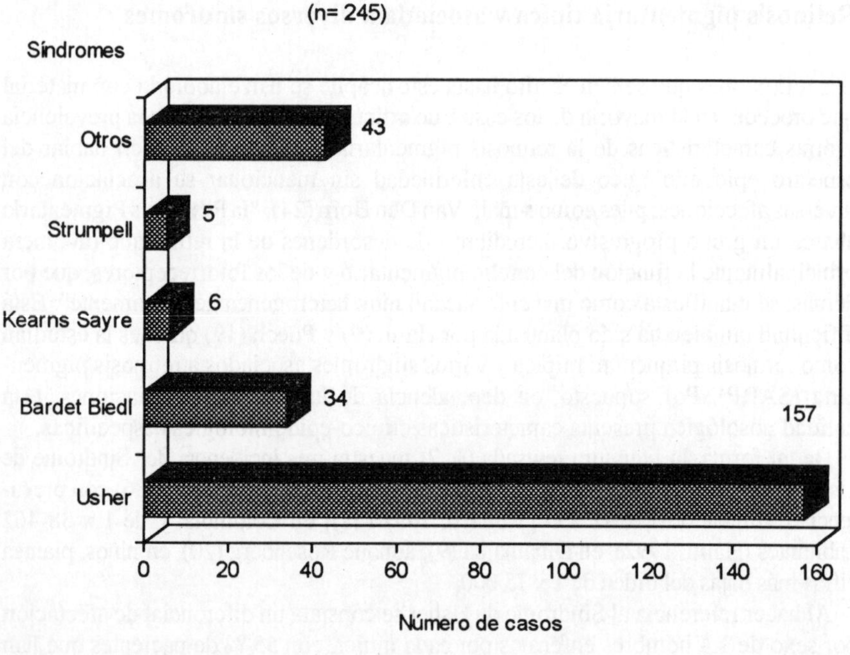

Gráf. 4. Retinosis pigmentaria asociada a otros síndromes; Cuba, 1994.

Referencias bibliográficas

1. BOUGHMAN, J. A. *et. al.*.: "Population Genetic Studies of Retinitis Pigmentosa, *AM JOUR HUM GENET* 32:223-35, 1980.
2. BUNDEY, S. *et. al.*.: "A Study of Retinitis Pigmentosa in the City of Birmingham.I Prevalence", *JOUR MED GENET* 21: 417-20, 1984.
3. BUNKER, C. H. *et. al.*.: "Prevalence of Retinitis Pigmentosa in Maine", *AM JOUR OPHTHAL* 97:357-65, 1984.
4. FISHMAN, G. A. *et. al.*.: "Autosomal Dominant Retinitis Pigmentosa. A method of Classification", *ARCH OPHTHAL* 103:366-74, 1988.
5. FOXMAN, S. G. *et. al.*.: "Classification of Congenital and Early Onset Retinitis Pigmentosa", *ARCH OPHTHAL* 103:6, 1988.
6. FUJIKI, K. *et. al.*.: "An Epidemiogenetic Study of Tipical Retinitis Pigmentosa in Japan a Preliminary Report of Nationwide Study, *NIPPON-GANKA-GAKKAI*, 96 (2): 225-30, 1992.
7. GROHDAHL, J.: "Estimation of Prognosis and Prevalence of Retinitis Pigmentosa and Usher Syndrome in Norway", *CLIN GENET* 31:255-64, 1987.
8. HAIM, M. *et. al.*.: "Population Survey of Retinitis Pigmentosa and Allied Disorders in Denmark. Completeness of Registration data", *ACTA OPHTHAL* 70:165-77, 1992(*a*).
9. HAIM, M. *et. al.*.: "Prevalence of Retinitis Pigmentosa and Allied Disorders in Denmark I. Main Results", *ACTA OPHTHALD* 70:178-86, 1992(b).
10. HECKENLIVELY, J. R.: *Retinitis Pigmentosa*, Philadelphia J. B. Lippincott, 1988.
11. LINDSTEDT, E.: "Severe Visual Impairment in Swedish Children, *DOC OPHTHAL* 31:173-204, 1972.
12. MERIN, S. *et. al.*.: "Retinitis Pigmentosa", *SURV OPHTHAL* 20:303-46, 1976.
13. Ministerio de Salud Pública: *Informe anual*, Ciudad de La Habana, 1991.
14. _________: *Objetivos, propósitos y directrices de la salud pública cubana hasta el año 2000* Ciudad de La Habana, 1992.
15. _________: *Manual de gerontogeriatría*. Ciudad de La Habana, 1992.
16. _________: *Informe anual*, Ciudad de La Habana, 1993.
17. _________: *Informe anual*, Ciudad de La Habana, 1994.
18. PAGON, R. A.: "Retinitis Pigmentosa. Major Review", *SUR OPHTHAL* 33 (3):137-75, 1988.
19. PUECH, B. *et. al.*.: "Epidemiology and Prevalence of Hereditary Retinal Dystrophies in the Northen France", *JOUR FRANC OPTHAL*, 14(3):153-64, 1991.
20. ROSENBERG, T.: "Prevalence of Tapeto-Retinal Dystrophies Among Danish Children". *DOC OPHTHAL* 73:81-92, 1989.
21. SUNGA, R. N. *et. al.*.: "Pigmentary Degeneration of the Retina: Early Diagnosis and Natural History. *INV OPHTHAL VIS SCI* 6:309-25, 1967.
22. TAMAYO, M. L. *et. al.*.: "Usher Syndrome: Results of a Screening program in Colombia", *CLIN GENET* 40(4):304-11, 1991.
23. TANABE, U; K. FUJIKI; M. HAYAKAWA: "The Empirical Risk of Retinitis Pigmentosa in Japan", *NIPPON-GANKA-GAKKAI*, 96(2):231-6, 1992.
24. VAN DEN BORN, L. I. *et. al.*.: "A Retrospective Study of Registered Retinitis Pigmentosa Patients in the Nederlands", *OPHTHAL PAED GENET* 13(4):222-36, 1992.

CAPÍTULO IV

Fisiopatología de la retinosis pigmentaria

Tomás Alemán Echeverría

Resulta en extremo complejo resumir en un capítulo el extenso trabajo que numerosos científicos han realizado para tratar de determinar las complejas correlaciones fisiopatológicas en este grupo de enfermedades.

La evolución en el conocimiento de estos trastornos se ha visto supeditada a los avances en otros campos de la ciencia, que han permitido profundizar en sus fenómenos más intrincados. Sin embargo, cada uno de los aportes, desde los más tempranos y hoy en apariencia simples, hasta los actuales complejos problemas que se tratan de resolver, han ido configurando nuestro conocimiento.

El actual entendimiento hace ver cada día lo complejo de estos procesos y lo aún lejos que nos encontramos de conocer la totalidad de sus interacciones fisiopatológicas. Las "verdades" actuales son sólo relativas, como ha sucedido a las etapas anteriores.

Historia

El carácter hereditario de estas enfermedades se puso en evidencia desde la primera descripción de una familia con hemeralopía, en 1744, por Ovelgün (40). En un principio, por la apariencia fondoscópica y su semejanza con las retinitis se le invocó un carácter inflamatorio a las lesiones, y esto originó el nombre equívoco de retinitis pigmentosa, hoy aceptado por la generalidad de su uso (11).

Con los adelantos en el campo de la fisiología del sistema neuroendocrino, por un tiempo prevalecieron criterios sobre la posible relación de la función hipofisaria con esta enfermedad, a los que sucedieron las teorías vasculares provenientes del desarrollo alcanzado durante los años cincuenta en las enfermedades de origen vascular, y por los evidentes cambios vasculares en la retinosis pigmentaria (49). A esta teoría contribuyó, además, la obtención de los primeros modelos de la enfermedad a partir de ligaduras arteriales (37).

Los avances en la bioquímica del sistema nervioso central y en particular de la fisiología del aparato visual, provocaron un cambio de dirección en la búsqueda de mecanismos patogénicos. Por ello todas estas teorías se fueron excluyendo mutuamente y han pasado a formar parte, en la fisiopatología, del grupo de factores de índole secundario.

Los adelantos en los campos de la genética y la biología molecular llevaron a conocer los mecanismos involucrados a nivel celular en el proceso visual. Al descubrimiento del papel de diversas proteínas y compuestos en el ciclo visual le siguió la secuenciación y determinación de los genes que codifican su producción.

En 1984 se secuencia el gen de la rodopsina y, en 1986, se localiza en el brazo largo del cromosoma 3 (región 3q21-25); le sigue el descubrimiento, por vez primera, de una mutación causante de enfermedad humana en la forma de retinosis pigmentaria autosómica dominante, en 1990 (12, 39). El número de mutaciones se ha enriquecido constantemente hasta alcanzar alrededor de noventa. Han sido descritas mutaciones en otros genes de proteínas del proceso visual, como la fosfodiesterasa, periferina y la mutación en el gen del ROM (del inglés *rod outer segment membrane protein* (3, 4, 31, 48).

Simultáneamente se comenzó el estudio de la enfermedad en distintos modelos animales que padecen distrofias retinianas y en animales transgénicos que portan estas alteraciones genéticas.

El proceso de adquisición de conocimientos relacionados con estos trastornos es constante y ha abierto la posibilidad de explorar novedosas vías terapéuticas que modifiquen las alteraciones encontradas. A pesar de lo mucho que se ha avanzado en este campo, el estudio de las expresiones fenotípicas de las distintas mutaciones ha mostrado en muchos casos una expresividad variable en análisis, incluso de iguales mutaciones en una misma familia, lo que hace más complejo el problema e indica hacia la posibilidad de interacciones de múltiples factores aún ambientales.

A continuación se dará un enfoque general de los mecanismos fisiopatológicos actuales relacionados en el presente tema, comenzando por la explicación breve de los procesos fisiológicos involucrados, para la mejor comprensión por los colegas que no están relacionados con investigaciones en ciencias básicas.

Breve revisión de los mecanismos de excitación visual

La generación de la señal electroquímica por parte del fotorreceptor, que pasará a las segundas neuronas en las vías de conducción hacia el sistema nervioso central, es precedida por un número extremadamente complejo y rápido de reacciones bioquímicas.

A diferencia de otros receptores, la excitación de los fotorreceptores depende de su hiperpolarización. Durante la oscuridad se establecen las llamadas "corrientes en la oscuridad", que dependen del flujo de iones de sodio, siguiendo un gradiente de concentración desde los segmentos internos de los fotorreceptores hasta los segmentos externos. En el segmento interno, el sodio es bombeado activamente hacia el espacio extracelular creando un relativo aumento de su concentración, mientras que el segmento externo se mantiene permeable al paso de estos iones. Además, este paso de iones en el segmento interno crea una disminución relativa de su concentración y una "corriente" en virtud del gradiente creado (Figs. 1 y 2).

El estímulo luminoso produce el abrupto cierre de estos canales y con ello la detención del transporte iónico en el segmento externo, con la acumulación de iones positivos en el espacio extracelular; lo que exagera la normal diferencia del potencial transmembrana o hiperpolarización. Esta hiperpolarización genera la ruptura de las vesículas sinápticas en la terminal sináptica de la célula y con ello el inicio del impulso nervioso en las neuronas de segundo orden (células bipolares). Sin embargo, previo a esta cadena de sucesos, existe un complejo número de reacciones que desempeñan un papel fundamental en la fisiopatología de la retinosis pigmentaria y otras distrofias.

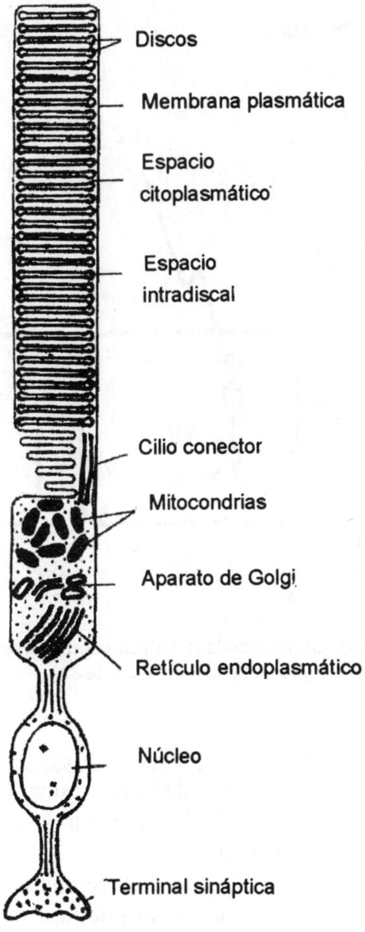

Fig. 1. Dibujo esquemático de una célula fotorreceptora bastón. Se puede apreciar la estructura del segmento externo, donde se pliega la membrana plasmática para formar los discos, formaciones en cuyas membranas se encuentra la rodopsina como proteína integral de éstas.

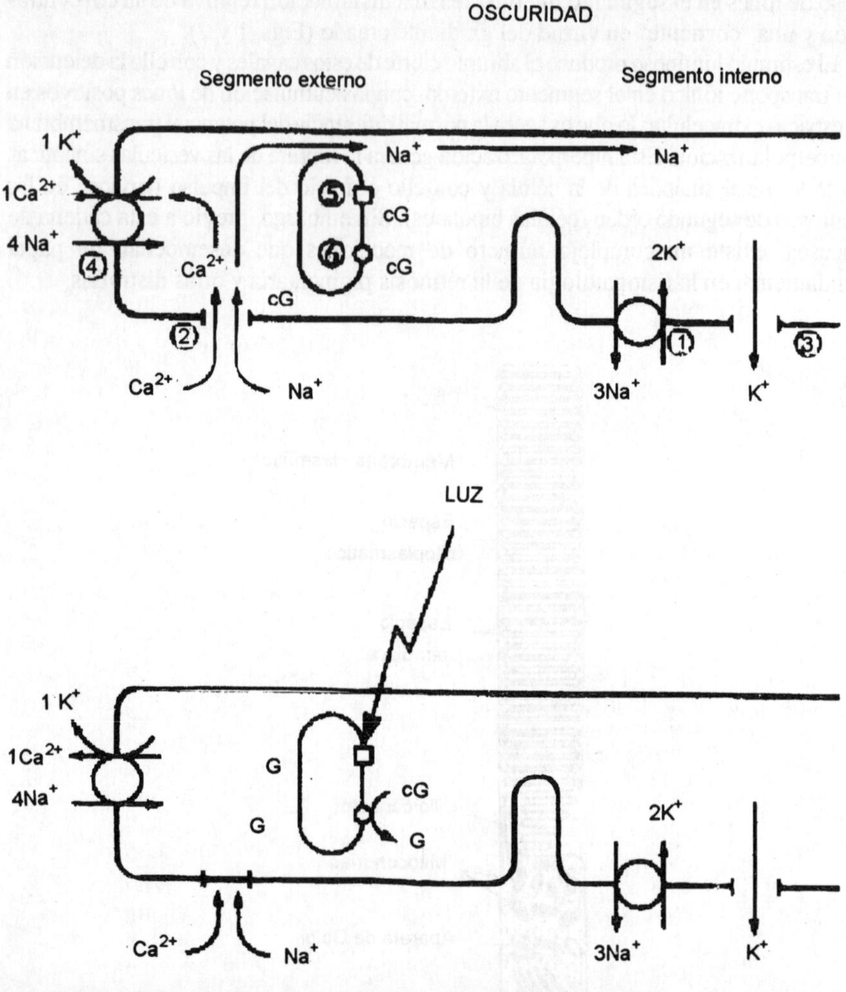

Fig. 2. Representación esquemática de la dinámica del movimiento de iones durante la oscuridad y al excitarse el fotorreceptor (explicación en el texto).

El inicio de la fototransducción (conversión del estímulo luminoso en señal biológica) está dado por la excitación de la rodopsina, molécula constituida por la unión de un aldehído, derivado de la vitamina A (retinol), que constituye el cromóforo, y de una apoproteína, la opsina.

La rodopsina es una proteína integral de la membrana de los segmentos externos de los fotorreceptores, donde se encuentra dispuesta, a manera de hélices, en número de siete. La molécula tiene sectores situados en el espacio extracelular, otros en el intracelular y en el dominio transmembrana. El extremo carboxilo terminal se

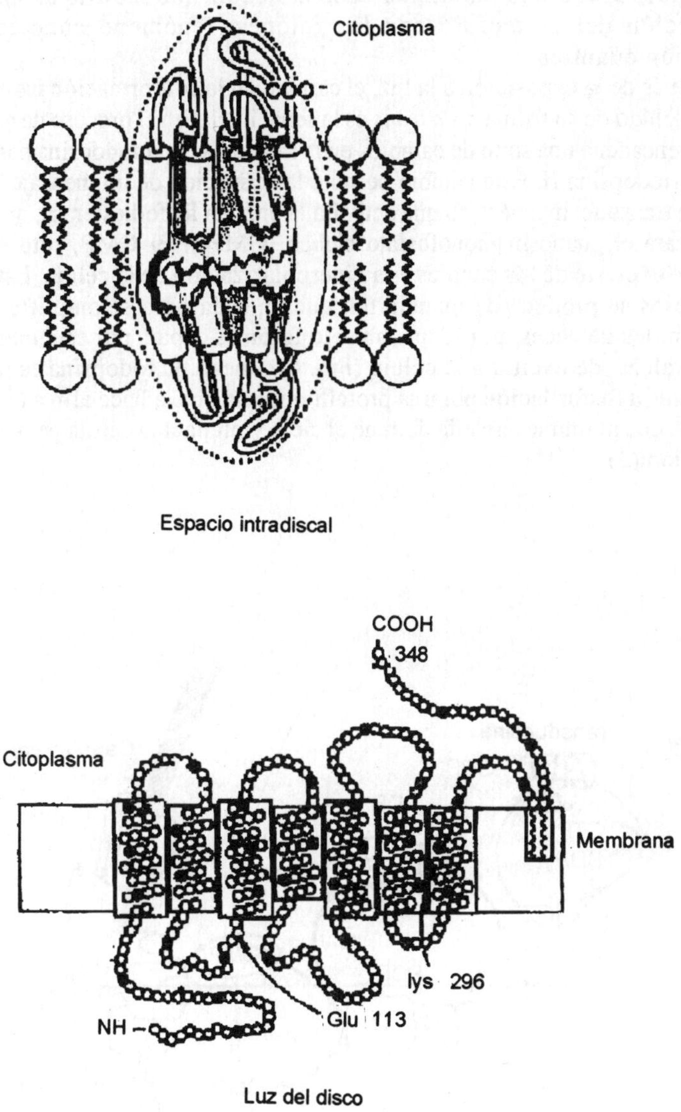

Fig. 3. Estructura terciaria de la rodopsina y su posición en la membrana de los discos, de los segmentos externos de los fotorreceptores.

encuentra dirigido hacia el espacio extradiscal, mientras que el amino terminal lo hace hacia el espacio intraluminal. Esta estructura es mantenida, entre otros factores, por la existencia de puentes disulfuro entre aminoácidos, altamente conservados filogenéticamente (Fig. 3). Esta conformación resulta importante, pues asegura la movilidad de la molécula que facilita una adecuada interacción del cromóforo con los fotones, fenómeno conocido como captación cuántica.

Después de la exposición a la luz, el cambio en la conformación isomérica del retinaldehído de su forma *cis a trans* es la señal inicial en el proceso de excitación, que desencadena una serie de cambios en la molécula de la rodopsina hasta formar la metarrodopsina II. Este cambio permite la activación de un mensajero intracelular, la transduccina, péptido que activará la enzima fosfodiesterasa, que a su vez hidrolizará el guanosín monofosfato cíclico (GMPc). El GMP, roto su anillo, produce el cierre de los canales y la hiperpolarización de la célula. Esta cadena de sucesos se produce de manera tal, que en cada paso se amplifica la señal inicial miles de veces, por lo que un solo fotón es capaz, por esta maravilla de la naturaleza, de excitar a la célula (Fig. 4). Luego, la rodopsina es inactivada mediante su fosforilación por una proteín-quinasa que la hace afín a la arrestina, proteína que al unirse con ella detiene el ciclo y prepara la célula para una nueva activación (5).

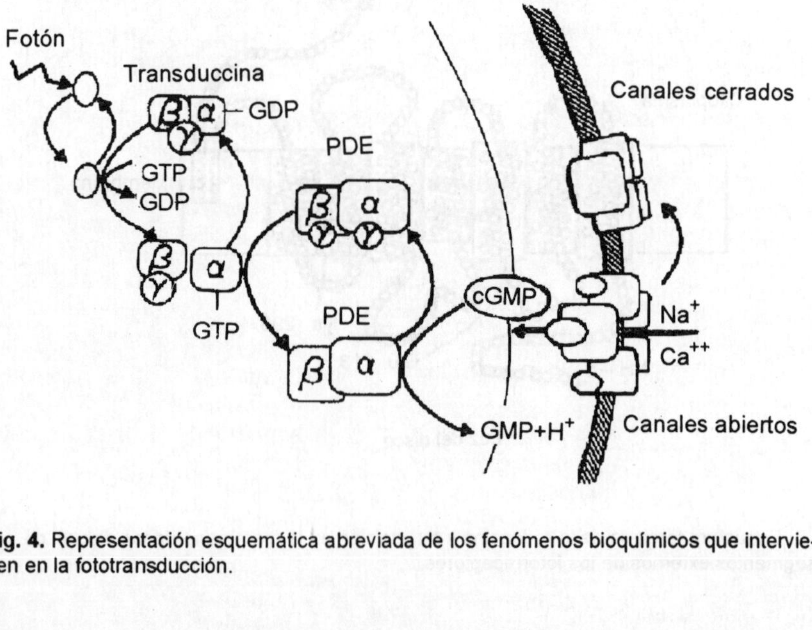

Fig. 4. Representación esquemática abreviada de los fenómenos bioquímicos que intervienen en la fototransducción.

Bases fisiopatológicas de la enfermedad

Una de cada 80 personas posee el defecto genético capaz de provocar la enfermedad. Se trasmite según los tipos mendelianos de herencia: autosómica dominante, autosómica recesiva, recesiva ligada al cromosoma X. En un número importante de casos es imposible determinar de qué forma se heredan, por lo que se les ha dado en denominar retinosis pigmentaria *simplex* (27).

Los criterios de cada tipo de herencia, sugeridos después de un crítico análisis por Haim y colaboradores (18), fueron discutidos y aceptados como guía, después de algunas modificaciones, por el Programa Nacional Cubano. Estos se desarrollarán en el capítulo sobre clasificación de la retinosis pigmentaria, del presente texto.

El estudio morfológico de las alteraciones que se pueden observar en la retinosis pigmentaria plantea múltiples dificultades, en lo que se refiere a la obtención de muestras útiles de tejidos oculares en cantidad suficiente y, sobre todo, en etapas tempranas de la enfermedad. En adición, los cambios histológicos observados en la retina con diferentes procesos distróficos poco se diferencian de los causados por insultos de otra etiología.

Lo anterior influye en el hecho de que su etiopatogenia aún no se haya definido con claridad, por lo que se han propuesto y descrito diversos mecanismos fisiopatológicos con distinto papel en la enfermedad. A continuación se detallan brevemente algunas que sobresalen:

- Insuficiencia vascular con deficiente aporte energético y nutritivo de la retina.
  Se ha planteado el papel de los cambios vasculares, evidenciados por cambios histológicos en los vasos sanguíneos (relatados más adelante en el presente capítulo), de algunas pruebas como la prolongación de los tiempos circulatorios brazo-retina (41) y posiblemente relacionados con cambios electrorretinográficos.
- Alteraciones inmunológicas.
  Esta posibilidad ha sido avalada por el hallazgo de anticuerpos contra determinados antígenos retinianos. Aunque lo anterior es correcto, se plantea sean cambios de índole secundario, posteriores a la exposición de proteínas liberadas a consecuencia de la degeneración retiniana que, reconocidas por el sistema inmunológico, producen los cambios reconocidos (22). En la actualidad, existe controversia aún sobre la magnitud de la influencia de estos cambios en el proceso degenerativo.
- Insuficiencia fagocítica del epitelio pigmentario con daño consecuente de los fotorreceptores (6).
  El epitelio pigmentario cumple un importante papel en la fisiología retinal. Entre sus funciones más importantes se destacan la de formar parte de la barrera de difusión que se interpone entre la coriocapilar y los fotorreceptores, por lo que interviene activamente en los procesos de transporte de sustancias nutritivas y de desecho, y en el mantenimiento de un ambiente extracelular adecuado alrededor de los fotorreceptores.

  Los discos de los segmentos externos de los fotorreceptores se desprenden siguiendo un ritmo circadiano, con decamación preferentemente en presencia de luz para los bastones y en la oscuridad para los conos. El epitelio pigmentario fagocita los discos y realiza su digestión, para aprovechar sustancias que se reutilizan por los fotorreceptores, y para la evacuación de sustancias de desecho, que de lo contrario serían extremadamente dañinas para las células.

Es por lo anterior, sumado a la apariencia fondoscópica en la retinosis pigmentaria, que muchas investigaciones se dirigieron al estudio de las alteraciones histopatológicas (algunas descritas más adelante) y funcionales del epitelio pigmentario.

Se plantea que la falla en la identificación de receptores de membrana de los discos desprendidos de los fotorreceptores por parte de las células del epitelio pigmentario conduce a la falla en su fagocitosis. Explicaciones alternativas se han ofrecido para explicar las alteraciones secundarias del epitelio pigmentario, entre ellas el cambio en las propiedades de los mencionados receptores de membrana, a causa del proceso degenerativo, o la sobrecarga fagocítica del epitelio pigmentario a causa de una creciente decamación de segmentos externos de fotorreceptores.

Se conoce por estudios in vitro que las características fenotípicas de las células del epitelio pigmentario influyen en su capacidad fagocítica, lo que podría explicar, en un futuro, características clínicas dependientes de lo anterior, que contribuirían a la heterogeneidad de este grupo de enfermedades.

Como resultado de la función fagocítica, con la edad, el citoplasma de las células del epitelio pigmentario es remplazado en parte por fagosomas que contienen melanina, lipofucsina o ambas. En distintas enfermedades este hecho compromete la función celular y evetualmente conduce a la muerte celular. Esto es especialmente cierto en la retinosis pigmentaria, donde la velocidad de decamación de los discos de los segmentos externos es superior, por lo que histopatológicamente se ve ocupado el citoplasma por esas sustancias.

Todas estas posibilidades etiopatogénicas permiten la conjugación de las alteraciones epiteliales, con los defectos genéticos causantes de los cambios moleculares, funcionales y estructurales en los fotorreceptores.

Más adelante se abundará en la histopatología y fisiopatología de los cambios del epitelio pigmentario que llevan a la pigmentación característica del fondo de ojo en estas enfermedades.

– Alteración de la composición bioquímica de la matriz interfotorreceptora o de los mecanismos bioquímicos de las células del epitelio pigmentario, o de los propios fotorreceptores (16, 50).

  Distintos estudios han identificado alteraciones en los mecanismos de transporte y metabólicos del epitelio pigmentario, que intervienen de forma secundaria en la enfermedad.

  Es motivo de intensa investigación, en el presente, las complejas interrelaciones bioquímicas en los fotorreceptores y células del epitelio pigmentario, y entre ellos y las demás células retinianas. De su profundización resultará la descripción definitiva del modo, en que tanto los fotorreceptores portadores de las proteínas estructuralmente modificadas por las mutaciones hasta el presente identificadas, como el resto de las células involucradas en dicho proceso, degeneran y mueren.

Este proceso se observa histológicamente por un acortamiento de los segmentos externos de los fotorreceptores, predominantes bastones, con contracción de su citoplasma en los segmentos externos y migración apical de sus núcleos. En estadíos avanzados, existe la atrofia total con zonas sin fotorreceptores. Los cambios tienen preferencia por las regiones ecuatoriales de la retina, por lo general donde existen también cambios en el epitelio pigmentario. A lo anterior se suman cambios en las capas internas, con zonas donde existen cambios mínimos en las células bipolares hasta otras donde existe total atrofia y remplazo de éstas por tejido glial. Los conos también resultan implicados de manera similar, pero por lo general en estadíos más avanzados y son al menos parcialmente preservados en el polo posterior hasta estadíos terminales, en las formas típicas de distrofias de bastones-conos.

- Han sido identificadas mutaciones en diferentes genes que codifican la producción de distintas proteínas importantes en el ciclo visual, como de la rodopsina y fosfodiesterasa, y aun cuando en algunos casos, como en la periferina y la ROM-1, no se conocen del todo sus funciones (7). Todavía no se sabe plenamente cómo estas proteínas mutadas conducen a la disfunción y muerte celulares, pero a continuación se describirán algunos de sus vínculos fisiopatológicos .

Mutaciones en el gen de la rodopsina

En 1986 se describe el gen que codifica la síntesis de la rodopsina y poco tiempo después se descubre la primera mutación en la rodopsina. Los estudios continuaron y, en la actualidad, ya existen aproximadamente noventa diferentes mutaciones descritas.

Dentro de los mecanismos que conducen a la disfunción del fotorreceptor, en estas mutaciones, se encuentran los siguientes:

- Deficiencia en la movilidad de la molécula que dificulta la captación cuántica.
- Poca afinidad con el cromóforo 11 *cis* retinal.
- Inestabilidad de la molécula.
- Poca disponibilidad citosólica de la molécula por su retención y degradación ribosomal.
- Cambio en aminoácidos que conducen a mal plegamiento de la rodopsina.

Sung y colaboradores, en 1991, realizaron un estudio según el cual dividieron las distintas mutaciones de la rodopsina, conocidas hasta el momento, en dos tipos. Los criterios para su división fueron su semejanza con la rodopsina natural, su agregación electroforética, su regeneración con el 11 *cis* retinal y la localización celular de las regiones mutadas. De acuerdo con estos autores se identificó el tipo I, con semejanza a la rodopsina natural, poca agregación electroforética, buena unión al 11 *cis* retinal y adecuado transporte a la membrana plasmática, mientras que en el tipo II sucedía, a grandes rasgos, lo contrario. Las expresiones fenotípicas de ambos tipos diferían por su severidad, siendo el tipo II, la más severa generalmente (46).

La heterogeneidad fenotípica es el resultado al menos en parte, de la heterogeneidad molecular de estos trastornos sumado a otros fenómenos como la expresividad genética variable. Con éste término se describe el fenómeno según el cual una misma mutación puede conducir a diferentes expresiones fenotípicas, aun en miembros de una misma familia, dependiendo de diversos factores como la penetrancia incompleta y el polimorfismo.

Producto de excelentes estudios desde el punto de vista funcional, se han propuesto clasificaciones que tratan de agrupar distintas formas de retinosis pigmentaria por sus analogías. Estas diferencias funcionales deben corresponder a diferencias moleculares, por lo que establecer estas correlaciones y ahondar en el estudio molecular clarificaría las abundantes interrogantes que se tienen con relación a la fisiopatología de esta enfermedad (para mayores detalles consultar las referencias bibliográficas 15, 23, 29 y otros capítulos de la presente obra).

Como se hizo referencia con anterioridad, múltiples trabajos han documentado la variabilidad de la expresión de estos trastornos incluso en mutaciones que codifican cambios de distintos aminoácidos, en un mismo codon y aun en miembros de una misma familia con idénticas mutaciones.

En nuestra experiencia esto fue evidenciado en el estudio de una familia autosómica dominante con una mutación en el codon 190 de la rodopsina, en la que grandes variaciones fenotípicas, en cuanto a la severidad de la enfermedad, fueron halladas dentro de miembros de la misma familia y también al compararla con descripciones anteriores (1).

Mutaciones en los genes que codifican la fosfodiesterasa, la ROM-1 y la periferina

La periferina y la proteína de los segmentos externos de los bastones (ROM) son dos proteínas estructurales de las que se conocen poco sus funciones. A partir de su secuenciación se demostraron mutaciones en los genes que codifican su formación en algunas formas de retinosis pigmentaria, así como en modelos animales de degeneración retinal (3, 4, 24, 31, 48). También se ha demostrado la coexistencia de mutaciones en ambos genes, a lo que se ha dado en llamar forma digénica de la retinosis pigmentaria (25). En esta última forma parece necesaria la coexistencia de dos mutaciones, en este caso mutaciones en los genes que codifican para la periferina y la ROM-1, para que se exprese el trastorno, quizás por sus interrelaciones funcionales. Existen evidencias recientes de la posible cooperación en la función de estas dos proteínas, por la existencia de enlaces moleculares entre ellas. Dentro de las funciones que se les adjudica está la diferenciación de los segmentos externos de los fotorreceptores, y posiblemente intervengan en establecer las diferentes características de estos segmentos entre conos y bastones (32).

La fosfodiesterasa, como se ha señalado con anterioridad, desempeña un importante papel en la cascada de excitación visual. Han sido descritas mutaciones de los genes que codifican sus subunidades α y β en familias de retinosis pigmentaria autosómica recesiva (30). Ello conduciría a una activación deficiente del ciclo visual, y por lo tanto, a su mal funcionamiento, con la posterior degeneración y muerte del fotorreceptor.

Es difícil descifrar cómo un cambio funcional producido por cambios estructurales de las proteínas que participan en el proceso visual puede llevar a la degeneración y muerte de los fotorreceptores. Más complejo aún resulta entender la participación de capas distintas a la capa de células fotorreceptoras, en el proceso distrófico. Por otra parte, siendo esta una enfermedad donde predominan mutaciones en la rodopsina, que es una proteína exclusiva de los bastones, también los conos degeneran. Se han invocado mecanismos mediante los cuales una disminución en la aferencia procedente de los fotorreceptores produciría disfunción y posterior atrofia en las neuronas componentes de las capas medias e internas de la retina, específicamente las células bipolares.

Con el estudio de las formas de retinosis pigmentaria en las que se han detectado electrorretinogramas de configuración "negativa-negativa" se sabe de la existencia, en algunas familias, de trastornos predominantes en capas medias que explican la participación de estas estructuras más internas en el proceso (9).

Las alteraciones en funciones de cooperación celular entre sistemas de conos y bastones, extremadamente complejas en capas medias, y sus conecciones con la capa de células ganglionares, se invocan como causa de la pérdida funcional en ambos sistemas.

Recientemente se descubrió en experimentos con retina bovina que una proteína similar a la ROM-1 de los bastones existía en los conos y que está indisolublemente ligada a la periferina. Se ha postulado que quizás estas proteínas interactuando en conjunto sean indispensables en la diferenciación entre ambos sistemas de conos y de bastones, y que su defecto o alteración conduciría a cambios en ambos sistemas. A pesar de ello, esto sería la explicación para una porción relativamente pequeña de familias con retinosis pigmentaria. No se excluye del todo la posible influencia de factores ambientales en el proceso distrófico. Tal es el caso de las retinosis pigmentarias sectoriales, en las que se ha invocado el posible papel de la exposición a la luz solar como determinante de las alteraciones regionales observadas, muchas de ellas en el sector inferior de la retina, presumiblemente más expuesto a la luz solar. Por otra parte, no se excluye el posible papel de la irradiación ultravioleta y de la historia de fotoexposición del paciente con retinosis pigmentaria, a pesar de existir hallazgos contradictorios.

Últimamente se han vigorizado los estudios relacionados con la apoptosis, proceso de muerte celular programada. Se ha descrito un excitante mecanismo según el cual las células fotorreceptoras mueren por el disparo de los mecanismos de muerte celular programada.

Fisiopatología de los cambios oculares

Cambios en el cristalino y el cuerpo vítreo

Estudios epidemiológicos como el de Harding, J. (19) señalan el aumento en la incidencia de las opacidades de cristalino en las distintas distrofias y degeneraciones vitreorretinianas, planteando distintas hipótesis ya señaladas respecto a su fisiopatología. En estos casos se ha observado que son más frecuentes las cataratas subcapsulares posteriores, lo que parece tener un significado fisiopatológico (14, 21). Se han realizado investigaciones en las que se ha determinado la prevalencia de las cataratas en pacientes con retinosis pigmentaria, tal es el caso de la efectuada por Pruett (43), quien reportó una frecuencia de 46 %. Por otra parte, Manfred y colaboradores (26), al correlacionar distintos aspectos de la enfermedad, encontraron una incidencia de 36 %; de este trabajo se obtuvo correlación significativa entre distintos hallazgos de la enfermedad y la presencia de cataratas, como los cambios pigmentarios del fondo de ojo, el aspecto de la papila, el diámetro vascular, el tamaño del campo visual, residual e inesperadamente informan de la no correlación entre la existencia de cataratas y la agudeza visual.

Un estudio realizado en nuestro centro arrojó cifras de 44,1 % en el que se excluyeron enfermos mayores de 45 años y sin enfermedades asociadas sistémicas ni oculares (33). En otro trabajo se estudiaron 322 ojos con diagnóstico de retinosis pigmentaria y se encontró una frecuencia de cataratas de 66,45 %. No se hallaron diferencias significativas ni en la distribución por sexos ni en cuanto al tipo de retinosis pigmentaria que padecían. Se incrementó la prevalencia de cataratas al aumentar la edad de los pacientes y también se elevó con el incremento del tiempo de evolución, tanto desde los primeros síntomas como desde el diagnóstico. Predominó la raza blanca entre los pacientes que padecían cataratas, así como la existencia de opacidades entre los que presentaban como antecedentes diabetes mellitus, hipertensión arterial y glaucoma. El grupo de herencia más afectado fue la forma recesiva ligada al cromosoma X.

Estos hallazgos parecen confirmar la noción de un común denominador fisiopatológico en todas las formas de retinosis pigmentaria con respecto al desarrollo de cataratas. Resulta más importante el tiempo transcurrido desde el inicio del trastorno, así como factores aditivos predisponentes, como el caso de la edad y la coexistencia de otras entidades, por ejemplo el glaucoma o la diabetes mellitus, que el hecho de padecer una forma particular de retinosis pigmentaria.

Se encontró, en el examen del cristalino, que la mayoría de las opacidades fueron pequeñas, subcapsulares posteriores a su localización más frecuente, así como de forma redondeada. La agudeza visual y el campo visual se vieron afectados por la presencia de cataratas. Hubo correlación significativa entre la existencia de opacidades y algunos datos del examen del fondo de ojo como las características de la papila, estado de los vasos y pigmentación, aunque por otro lado, no existió correlación entre el estado de la mácula y la presencia de opacidades (2).

El aumento en la frecuencia de alteraciones del cristalino relacionado con el empeoramiento retiniano apoya los vínculos fisiopatológicos entre ambos trastornos. Sin embargo, contradictoriamente, el estado del polo posterior mostró una significativa independencia con el estado del cristalino, lo que estuvo en contradicción con lo encontrado por otros colegas (26). La explicación fisiopatológica puede estar dada por la relativa independencia, en ocasiones desconcertante, que el estado del polo posterior tiene con relación al empeoramiento de porciones más periféricas y extensas de la retina. El área relativa que la mácula ocupa es también pequeña comparada con el área retinal total, por lo que su contribución con productos potencialmente dañinos debe ser menor.

Se plantea que en la retinosis pigmentaria, al igual que en otras degeneraciones tapetorretinianas, se sintetizan sustancias a partir de la peroxidación de los lípidos en células de respuesta inflamatoria que participan en estos procesos y que son ricas en esas vías metabólicas. Estas sustancias viajan a través del vítreo hacia el cristalino y allí producen desorganización por cambios en las propiedades físico-químicas de las proteínas que componen el cristalino (17, 20, 34, 35, 44, 52, 53).

En nuestro estudio encontramos que la segunda localización más frecuente fue la combinación de catarata subcapsular posterior y nuclear o la subcapsular anterior, hallazgos que apoyan la teoría de la llegada de productos de la peroxidación lipídica a través del humor acuoso.

El vítreo también sufre importantes cambios en esta enfermedad y sus alteraciones son incluso más frecuentes que las del cristalino. Esto se debe a que las sustansias que se invocan como productoras de los cambios han de atravezar o están en contacto con el vítreo produciendo las alteraciones. A lo anterior se suma la presencia de membranas epirretinales que invaden la membrana hialoidea y el vítreo. En nuestra investigación, que incluyó el examen del vítreo, se puso en evidencia que 70 % de los pacientes portaban alguna alteración vítrea, desde sus cambios fibrilares a desprendimientos vítreos y fluidificación (33).

Cambios circulatorios

Desde hace tiempo llamaron la atención los cambios vasculares que se producen en la retinosis pigmentaria. Éstos se correlacionan con el grado de afectación funcional en la enfermedad y con otros hallazgos clínicos. Entre las alteraciones vasculares en la retinosis pigmentaria se destacan el estrechamiento de la luz de las arterias retinales por hiperplasia de la íntima, la disminución del calibre de los vasos de la retina a predominio arterial, y el daño de los vasos coroideos (10, 36, 38, 42, 49, 51). Otros autores, entre ellos Wagenmann (36, 51), han encontrado que la ligadura de las arterias ciliares cortas posteriores causa un cuadro clínico similar al de la retinosis pigmentaria. Weistein y colaboradores plantearon que las anomalías vasculares coroideas o retinales estarían presentes como substrato en la retinosis pigmentaria (38, 51).

Nuestras investigaciones en este campo han coincidido con estos autores al demostrar que existen alteraciones de la hemodinámica ocular expresadas en tiempos prolongados, en la circulación brazo-retina (42), que se correlacionan con el estadío clínico de la enfermedad, así como alteraciones en los valores de velocidad circulatoria media de la arteria oftálmica medida por Doppler ultrasónico (10).

Con investigaciones más recientes del funcionamiento del sistema circulatorio ocular en sujetos sanos y en enfermos con trastornos distróficos, se ha llegado a conocer que estas alteraciones no constituyen la causa del trastorno, sino que desempeñan un papel secundario en éstos, consecuencia, mediante diversos mecanismos, de las profundas alteraciones retinianas producidas por el proceso distrófico (28). De lo anterior se infiere que aunque los trastornos circulatorios no constituyen la causa primaria, pueden jugar un rol importante en el empeoramiento de los cambios iniciados por las alteraciones determinadas genéticamente, entorpeciendo el desempeño de células, que aunque portadoras de los trastornos ocasionados por los cambios en el mensaje genético, sean aún en diversa medida funcionales.

Cambios pigmentarios

La pigmentación del fondo ocular constituye un rasgo distintivo de la retinosis pigmentaria y corresponde a células cargadas de melanina situadas cerca de los vasos sanguíneos. A pesar de haberse descrito sus características, el origen de estas células ha sido controversial.

Se ha postulado que constituyen macrófagos, células de Muller cargadas de melanina o la migración de células provenientes del epitelio pigmentario (8, 16, 49). Estas células se hacen intrarretinales y, en su crecimiento y migración, contribuyen a la formación de membranas epirretinales, a la ruptura de la barrera hematorretinal, y presumiblemente al empeoramiento del proceso degenerativo (13).

Alrededor de los vasos sanguíneos se engruesa la matriz extracelular, que toma aspecto similar a la membrana de Bruch, y cómo en esta última se observan depósitos lipídicos y cálcicos (45). Es este cambio el que transforma la apariencia de los vasos sanguíneos hacia un aspecto hialino. El engrosamiento de la matriz extracelular va acompañado del engrosamiento de la membrana de Bruch, por depósitos difusos que pueden interferir con el adecuado intercambio de los fotorreceptores y el epiletio pigmentario a través de esta membrana.

La invasión de la superficie retinal y del disco óptico por células gliales y membranas epirretinales, producen cambios de la apariencia del disco óptico hacia un aspecto céreo.

Las células del epitelio pigmentario, por la gran sobrecarga fagocítica, se muestran llenas de fagosomas cargados de melanina, lipofucsina, o ambas, lo que como se mencionó, sacrifican su capacidad funcional. Es por tal disfunción que toman un aspecto pálido, que confiere al fondo de ojo el aspecto hipopigmentado, no homogéneo, por la existencia de zonas con atrofia total de las células epiteliales. Ambos cambios alternan con zonas con las típicas espículas óseas.

Se ha señalado la correlación entre la presencia de células del epitelio pigmentario y el engrosamiento de la matriz extracelular, con la disfunción y muerte de los fotorreceptores, lo que se ha considerado sea expresión de la interferencia con el normal funcionamiento de la barrera hematorretinal (45). Como resultado de esta observación, se ha postulado que la muerte de células en capas internas de retina pueda estar relacionada con cambios en el flujo sanguíneo (54).

Todos los cambios comentados producen grandes repercusiones en la función visual que se detallan en próximos capítulos, donde se describen los estudios psicofísicos y electrofisiológicos en la retinosis pigmentaria, y su interrelación con la fisiopatología de la enfermedad.

A pesar del enorme avance de la biología molecular, en la última decada, y de la velocidad con que se avanza en el conocimiento de estos trastornos, su enorme diversidad plantea la multitud de factores que se interrelacionan en su fisiopatología.

Referencias bibliográficas

1. ALEMÁN, T. *et. al.*.: *Opthalmologic Findings in a Retinitis Pigmentosa Family with Rhodopsin Gene Mutation Asp-190-Asn*, Presented in part at 1996 ARVO Meeting. Fortlauderdale, Fl.
2. ALEMÁN, T.: Catarata asociada a retinosis pigmentaria, Tesis de terminación de residencia en Ophthalmología [En prensa].
3. ARIKAWA *et. al.*.: "Localization of Peripherin/rds in the Disk Membranes of Cone and Rod Photorreceptors: Relationship to Disk Membrane Morphogenesis and Retinal Degeneration", *J. Cell Biol.* 116:659-667, 1992.
4. BASCOM *et. al.*.: "Cloning of the cDNA for a Novel Photorreceptor Membrane Protein (rom-1) Identifies a Disk Protein Family Implicated in Human Retinopathies", Neuron. 8:1 171-1 184, 1992.
5. BERSON, E.: "Electric Phenomena in the Retina", in Moses, H.: *Physiology of the eye*, pp. 646-648, MOSBY 9na. Edic., 1992.
6. BOK, D.: "Retinal Photoreceptor Disk Shedding and Pigment Epithelium Phagocitosis", in: *Retina, Basic Science and Inherited Retinal Diseases*, I, 69-81, USA, MOSBY, 1989.
7. BROWYN BATEMAN, J: "Genetics of Eye Disease", in: *Retina, Basic Science and Inherited Retinal Diseases*, I,153-163 USA, MOSBY, 1989.
8. BUNT-MILAM, A. H.; R. E. KALINA; R. A. PAGON: "Clinical-Ultraestructural Study of a Retinal Distrophy", *Invest. Ophthalmol. Vis. Sci.* 1983; 24: 458-469.
9. CIDECIYAN, A.; S. G. JACOBSON: "Negative Electrorretinograms in Retinitis Pigmentosa", *Invest. Ophthalmol Vis Sci.* 34:3 253-3 263, 1993.
10. COPELLO, M.; P. LEY; M. PELÁEZ; F. SUÁREZ: "Alteraciones del flujo en arterias oftálmicas en la retinosis pigmentaria", 1er. Simposium Internacional de Retinosis Pigmentaria, *Experiencia cubana en la RP*, La Habana, Cuba, Nov., 1994.
11. DONDERS, F. C.: "Beitrage zur pathologischen Anatomie des Auges", *Graefes Arch Ophthalmol* 2:106-118, 1855.
12. DRYJA, *et. al.*: "A Point Mutation of the Rhodopsin Gene in One Form of Retinitis Pigmentosa", *Nature* 343:346-366, 1990.
13. FISHMAN *et. al.*: "Vitreous Fluorophotometry in Patients with Retinitis Pigmentosa", *Arch. Ophthalmol.* 99:1202-1207, 1981.
14. FISHMAN, G. A.; R. J. ANDERSON; P. LORENCO: "Prevalence of Posterior Subcapsular Lens Opacities in Patients with Retinitis Pigmentosa", *Br. J. Ophthal* 69: 263-266, 1985.

15. FISHMAN, G. A. *et. al.*: "Autosomal Retinitis Pigmentosa: a Method of Classification", *Arch. Ophthalmol.* 103: 366-374, 1985.
16. FLANNERY, J. G. *et. al.*: "Degenerative Changes in a Retina Affected with Autosomal Dominant Retinitis Pigmentosa", *Invest. Ophthalmol. Vis. Sci.* 30:191-211, 1989.
17. FREZZOTTI, R.; A. CAPOROSSI: "Pathogenesis of Posterior Capsular Opacification, Part 1. Epidemiological and Clinico-Statistical Data", *J-Cataract-Refract.-Surg.*; 16(3): 347-52, May, 1990.
18. HAIM, M.: "Retinitis Pigmentosa: Problems Associated with Genetic Classification, *Clin. Genet.* 44:62-70, 1993.
19. HARDING, J: *Cataract Epidemiology, Curren Opinion in Ophthalmol* 1:10-15, 1990.
20. HARDING, J.: "Phisiology, Biochemestry, Pathogenesis and Epidemiology of Cataracts" *Current Opinion in Ophthalmol.* 2:3-15, 1991.
21. HECKENLIVELY, J. R.: "The Frecuency of Posterior Subcapsular Cataract in Hereditary Retinal Degenerations", *Am. J. Ophthal.* 93: 733-38, 1982.
22. HIFNAWI, E.: "Animals Studies as Therapy Controls. Advances in the Biosciences:. *Retinitis Pigmentosa: Patients Fight for Sight*, Pergamon Press, 95-111, Oxford, England, 1988.
23. JACOBSON, S. G. *et. al.*: "Retinal Function and Rhodopsin Levels in Autosomal Dominant Retinitis Pigmentosa with Rhodopsin Mutations", *Am. J. Ophthalmol.* 112: 256-271, 1991.
24. KAJIWARA, K. *et. al.*: Mutations in the Human Retinal Degeneration Slow Gene in Autosomal Dominant Retinitis Pigmentosa. Nature 354: 478-480, 1991.
25. KAJIWARA, K.; E. BERSON; T. P. DRYJA: "Digenic Retinitis Pigmentosa Due to Mutations at the Unlinked Peripherin/RDS and ROM1 loci", *Science*. 264:1 604- 1 608, 1994.
26. MANFRED, F.; K. P. STEUHL; E. AULHORN: "Correlations Between Electroretinography, Morphology and Function in Retinitis Pigmentosa", *Graefe's Arch Ophthal.* 229: 37-49, 1991.
27. MARMOR, M. F. *et. al.*: "Retinitis Pigmentosa", Symposium on Terminology and Methods of Examination", *Am. J. Opth.*, 90:(2), USA, Feb. 1984.
28. MARS HALL, JOHN; J. HECKENLIVELY: Pathologic Findings and Putative Mecanisms in Retinitis Pigmentosa, pp. 37-63, Filadelfia USA, J. B. Lippincott Company, 1988.
29. MASSOF, R. W *et. al.*: "Two Forms of Autosomal Dominant Primary Retinitis Pigmentosa", *Doc. Ophthalmol. Proc. Ser.* 51: 289-346, 1981.
30. MCLAUGHLIN, M. E.: "Recessive Mutations in the Gene Encoding the β Subunit of Rod Phosphodiesterase in Patients with Retinitis Pigmentosa", *Nature genetics* 4: 130-134, 1993.
31. MOLDAY *et. al.*: "Peripherin: A Rim-Specific Membrane Protein of Rod Outer Segment Discs", *Invest. Ophthalmol. Vis. Sci.* 28: 50-61, 1987.
32. MORITZ, O. L.; R. S. MOLDAY: "Molecular Cloning, Membrane Topology, and Localization of Bovine Rom-1 in Rod and Cone Photoreceptor Cells", *Invest. Ophthalmol. Vis Sci.* 37:352-362, 1996.
33. MORENO, N.: Comportamiento del cristalino y vítreo en pacientes con Retinosis Pigmentaria (Ponencia), II Congreso Internacional de Oftalmolofía, Ciudad de La Habana, 1992.
34. MULLER, U.; O. HOCKWIN: "Risk Factors in Cataract Development: a Review", *Dev. Ophthtalmol.* 21; 60-65, 1991.

35. MURAWSKI, U.; S. HAUSER; O. HOCKWN: Lipid Analysis in Defined Bovine lens Slices, *Dev. Ophtthalmol.* 21;134-142, 1991.
36. NANO, H: "Retinosis pigmentaria" en: *Fondus Oculis*, pp. 666-669, Ed. Universitaria, Buenos Aires, Argentina, 1949.
37. _________: *Vasos ciliorretinales*, vol. 1, Ed. Universitaria, Buenos Aires, Argentina, 1950.
38. _________: "Arteriopatías obstructivas del fondo de ojo en: *Fondus Oculi*, p. 206-212, Ed. Universitaria, Buenos Aires, Argentina, 1953.
39. NATHANS, J. *et. al.*: "Molecular Genetics of Inherited Variation in Human Color Vision", *Science* 232:203-210, 1986.
40. OVELGÜN: *Nictalopia haerediotria. Acta Physico Med.* (Nuremburg), 76-77, 1744.
41. PELÁEZ MOLINA, O.; B. R. HERNÁNDEZ: "Alteraciones circulatorias en la retinosis pigmentaria . Valor de la angiografía", *Rev. Cubana de Oftalmología* 1, 1989.
42. PELÁEZ MOLINA, O.; R. HERNÁNDEZ BAGUER: Alteraciones circulatorias en la retinosis pigmentaria. Valor de la angiografía, *Rev. Cubana de Oftalmología*, 1, 1989.
43. PRUETT, R. C.: "Retinitis Pigmentosa: Clinical Observation and Correlations", *Trans. Am. Ophthalmol. Soc.* 81:693-735, 1983.
44. SIHPTA, R. *et. al.*: "Clinico-Biochemical Study of Experimental Complicated cataracts", *Indian-J-Ophthalmol.* 39(4); 148-50, Oct.-Dec., 1991.
45. STONE *et. al.*: "Morphometric Analysis of Macular Photoreceptors and Ganglion cells in Retinas with Retinitis Pigmentosa", *Arch. Ophthalmol.* 110:1634-1639, 1992.
46. SUNG *et. al.*: "Rhodopsin Mutations Responsible for Autosomal Dominant Retinitis Pigmentosa", *The Journal of Biological Chemestry* 268: 26 645-26 649, 1993.
47. SZAMIER R. B.; E. L. BERSON; R. KLEIN; S. MEYERS: "Sex-Linked Retinitis Pigmentosa: Ultraestructure of Photoreceptors and Pigment Epithelium", *Invest. Ophthalmol. Vis. Sci.* 18:145-160, 1979.
48. TRAVIS, G. H. *et. al.*: "The Retinal Degeneration Slow (rds) Gene Product is a Photorreceptor Disk Membrane-Associated Glycoprotein", *Neuron*. 6:61-70, 1991.
49. TRONCOSO, U. M.: "Enfermedades internas de los ojos", *Atlas de oftalmología*, Edit. Interamericana, S. A. pp. 529-540, México, 1952.
50. TYL HEWITT, A.; R. ADLER: "The Retinal Pigment Epithelium and Interphotoreceptor Matrix Structure and Especilized Functions", in: *Retina, Basic Science and Inherited Diseases*, I, 57-63, USA, MOSBY, 1989.
51. WEISTEIN, G. W.; A. E. MAUMENEE; L. HYVARINEN: *On the Patoghenesis of Retinitis Pigmentosa, Ophthalmologica* 162:82, 1971.
52. YAMAGUCHI, K. *et. al.*: "Ciliary Body Degeneration in the Royal College of Surgeons Distrophic Rats", *Exp-Eye-Res.*; 52(5):539-48, May, 1991.
53. ZAGORSKI, Z.: "Histopathological Studies of Human Lenses", *Lens-Eye-Toxic-Res.* 8(2-3); 311-318, 1991.
54. ZONG- YI LI *et. al.*: "Hystopathology of Bone Spicule Pigmentation in Retinitis Pigmentosa", *Ophthalmology* 102:805-816, 1995.

CAPÍTULO V

Clasificación

Maritza Herrera Mora

La clasificación es un procedimiento que permite ubicar, de manera eficiente y práctica, determinadas entidades nosológicas en una escala de valores, tanto cualitativos como cuantitativos.

Varias de las distrofias retino-coroideas fueron descritas en el siglo XIX y se estimó eran de origen inflamatorio, de lo cual surgió el término retinitis (conocido internacionalmente, en la actualidad), pero hasta el siglo XX la naturaleza distrófica de estos trastornos no fue reconocida. Desde entonces existe una voluminosa literatura, intentando definir y clasificar estas enfermedades. Numerosas clasificaciones han sido propuestas basadas en los parámetros siguientes:

1. Modo de trasmisión.
2. Edad de comienzo.
3. Localización central o periférica.
4. Comprometimiento de cono, bastón o ambos.
5. Síntomas.
6. Pruebas de diagnóstico.
7. Área primaria de compromiso histológico.

Los únicos parámetros que podrían clasificar adecuadamente estos trastornos serían los defectos específicos genéticos y bioquímicos. Recientemente, en algunas de estas enfermedades, estos defectos han sido descritos, pero no en su totalidad.

La clasificación basada en el sitio primario de compromiso histológico puede ser una segunda mejor selección para ordenar estos procesos, pero es muy difícil obtener muestras para anatomía microscópica en etapas tempranas de estas enfermedades y, además, puede suceder que el área de compromiso histológico primario no coincida con la localización del defecto bioquímico. Es decir, un defecto bioquímico en el epitelio pigmentario puede ocasionar una degeneración a primera vista de los fotorreceptores, pero somos del criterio de que a pesar de esta dificultad, este parámetro es vital en la clasificación de estos factores.

La retinosis pigmentaria es la más común y conocida de las distrofias retinianas, y es sorprendente que una enfermedad reconocida al inicio de la era oftalmoscópica (Helmhotz, 1851) y de frecuencia no tan elevada en la población haya sido objeto de varios estudios que han intentado definirla y clasificarla, según su etiopatogenia, características clínicas, genéticas o ambas, y que en 1977 A. Wirth y Cavallaci plantearan, en su tratado sobre retinosis pigmentaria, que lejos de ser resuelto el problema de esta afección surgían tantas interrogantes basadas en la literatura revisada por ellos en los últimos 25 años (1952-1975), que ya se habían reconocido más de 1 000 publicaciones, 2 tomos y 2 reseñas (Botermans, 1972, con 1 426 citas; Mezin y Auerbach, 1976, con 480) que abordaban de forma variada la patogenia y clasificación de la retinosis pigmentaria (17).

Refiriendo la clasificación, en 1935, de Fuchs y Salzman, consideraron la retinosis pigmentaria como una degeneración pigmentaria típica, y la diferenciaron de otros tipos de pigmentación de la retina; señalaron el cuadro de esta enfermedad sin pigmentos, y sus diferencias con la *Retinitis punctata albescens*; además, hicieron énfasis en las pigmentaciones que se observan por lesión de los vasos ciliares posteriores, en las cuales existe una extensa atrofia del epitelio pigmentario (2).

En 1955, H. Nano la incluyó dentro de los trastornos circulatorios de la coroides y consideró que la *Retinitis punctata albescens*, con su tipo estacionario congénito y progresivo tardío responden a un origen circulatorio similar, y definió el cuadro típico de la retinosis pigmentaria similar al descrito por Sanford y Gifford en 1957, que la consideraron una degeneración primaria de bastones y conos con la subsiguiente migración de pigmentos y cuadro clínico típico (12, 16).

En 1959, Rodríguez Barrios la ubicó en el grupo de las degeneraciones hereditarias de la retina periférica y señaló, además, la retinosis sin pigmentos, con alteraciones maculares o sin ellas, la *Retinitis punctata albescens* y la amaurosis por degeneración tapetorretiniana difusa como degeneraciones de la retina periférica no pigmentadas. Definió como formas de la retinosis pigmentaria atípica la *Punctata albescens* progresiva y la sin pigmentos (13).

Michael A. Bloome y Charles García, en 1982, señalaron la retinosis pigmentaria dentro de las distrofias de bastones y bastones-conos, consideraron como formas atípicas la sin pigmentos, unilateral, en sector y central o inversa, y describieron la atrofia retinocoroidal paravenosa y la retinosis pigmentaria en asociación con trastornos sistémicos conformando síndromes (3).

En 1982, Gil Gibernau consideró esta enfermedad como una distrofia primitiva periférica y, en sus formas atípicas, incluyó la sectorial, unilateral y la sin pigmentos, haciendo énfasis en esta última y coincidiendo con la mayoría de los autores consultados que señalan la aparición tardía de pigmentos en el fondo de ojo. En estas formas clínicas atípicas señaló los acúmulos de pigmentos en forma de ramas, mosaico y de círculos (4).

En 1984, Wirth y Cavallaci clasificaron a la retinosis pigmentaria como una lesión heredodegenerativa periférica del neuroepitelio e indicaron las formas clínicas difusas, unilateral, sin pigmentos, en sector y pericentral o inversa (17).

Krasnov, en 1985, definió la retinosis pigmentaria como una distrofia tapetorretiniana hereditaria periférica e incluyó en esta clasificación a las distrofias coriorretinianas secundarias (postinflamatorias, postraumáticas y por intoxicación), de localización central y periférica, pudiendo ser este el origen semántico de las citadas retinosis pigmentarias secundarias, término que no debe ser utilizado sin especificación, por lo que estos casos descritos como retinosis pigmentaria secundaria preferimos describirlos como degeraciones pigmentarias asociadas a estas entidades vasculares, inflamatorias o tóxicas antes mencionadas; de igual manera, al referirnos a las variantes de esta enfermedad y los síndromes que ella conforma se requieren términos y nombres específicos (8, 9).

Como otros autores revisados, consideramos que el término de Retinosis Pigmentaria (RP) no debe ser utilizado sin especificación, cuando un factor causal no hereditario está presente o como sinónimo de una enfermedad vascular, infecciosa o inflamatoria de la retina (7, 8, 10).

En 1986, G. Scuderi citó la retinosis pigmentaria como una forma periférica de degeneración no regmatógena de la retina con sus formas clínicas de poco pigmento, sin pigmento, en cuadrante y unilateral (15).

Heckenliveley (7), en la clasificación electrorretinográfica de la RP se basó en la respuesta obtenida en el electrorretinograma (ERG), según haya sido realizado en condiciones escotópicas o fotópicas y de acuerdo con las características de las ondas *a* y *b* en esas mismas condiciones; denotó cuál de los dos sistemas está más seriamente afectado e hizo las consideraciones siguientes:

1. En la retinosis pigmentaria típica, los bastones son los más afectados, entonces se denomina degeneración bastón-cono.
2. Casos en los que no hay historia de nictalopía o ésta es de comienzo tardío, donde el síntoma fundamental es la pérdida progresiva del campo visual, se nota la nictalopía, cuando este deterioro del campo alcanza menos de 10°. En el ERG muestran un registro en el cual los conos están más severamente afectados que los bastones, pero aún hay algún registro en él porque hay áreas donde la función de conos y bastones está aún preservada. Es la degeneración cono-bastón.
3. En casos donde el ERG está extinguido o la onda *b* se comporta igual en la condición escotópica o fotocópica, la adaptometría ayudaría a reconocer el patrón adecuado, recordando que en el patrón cono-bastón los pacientes no tienen inicialmente una nictalopía marcada hasta que su campo visual (CV) llega a menos de 10°.
4. En casos en que el ERG no es registrable, el CV es menor de 10° y la adaptometría arroja severa ceguera nocturna, no es posible clasificar el paciente en una u otra categorías. Puede ayudar a la clasificación el comienzo o edad inicial de la enfermedad, ya que se plantea que la nictalopía tardía ocurre en los patrones de degeneración cono-bastón.

5. El ERG registra una respuesta conjunta de las capas externas y medias de la retina y no se correlaciona con la agudeza visual, lo que és una función de indemnidad macular. El área macular contribuye a más de 10 ó 15 % de la respuesta de los conos, tanto es así que un gran daño fotópico no puede ser atribuido a daño macular solamente.
6. Heckenlively tomó, además, otro parámetro fundamental para la clasificación de la retinosis pigmentaria y es el *tipo de herencia*.

Así resulta la clasificación en las variantes siguientes:

1. Degeneración bastones-conos dominante.
2. Degeneracion bastones-conos recesiva.
3. Degeneración conos-bastones dominante.
4. Degeneración conos-bastones recesiva.
5. Degeneración bastones-conos recesiva ligada al X.
6. Degeneración conos-bastones recesiva ligada al X.
7. Degeneración bastones-conos simple o aislada.
8. Degeneración conos-bastones simple o aislada.

Además, dividió en dos grandes grupos la retinosis pigmentaria:

1. Primaria.
2. Secundaria.

Primaria: Es aquella en la que el proceso de la enfermedad está circunscripto a los ojos, sin manifestaciones o asociaciones sistémicas.

Secundaria: En esta existe una asociación simple o múltiple con otros órganos, ejemplo, Síndrome de Usher, Bardet Bield, Abetalipoproteinemia.

Señala, también, la importancia de los hallazgos clínicos de la enfermedad en etapas temprana, intermedia o tardía de la vida; valoró el tipo de herencia y caracterizó la herencia autosómica dominante, autosómica recesiva y ligada al cromosoma X, y emitió las consideraciones siguientes:

En la retinosis pigmentaria autosómica dominante incluyó las degeneraciones conos-bastones y la degeneración bastones-conos, la retinosis pigmentaria en sector, el comienzo congénito de la retinosis pigmentaria y señaló en este grupo los casos de penetrancia incompleta o reducida.

En la forma de retinosis pigmentaria con herencia recesiva describió la degeneración conos-bastones y bastones-conos, la *Retinitis punctata albescens*, la enfermedad de Goldman-Fabré, la degeneración que se caracteriza por preservar el epitelio pigmentario retinal pararteriolar y tres formas de RP congénita.

En 1992, J. L. Menezo describió la retinosis pigmentaria como una distrofia de bastones con 5 formas clínicas: sin pigmentos, unilateral, en sector, central o inversa y la distrofia paravenosa pigmentaria de Franceschetti (10).

Ryan clasificó la retinosis pigmentaria según el comportamiento del ERG en distrofia conos-bastones y bastones-conos, y valorando el compromiso retinal y características del fondo; señaló como formas clínicas a la sin pigmento o pausi pigmentaria, en sector, *Retinitis punctata albescens*, y la pericentral o central. Valoró la edad de comienzo y tipo de herencia y describió la retinosis pigmentaria conformando síndromes, cuando además de la afectación ocular existen alteraciones sistémicas (14).

En 1992, Hammenrstein clasificó la retinosis pigmentaria con herencia autosómica dominante y manifestación precoz en tipo I, y con herencia autosómica dominante y manifestación tardía en tipo II, y propuso incluir en este último grupo a la sin pigmento, e incluyó a la paravenosa como una forma autosómica recesiva (5).

La naturaleza hereditaria de la retinosis pigmentaria se conoce hace más de 100 años, y se trasmite según los distintos patrones de herencia mendeliana autosómica dominante, autosómica recesiva y ligada al sexo. Desde el punto de vista genético aparece como entidad dentro de las clasificaciones de las distrofias retinianas; en ocasiones se incluyen utilizando el término de retinosis pigmentaria, variables de esta enfermedad y otras distrofias retinianas, y algunos la abordan como RP asociada y no asociada, según el patrón hereditario y daño génico establecido por genética molecular. Es importante tener presente que en cada clasificación se resalta el aspecto que el autor que la realiza se propone, y en esta distrofia, por su carácter hereditario, las clasificaciones son múltiples y variadas desde el punto de vista genético.

En todas las series (Tab. 1), se presenta un alto porcentaje de casos, cuyo patrón queda por determinar y que generalmente se denominan esporádicos, aunque, para algunos autores, son sólo aparentemente (5).

TABLA 1. Frecuencias comparativas de casos según grupos hereditarios

Grupo hereditario	Fishman (1978)	Dickinson (1989)	Haim (1993)	Peláez (1994)
Autosómica dominante	26 %	29 %	12 %	27 %
Autosómica recesiva	19 %	25 %	18 %	39 %
Ligada al X	16 %	6 %	18 %	3 %
Simplex	38 %	40 %	36 %	20 %
Multiplex	1 %	-	17 %	11 %

Teniendo en cuenta que el término esporádico implica una mutación espontánea, la palabra "aislado" es más apropiada, puesto que muchos de estos casos probablemente representan un modo de trasmisión autosómica recesiva que no pudo ser confirmado por el estudio de los miembros de la familia disponibles.

La variabilidad en los porcentajes genéticos depende de algunos factores, entre otros se incluyen la prevalencia de consanguinidad en varios países, diferencias innatas en los reservorios genéticos, la inclusión de algunos casos aislados en la categoría recesiva y la agresividad con la cual las familias son investigadas, cuando la herencia ligada al sexo o dominante está presente.

En los casos de herencia no determinada y denominados esporádicos o aislados, por otros autores, no hay antecedentes familiares ni de consanguinidad y supera en algunas series 50 % del total de pacientes afectados por retinosis pigmentaria, esto ha sido explicado de diversas maneras por los genetistas:

- Se puede atribuir a etiología multifactorial y a fenocopias del medio ambiente.
- Pueden ser causados por una mutación nueva de un gen autosómico dominante. Sin embargo, mutaciones genéticas nuevas de carácter dominante se deben considerar raras, si los portadores tienen una progenie normal.
- Se sugiere que una proporción sustancial de los casos esporádicos de RP (hasta 75 %) corresponderían a la progenie de padres mínimamente afectados por una RP autosómica dominante.
- Casos de mujeres levemente afectadas, clasificados como supuestamente esporádicos, podrían corresponder en realidad a portadoras heterocigotas del gen RP ligada al sexo.

Generalmente, se establece la retinosis pigmentaria autosómica dominante, cuando se observa en tres generaciones, aunque algunos autores consideran suficiente que se manifieste en dos. Se han publicado estudios de cuatro, cinco y seis generaciones.

Boughman y Fishman calcularon que la penetrancia del gen de la retinosis pigmentaria autosómica dominante era del orden de 40 %, incluso a la edad de 30 años, lo que indica que un gran número de individuos, aún padeciendo este tipo de RP, pueden no tener antecedentes familiares de la enfermedad (1).

Varios autores han sugerido la idea de clasificar los casos de retinosis pigmentaria autosómica dominante en fenotipos clínicos, basándose principalmente en los resultados del ERG (5).

A continuación, una revisión de las distintas clasificaciones, utilizando como base la de Fishman:

Tipo 1. Pacientes con retinosis pigmentaria generalizada y severa, reducción concéntrica de los campos visuales, y ERG de conos y bastones no detectable. Podría corresponderse con los tipos:

- *I* de Massof-Finkelstein, forma severa con afectación macular a los 10 años de edad. El gen de esta forma I está ligado al D3S47.
- *D* (difuso o generalizado) de Lynes, en el que la pérdida de función de los bastones es generalizada y desproporcionada al nivel de la rodopsina, mientras que la pérdida de función de los conos puede ser sectorial.
- *A* de Arden, con ERG de bastones no detectable.

Tipo 2. Pacientes que presentan manchas pigmentarias en zonas localizadas, principalmente en la parte inferior de la retina, con escotomas localizados, ERG preservado, aunque anormal, de los conos y umbrales absolutos, inusualmente altos de los bastones. Podría corresponderse con los tipos:

- *II* de Massof-Finkelstein, forma media o moderada, en el que la mácula se ve afectada más allá de los 20 años de edad. Aún no se ha determinado la variante genética que determina esta forma II, si bien está clara la existencia de heterogeneidad.
- *R* (regional o zonal) de Lynes, en el que los pacientes presentan pérdida de función simultánea de conos y bastones en zonas localizadas de la retina. La pérdida funcional de los bastones es proporcional a los niveles de rodopsina.
- *B* de Arden con ERG de bastones detectable

Tipo 3. Pacientes con alteraciones del fondo de ojo en zonas localizadas, pérdidas de campo visual correspondientes a esas zonas, ERG de los conos con tiempos implícitos normales y ERG de bastones detectable.

Tipo 4. Pacientes con manchas pigmentarias en forma de herradura o anillo, con escotoma anular parcial o total y ERG bien preservado, tanto de los conos como de los bastones.

El patrón hereditario autosómico recesivo parece ser el más frecuente para la trasmisión de la retinosis pigmentaria, y se relaciona con consanguinidad en múltiples casos. Es el tipo de RP que con más frecuencia se presenta asociado a otras alteraciones conformando distintos síndromes. Se ha sugerido que existe más de una forma de retinosis pigmentaria autosómica recesiva no sindrómica, como la forma severa de comienzo temprano, forma moderada de comienzo tardío y forma senil.

En aproximadamente 10 % de las familias afectadas por RP, la enfermedad presenta el rasgo de estar ligada al sexo. Trasmitida por las mujeres y padecida por los hombres, es la forma menos frecuente y más grave, dada su rápida evolución. Bird, al describir el fondo de ojo de las mujeres portadoras, lo clasifica en tres grupos:

Grupo 1. Presenta manchas sutiles, pero bien delimitadas, que indican un adelgazamiento del epitelio pigmentario en la zona preecuatorial. Son de color grisáceo y se acompañan o no de depósitos de pigmento intrarretinianos.

Grupo 2. Con atrofias bien delimitadas del epitelio pigmentario y de la coroides, ya sea en la zona preecuatorial o de forma sectorial.

Grupo 3. Se observan las alteraciones típicas de la RP en la periferia media de la retina o en el polo posterior. Hay pérdidas del campo visual periférico que se corresponden con las alteraciones visibles en el fondo de ojo.

En general, la severidad y las alteraciones del fondo de ojo son simétricas (5).

Se ha hecho referencia al tipo ligado al sexo de trasmisión recesiva, pero, aunque muy raro, se ha descrito también algún caso de herencia dominante ligada al sexo y se habla de herencia ligada al sexo intermedia para casos en los que, afectando a varones, aparece distrofia pigmentaria con esclerosis coroidal. En las mujeres portadoras de este patrón, aparece un fondo de ojo típico: reflejo plateado brillante en el polo posterior que se hace menos marcado hacia la periferia a causa de la multitud de puntos dorados en los vasos retinianos. La mácula aparece como una gran área rojiza alrededor de la cual se ubican puntos brillantes que en ocasiones forman un anillo. El reflejo tapetal puede desaparecer después de la exposición a una luz fuerte y reaparecer tras la adaptación a la oscuridad, mostrando el fenómeno reversible de Mizno. Los vasos retinianos y el disco del nervio óptico son normales. No hay ningún defecto funcional, y la pigmentación puede desarrollarse en un estadío tardío.

El análisis del DNA se puede utilizar para la detección de mujeres portadoras y para el diagnóstico prenatal, pero consideramos oportuno resaltar, con vista a un consejo genético, el valor de los hallazgos clínicos, funcionales y electrofisiológicos en la detección de portadoras, cuando no ha sido posible un examen de genética molecular que permita la correlación de estos hallazgos clínicos con el estado de la portadora, considerando que un fondo de ojo normal no descarta el estado de portadora, y solamente se identifican por el árbol genealógico las portadoras que han tenido un varón afecto, pero no el resto.

La retinosis pigmentaria puede aparecer como entidad aislada o formando parte de un síndrome (asociada). Algunas RP son un síntoma frecuente de distintos errores metabólicos congénitos, especialmente en alteraciones del sistema peroximal, errores del metabolismo de los ácidos grasos y defectos de la cadena respiratoria mitocondrial. Por lo tanto, una vez que se ha diagnosticado a un paciente con RP, es necesario definir si se trata de una retinosis pigmentaria asociada o no. En este sentido, es importante un examen clínico exhaustivo por especialistas de medicina interna u otra especialidad de acuerdo con el síndrome encontrado, y no circunscribirse a la atención oftalmológica del paciente con RP; ya que la existencia de una patología asociada es importante, tanto para un tratamiento correcto como para dar un consejo genético adecuado y oportuno.

Por la heterogeneidad genética, se observan enfermedades muy especiales, cuyo diagnóstico diferencial clínico con frecuencia sólo se puede hacer de forma incompleta, y diferentes defectos genéticos se caracterizan por similares alteraciones oftalmoscópicas retinianas; por lo que no siempre es posible una diferenciación por meros hallazgos oftalmoscópicos. Se debe intentar por ello ensanchar el diagnóstico diferencial basándose en los hallazgos de genética molecular y bioquímicos, principalmente cuando no existe información diagnóstica o clínica suficiente para clasificar una distrofia retiniana.

El número de síndromes asociados a la retinosis pigmentaria sobrepasan el orden de los 70 y crecen por día; se citan como los más frecuentes los Síndromes de Usher con una prevalencia del 4,4:100 000 (Fishman, 1983) y de Bardet Bield 1:160 000 (Carr, 1987). Entre otros, están el Kears Saire, Rud, Refsum, Strumpell Loraine, Halgren, Cockayne (1, 3, 7).

En ocasiones, se reportan cuadros de retinopatías pigmentarias (como usualmente son llamadas) que tienen pequeña o ninguna similitud clínica o funcional con la RP en asociación con trastornos sistémicos, y no se clasifican como retinosis pigmentaria asociada.

A menudo, las alteraciones observadas en el fondo de ojo son mínimas, a pesar de la disminución de las funciones visuales y las anomalías del ERG muy marcadas y típicas de una RP. Se reporta un predominio de gran déficit visual y ceguera total en pacientes jóvenes con retinosis pigmentaria asociada; varios autores coinciden en la alta frecuencia de retinosis pigmentaria atípica en el fondo de ojo de estos pacientes, como la retinosis pigmentaria sin pigmento y cambios pigmentarios atípicos; se señala la degeneración conos-bastones como el patrón más frecuente en series estudiadas, reportándose un elevado número de alteraciones maculares en estos enfermos (7, 8, 14).

Los síntomas asociados son importantes para el diagnóstico, ya que las alteraciones retinianas se pueden manifestar, tanto dentro de síndromes como en trastornos del metabolismo y mitocondriopatías. En este caso, el diagnóstico va más allá del campo de la oftalmología, por lo que es preciso un enfoque multidisciplinario del enfermo.

La existencia de un programa nacional que garantiza un abordaje multidisciplinario a pacientes con retinosis pigmentaria y la aplicación de una terapéutica que es específica para cada enfermo, impuso la necesidad de clasificar al paciente con esta enfermedad de una forma que permitiera una valoración lo más uniforme posible para un adecuado seguimiento evolutivo y pronóstico de estos enfermos tratados; además, esta clasificación es esencial para ofrecer un adecuado consejo genético e identificar grupos homogéneos de pacientes con RP, y tiene como objetivos:

- Definir la terapéutica específica de cada enfermo valorando el estadío de la enfermedad y evaluando para esto, fundamentalmente, el comportamiento del campo visual, agudeza visual y algunos aspectos del fondo de ojo.
- Establecer parámetros evaluativos en pacientes con diferentes esquemas terapéuticos.
- Clasificar al paciente evaluando una serie de aspectos que, en un futuro, faciliten la realización de investigaciones en el campo de la oftalmología, electrofisiología, genética, inmunología, bioquímica y anatomía patológica.
- Profundizar en el estudio familiar de la retinosis pigmentaria, con el objetivo de realizar una caracterización de familias afectadas por esta afección en el país, con vistas a realizar estudio genético directo e indirecto en el campo de la genética molecular.
- Caracterización de las portadoras de RP en la herencia ligada al cromosoma X.

Para dar cumplimiento a estos objetivos se acordó evaluar al paciente sobre la base de diferentes ejes:

1. Características clínicas de la retinosis pigmentaria.
2. Edad de comienzo de la enfermedad.
3. Características hereditarias de la retinosis pigmentaria.
4. Estadío clínico de la enfermedad.

Según las características clínicas de la enfermedad se define al paciente en las variables siguientes:

1. Retinosis pigmentaria típica.
2. Retinosis pigmentaria atípica.
3. Retinosis pigmentaria asociada.

Retinosis pigmentaria típica: Las características clínicas de esta forma de retinosis pigmentaria han sido expuestas con detalles en otros capítulos; no obstante, se recordará que se incluye aquí a pacientes con los síntomas y signos señalados como típicos de RP, que afectan ambos ojos y sin patología sistémica asociada (Fig. 1*a*, y *b*).

Retinosis pigmentaria asociada: Cuando además del cuadro de esta afección, con el consiguiente daño ocular, existen manifestaciones sistémicas donde la enfermedad forma parte de un síndrome.

Retinosis pigmentaria atípica: Se consideran aquí varios cuadros clínicos de la afección, no típicos, que cumplen los parámetros establecidos en cada una de estas formas, resaltando que se parte desde un punto en el que está realizado el diagnóstico de RP; no se incluyen en este acápite los cuadros atípicos frecuentes en el campo de las distrofias retinianas sin un diagnóstico definido, y se considera que a medida que se progrese en los conocimientos e investigaciones en este campo, en el futuro quizás se adjunten en este acápite otros cuadros clínicos no considerados hoy como formas clínicas de RP y se excluyan otros considerados e interpretados como un comienzo precoz de la enfermedad y expresividad de ésta como son la retinosis pigmentaria sin pigmentos y la forma progresiva de la *Retinitis punctata albencens*, respectivamente, por citar un ejemplo, y resaltar que no se establecen esquemas definitivos con esta clasificación.

Se consideran las formas atípicas de la retinosis pigmentaria siguientes:

Retinosis pigmentaria en sector: Debe estar afectado sólo uno o dos cuadrantes con presencia de pigmentos, estrechez vascular, atrofia epitelial, etc., y el defecto del campo visual se corresponde lógicamente con el sector retiniano dañado, el resto de los sectores debe ser normal al menos aparentemente; habitualmente las lesiones son simétricas en los dos ojos, siendo excepcionales los casos unilaterales (Fig. 2).

Retinosis pigmentaria unilateral: Los signos y síntomas de la enfermedad están presentes sólo en un ojo con ERG extinguido en el ojo afectado y ERG normal en el ojo supuestamente sano, durante 5 años de seguimiento como mínimo.

Retinosis pigmentaria sin pigmentos: Existen los síntomas y signos señalados en el cuadro de la retinosis pigmentaria típica, incluidas las alteraciones vasculares, electrofisiológicas y de papila, pero no se observa ningún tipo de pigmentación en el fondo de ojo (Fig. 3).

Retinosis pigmentaria inversa: Los cambios pigmentarios ocurren en el área macular (central o inversa); como la retina central está comprometida primeramente, los síntomas por lo general están dirigidos a la agudeza visual, visión cromática y escotomas centrales. La enfermedad progresa periféricamente, pero en una proporción lenta y variable (Fig. 4).

Retinosis pigmentaria paravenosa: Muy rara, y existe afectación bilateral con pigmentos típicos distribuidos a lo largo de las venas retinales, además hay extensas áreas de despigmentación y atrofia del epitelio pigmentario exponiendo la coroides en áreas circundantes a las venas (Fig. 5). Puede presentarse el caso de dos formas atípicas, lo cual no es frecuente; como ejemplo se reportan casos de retinosis pigmentaria monocular sin pigmentos. Nuestros criterios sobre las formas clínicas de retinosis pigmentaria atípicas y su comportamiento en nuestros enfermos serán expresados en el próximo capítulo.

Clasificación según la edad de comienzo

- Comienzo precoz: antes de los 10 años.
- Comienzo juvenil: entre 10 y 20 años.
- Comienzo tardío: después de los 21 años.

Clasificación genética

Se define según el tipo de herencia:

Autosómica recesiva

1. Uno o más hermanos enfermos de cualquier sexo con padres sanos consanguíneos.
2. Dos o más hermanos enfermos del sexo femenino o de sexo diferente con padres sanos, sin consanguinidad ni historia familiar de la enfermedad.
3. Hermanos varones afectados, sin signos de portadores en los familiares de primer grado del sexo femenino.

Autosómica dominante

1. Trasmisión del carácter por dos o más generaciones, sin importar el sexo de los individuos afectados, y no explicada por consanguinidad.
2. Salto generacional del carácter a través de un varón no afectado (penetrancia reducida) en ausencia de consanguinidad.
3. Padre sano con hijos afectados, en matrimonios diferentes, cuyas parejas fueron sanas y sin historia familiar de la enfermedad.

Recesiva ligada al X

1. No existe trasmisión del carácter de padre a hijos varones.
2. Los varones sanos no trasmiten el carácter a su dependencia.
3. Signos de portadora de la enfermedad, en familiares de primer grado del sexo femenino de varones enfermos.
4. Dos generaciones sucesivas de varones enfermos, donde exista al menos un hijo enfermo de una madre sana.
5. Hijos varones afectados de una madre sana, en matrimonios diferentes, sin historia familiar de la enfermedad en los cónyuges.

Patrón hereditario no definido

Simplex: Casos aislados que no cumplen los postulados establecidos, para los diferentes tipos de herencia.

Multiplex: Dos o más individuos afectados, en una misma familia, que no satisfacen los postulados establecidos para los diferentes tipos de herencia.

Desconocidos: Caso afectado que no conoce ningún antecedente, ejemplo, hijo adoptivo.

Clasificación evolutivo-pronóstica

Es importante resaltar, que la clasificación de nuestros enfermos en estadíos clínicos, tiene un objetivo evolutivo-pronóstico para la aplicación de nuestra terapéutica. La variabilidad de expresión de la RP y su heterogeneidad genética, se refleja en el variado grado de afectación de las diferentes estructuras oculares, campo visual y agudeza visual, y no permite encontrar de manera uniforme y constante cada una de las alteraciones que se plantean en cada estadío, por lo que se toma como variable fundamental o criterio mayor el campo visual en el ojo mejor, para enmarcar al paciente en un estadío clínico.

Se hace énfasis en este aspecto, porque se conocen subtipos de retinosis, señalados por otros autores, de acuerdo con el grado de severidad de la enfermedad; otros lo hacen según las alteraciones vítreas y maculares respectivamente, pero nosotros, en el estadío clínico, hacemos una valoración integral desde el punto de vista funcional, con vistas a realizar un tratamiento específico para cada paciente, una valoración evolutiva y establecer un pronóstico para lo cual realizamos las consideraciones siguientes:

Estadio	*Agudeza visual*	*Campo visual*	*Cristalino*	*Vitreo*	*Fondo de ojo*
I (Fig. 6)	Mayor de 0,6 en el ojo mejor	Mayor de 15° en el ojo mejor	• Transparente • Catarata subcapsular posterior	Flóculos vítreos Vítreo celular	• Disco óptico: Aparentemente normal • Vasos: Normales en el calibre hasta el ecuador y discretamente disminuidos en la periferia • Mácula: Disminución o pérdida del reflejo foveal

Estadio	*Agudeza visual*	*Campo visual*	*Cristalino*	*Vítreo*	*Fondo de ojo*
					• Pigmentos: Escasos a predominio del sector nasal superior, en el ecuador y la periferia media
					• Aspecto gris verdoso del fondo de ojo
					• Coroides: Aparentemente normal
II (Fig. 7)	Superior a 0,3 en el ojo mejor	Entre 11 y 15° en el ojo mejor	• Transparente	Flóculos vítreos Vítreo fibrilar DPV	• Disco óptico: Aparentemente normal Céreo
			• Catarata subcapsular posterior		• Vasos: Disminuidos de calibre en todo su trayecto
					• Mácula: Reflejo en baba de caracol Pliegues perimaculares Degeneración quística Zonas de atrofia epitelial con epitelio pigmentario indemne en el área central
					• Pigmentos: Abundantes en la periferia media y el ecuador en todos los sectores del fondo
					• Coroides: Daño coroideo ligero ostensible o no

Estadio	*Agudeza visual*	*Campo visual*	*Cristalino*	*Vítreo*	*Fondo de ojo*
III (Fig. 8)	Superior a 0,05 en el ojo mejor	Entre 10 y 5° en el ojo mejor	• Transparente • Catarata subcapsular posterior • Catarata subtotal	Múltiples flóculos vítreos Marcada degeneración vítrea Matriz posterior densa con opacidad blanquesina y fibras de interconección DPV	• Disco óptico: Palidez cérea Vasos: Marcada estrechez vascular generalizada • Mácula: Atrofia del epitelio pigmentario central Edema quístico Agujero lamelar Pigmentos Zonas de atrofia coriorretinianas • Pigmentos: Generalmente cubren todo el fondo, perivasculares en el polo posterior y peripapilares • Coroides: Daño coroideo moderado o severo, ostensible o no
IV (Figs. 9 y 10)	Inferior a 0,05 en el ojo mejor	Menor de 5° en el ojo mejor	• Catarata subtotal • Catarata total	Múltiples flóculos Marcada degeneración vítrea DPV	• Disco óptico: subatrófico atrófico • Vasos: Marcadamente disminuidos, de calibre hasta llegar a exangües

Estadio	*Agudeza visual*	*Campo visual*	*Cristalino*	*Vítreo*	*Fondo de ojo*
				Colapso de la matriz posterior Opacificada disminución del volumen del gel	• Mácula: Atrofia del epitelio pigmentario central Edema quístico Agujero lamelar Pigmentos Zonas de atrofia coriorretinianas Degeneración severa • Pigmentos: Abundantes en el ecuador y la periferia, en ocasiones forman verdaderos enrejados y siguen el trayecto de los vasos • Coroides: Marcado daño coroideo

Referencias bibliográficas

1. FISHMAN, G. A.; K. R. ALEXANDER; R. J. ANDERSON: "Autosomal Dominant Retinitis Pigmentosa: Amethod for Classification", *Arch Ophthalmol.* 103: 366, 1985.
2. FUCHS, E.: *Tratado de oftalmología*, pp. 491-494, Ed. Labor, España,
3. GARCÍA, CH.: *Manual of Retinal and Choroidal Dystrophies*, pp. 1-6, New York, 1982.
4. GIL GIBERNAU, J.: *El fondo del ojo en el niño*, pp. 145-157, Ed. Revolucionaria, La Habana, 1982.
5. GUTIÉRREZ TORRES, S: *Retinosis pigmentaria, clasificación y tratamiento*, pp. 60-69, Universidad Oviedo, 1995.
6. HAMMERSTEIN, W.: *Distrofias retinianas*, pp. 16-25, Ed. Marban, España, 1992.
7. HECKENLIVELY, J.: *Retinitis pigmentosa*, pp. 6-155, Philadelphia, Lippincott, 1988.
8. HERRERA MORA, M.: Clasificación de la Escuela Cubana de Retinosis Pigmentaria, IV Taller Nacional de Retinosis Pigmentaria, Santiago de Cuba, 1993.
9. KRASNOV, M. L.: *Terapéutica oftalmológica*, pp. 380-386, Ed. MIR, Moscú, 1985.
10. MARMOR, M. F. *et. al.*: "Retinitis Pigmentosa, Symposium on Terminology and Methods of examination", *Am. J. Ophth*, 90(2), 1981.
11. MENEZO, J. L.: *Distrofias coriorretinianas*, pp. 666-738, Italia: Ed. Fogliazza, 1991.

12. NANO, HÉCTOR: "Arteriopatías obstructivas del fondo de ojo", *Fondus Oculi*, pp. 206-212, Ed. Universitaria, Buenos Aires, 1953.
13. RODRÍGUEZ-BARRIOS, R.; M. J. MASSEIRA: *Fondo de ojo*, Intermédica, Buenos Aires, 1979.
14. RYAN, S.: *Basic Science and Inherited Retinal Disease*, pp. 317-377, St. Louis, Mosby, 1989.
15. SCUDERI, G.: Degeneraciones tapetorretinianas, pp. 173-185, Editorial Masson, España, 1986.
16. SANFORD, R.: *Manual de oftalmología*, pp. 423-428, Ed. Espasa, Calpe, Madrid, 1961.
17. WHIRT, A.: *Fisiología clínica de la RP*, pp. 98-104, Ed. Paccini, Italia, 1984.

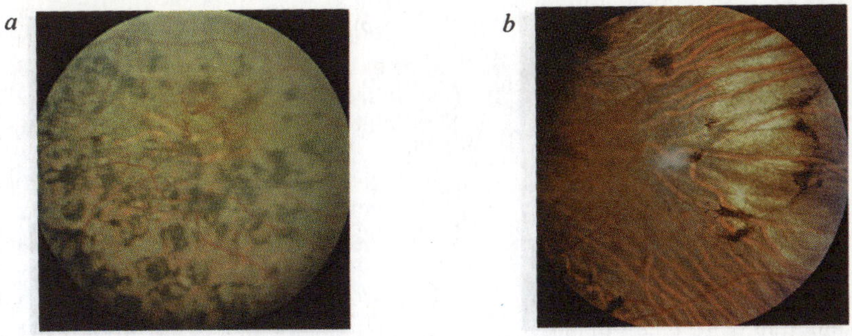

Fig. 1. Retinosis pigmentaria típica: *a*) Abundante pigmentación en forma redondeada, de cuerpos óseos finos y alargados. *b*) Extensas áreas de atrofia epitelial, con visualización de vasos coroideos; pigmentos típicos.

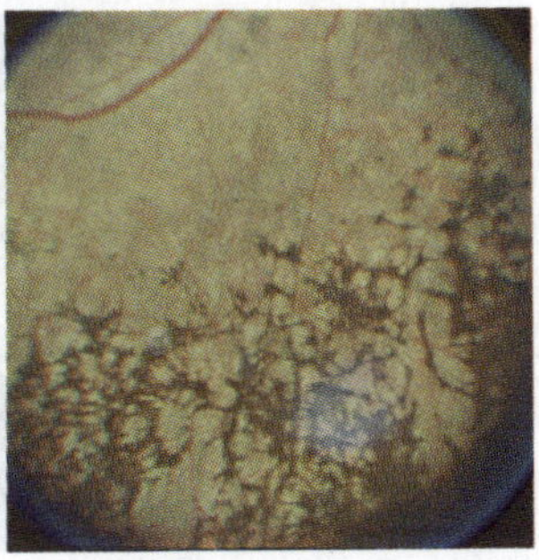

Fig. 2. Retinosis pigmentaria en sector (paciente de 29 años).

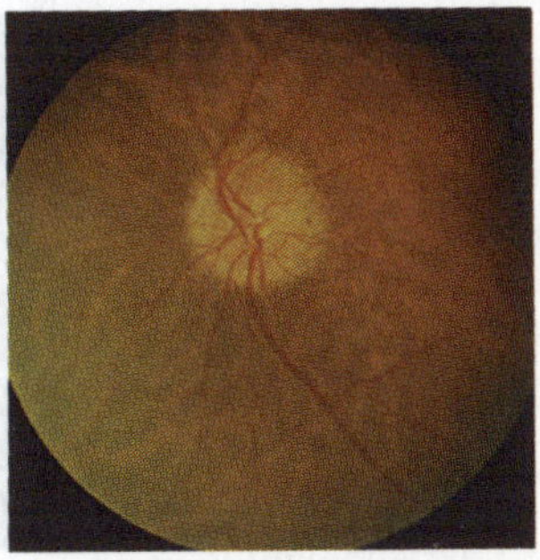

Fig. 3. Retinosis pigmentaria sin pigmentos. Cambios de coloración del epitelio pigmentario. Visualización de la trama caroidea (paciente de 32 años).

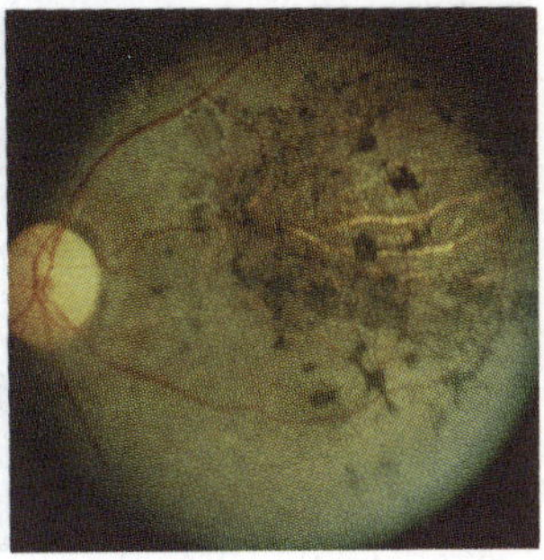

Fig. 4. Retinosis pigmentaria inversa. Defecto epitelial marcado, con acúmulos de pigmentos típicos en área macular (paciente de 23 años).

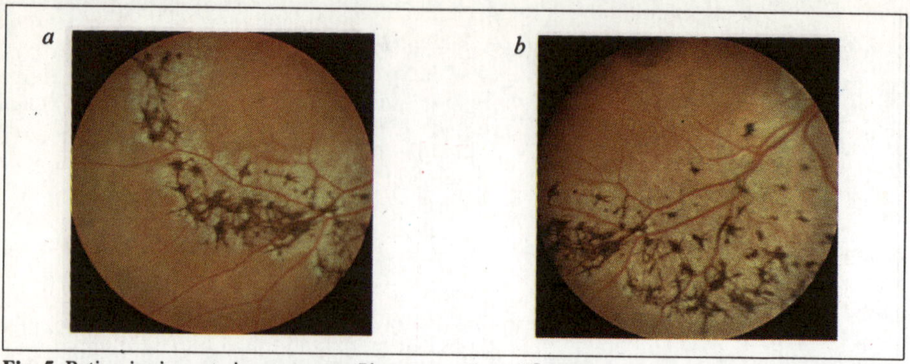

Fig. 5. Retinosis pigmentaria paravenosa. Pigmentos típicos distribuidos a lo largo de las venas retinales, y extensas áreas de atrofia y despigmentación. *a* y *b* (paciente de 26 años).

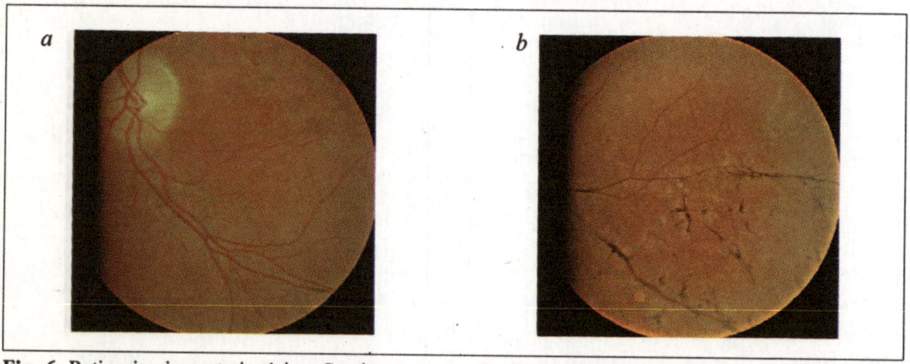

Fig. 6. Retinosis pigmentaria típica. Comienzo precoz. Estadío I. Herencia autosómica recesiva. Escasos pigmentos finos y alargados, sobre el trayecto de los vasos. Campo visual con reducción concéntrica entre 20-30°. *a* y *b* (paciente de 30 años).

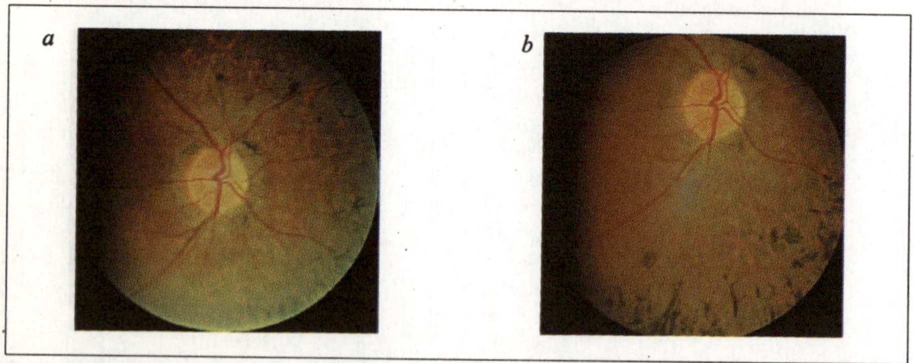

Fig. 7. Retinosis pigmentaria típica. Comienzo tardío. Estadío II. Herencia autosómica dominante. Reducción concéntrica de 10°, en ambos ojos. *a* y *b* (paciente de 45 años).

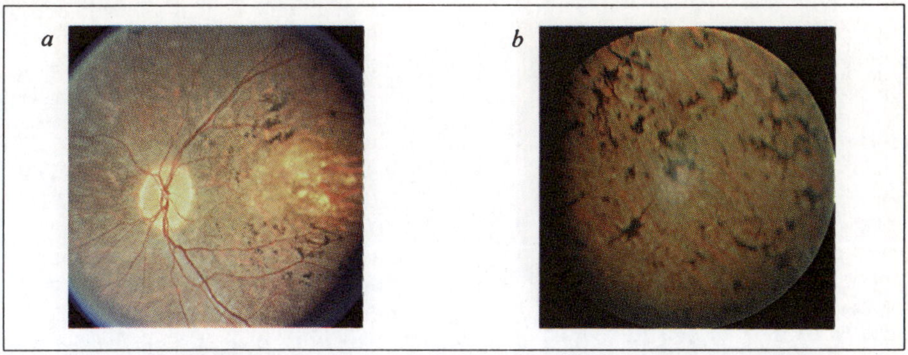

Fig. 8. Retinosis pigmentaria típica. Comienzo precoz. Estadío III. Herencia autosómica dominante. Campo visual con reducción concéntrica de 5°, en ambos ojos. *a* y *b* (paciente de 30 años).

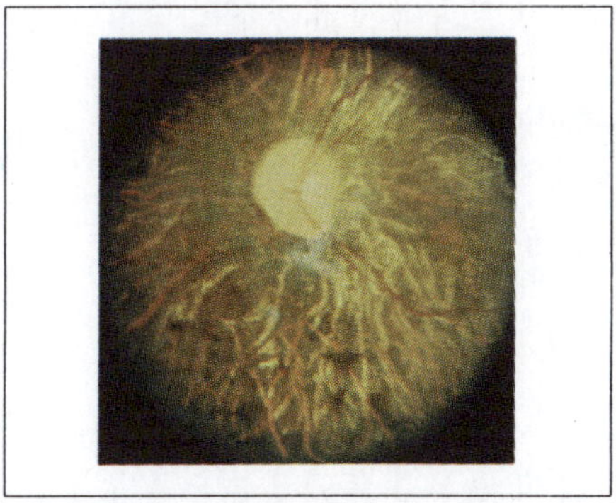

Fig. 9. Retinosis pigmentaria típica. Comienzo precoz. Estadío IV. Herencia recesiva ligada al cromosoma X. Campo visual con reducción concéntrica de 3°, en ambos ojos (paciente de 46 años).

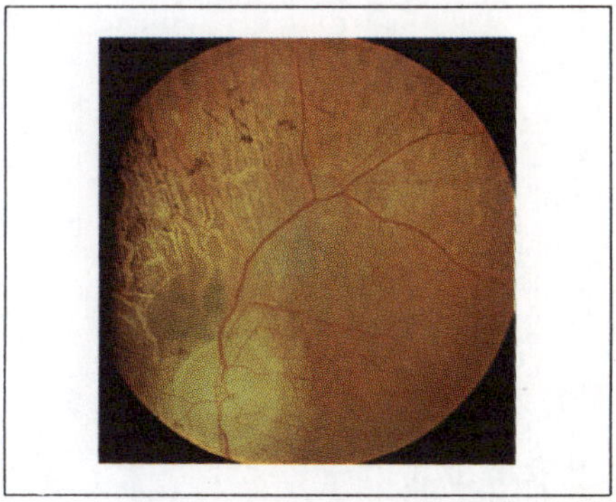

Fig. 10. Retinosis pigmentaria asociada. Comienzo juvenil. Estadío IV. Herencia recesiva. Síndrome Bardet Biedl (paciente de 26 años).

Fig. 34 Retinosis pigmentaria atípica. Comienzo precoz. Estadio III. Herencia autosómica dominante. Campo visual con reducción concéntrica de 5° en ambos ojos. a) y b) (paciente de 30 años).

Fig. 35. Retinosis pigmentaria típica. Comienzo precoz. Estadio IV. Herencia recesiva ligada al cromosoma X. Campo visual con reducción concéntrica de 5° en ambos ojos (paciente de 16 años).

Fig. 36. Retinosis pigmentaria asociada. Comienzo juvenil. Estadio IV. Herencia recesiva. Síndrome Bardet Biedl (paciente de 20 años).

CAPÍTULO VI

Características clínicas de la retinosis pigmentaria

Maritza Herrera Mora

Es frecuente en la retinosis pigmentaria (RP) la variabilidad de sus síntomas y signos, incluso entre los miembros afectos de una misma familia, pero su tríada clásica se define como: mala visión nocturna, pérdida progresiva del campo visual y pigmentación típica en el fondo de ojo.

En capítulos anteriores, se definen los criterios para el diagnóstico de una retinosis pigmentaria y dentro de éste, el valor de un exhaustivo diagnóstico diferencial; se explica además que en varias formas clínicas de esta afección no siempre esta tríada típica está presente (formas atípicas). En ocasiones, la retinosis forma parte de un síndrome, y no aparece el cortejo sintomático que hace pensar en esta enfermedad inicialmente.

El comienzo de la enfermedad no siempre está bien definido, pues cuando el niño es pequeño tiene dificultad para expresar su sintomatología. Se debe insistir en el interrogatorio a los padres respecto a la actitud del niño en horas tempranas de la noche, su participación en juegos en horarios comprendidos entre 6-7 p.m., y cómo se comporta en las actividades escolares diurna y nocturna. En niños más pequeños, es importante que los padres observen actitudes que demuestran temor a la oscuridad, lo cual puede manifestarse por temblores, crisis de llanto, irritabilidad, taquicardia y vómitos, o simplemente es el niño que prefiere dormir temprano y se cataloga como niño "demasiado tranquilo", enmascarando con esta compostura su rechazo a las actividades y juegos en la noche. En niños con riesgos de padecer esta enfermedad, según sus antecedentes familiares, el oftalmólogo debe insistir en estos aspectos, en el interrogatorio, porque se debe recordar que no siempre el primer síntoma es motivo de consulta para estos pacientes .

El primer síntoma preponderante en nuestros enfermos fue la nictalopía, y un alto porcentaje tropezaban con los objetos y tenían fotofobia. En el caso de niños diagnosticados en edades tempranas, se obtuvo el antecedente de miedo a la oscuridad, dormir temprano y dificultad al recoger los juguetes (Gráf. 1). 62 % de los niños diagnosticados estaban asintomáticos en el momento del examen, el cual se realizó por diferentes vías que facilitan un diagnóstico precoz de la enfermedad y un tratamiento oportuno en estadíos iniciales. Este es uno de los principales objetivos del programa nacional de retinosis pigmentaria, que mantiene un muestreo secuencial por los grupos multidisciplinarios provinciales e incluye:

- Chequeo a familiares con riesgo de padecer la enfermedad, esta consulta se realiza de conjunto con el genetista.
- Chequeo periódico a círculos infantiles, jardines de la infancia y centros escolares.
- Chequeo a escuelas especiales, donde asisten niños sordomudos, discapacitados visuales y físicos.

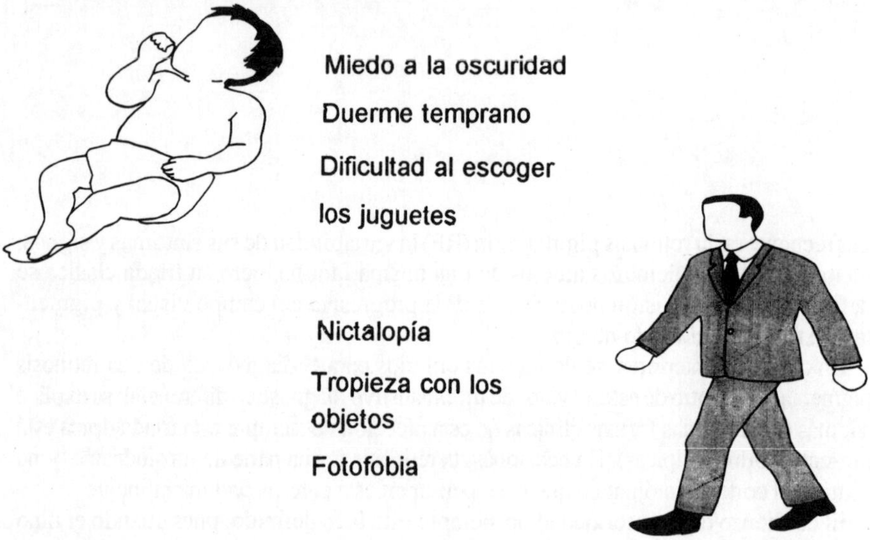

Gráf. 1. Primeros síntomas en pacientes con retinosis pigmentaria.

Estos chequeos periódicos se mantienen sobre la base de haber realizado en cada municipio un pesquizaje masivo y dirigido a ciertos grupos poblacionales específicos como miopes, familiares de pacientes con retinosis pigmentaria, ciegos sin diagnóstico y antecedentes de ceguera nocturna.

Esta labor inicial de pesquisaje se realizó aplicando una encuesta epidemiológica con cobertura nacional, en la cual se diagnosticaron 2 665 pacientes que reciben atención y seguimiento en los diferentes centros provinciales, según el lugar de residencia.

El estudio multidisciplinario y multicéntrico del paciente con retinosis pigmentaria y su familia garantiza un diagnóstico exhaustivo y de certeza sobre el cual se realiza un tratamiento y un oportuno y adecuado consejo genético, aspectos estos que mejoran la calidad de vida del enfermo y sus familiares.

La interrelación del genetista y el oftalmólogo, dentro del grupo multidisciplinario, es la respuesta necesaria para abordar una enfermedad tan heterogénea desde el punto de vista clínico y genético. En ocasiones, existe un largo intervalo entre los defectos funcionales primarios y la manifestación secundaria de los hallazgos morfológicos; tanto su comienzo tardío como la escases de manifestaciones morfológicas indican heterogeneidad genética. 48,9 % de nuestros pacientes presentó síntomas antes de los 10 años de edad, lo cual consideramos un comienzo precoz, que predominó en toda nuestra serie y en las diferentes formas clínicas de RP (Gráf. 2).

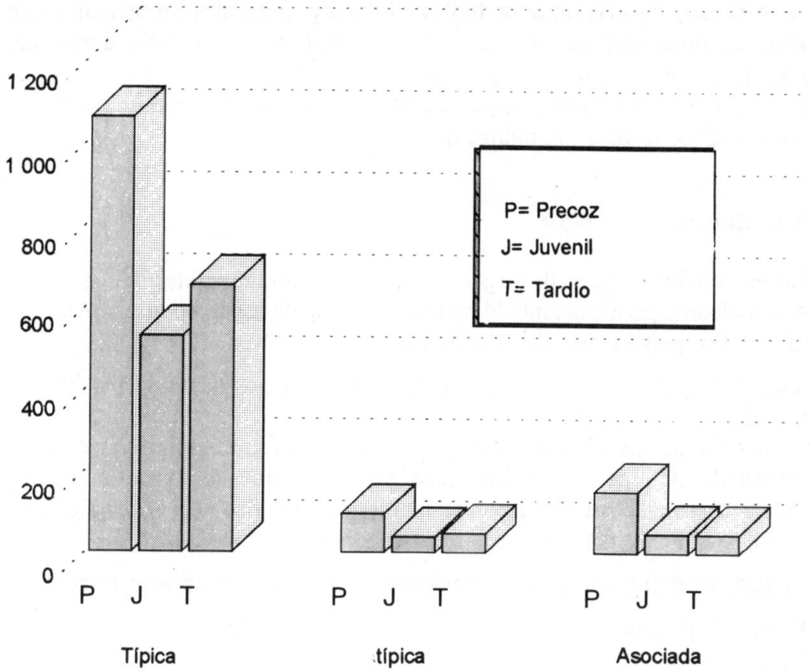

Gráf. 2. Comienzo de la enfermedad en las diferentes formas de expresión clínica de la retinosis pigmentaria.

Es importante tener presente que en etapas tardías de la vida pueden aparecer síntomas de la enfermedad, aspecto a tener en cuenta para un diagnóstico precoz de un comienzo senil de la autosómica recesiva, o si existe un patrón de herencia autosómica dominante. En el caso de la retinosis pigmentaria asociada, en el criterio de su comienzo se incluyeron los síntomas y signos clínicos diferentes a los del aparato visual, los que, en ocasiones, resultaron el motivo de consulta para la realización de un examen oftalmológico, como es el caso de los deficientes auditivos; esto, unido al método de pesquisaje mantenido en escuelas especiales y sobre grupos de riesgo de padecer la enfermedad, explica el elevado número de pacientes diagnosticados en la primera década de la vida.

El seguimiento evolutivo y prospectivo de estos pacientes permitirá, con el decursar del tiempo, profundizar en el conocimiento de las características clínicas oftalmológicas de la retinosis pigmentaria y correlacionar éstas con el tipo de herencia, años de evolución y estudios de genética molecular de las familias que conforman los 2 665 pacientes en seguimiento. Además, se estudiarán las características anatomohistológicas de las diferentes estructuras oculares de pacientes y familiares, así como de portadores de esta enfermedad sintomáticos o no. Esta ardua labor le corresponde a los grupos multidisciplinarios provinciales enfrascados ya en el estudio heredofamiliar de estos enfermos con retinosis pigmentaria, donde aún queda por localizar o identificar el gen (es) responsable de ésta.

El estudio molecular de las RP se puede realizar adoptando dos tipos de estrategia: el estudio genético directo y el indirecto.

Estudio genético directo

Consiste en el análisis directo de un gen conocido. Es imprescindible que el gen haya sido secuenciado y perfectamente identificado. Se puede hacer a partir de ADN de un paciente. Los genes a estudiar pueden ser:

1. Genes conocidos involucrados en retinosis pigmentaria: rodopsina (RHO), periferina (RDS).
2. Genes candidatos. Genes que hasta el momento no se han relacionado con la causa de RP, pero que codifican proteínas que se expresan en los fotorreceptores y que participan en la fototransducción: Recoverina (RCV1), A-PDE, G-PDE, Transducina, Arrestina, etcétera.

Los estudios genéticos directos se pueden realizar mediante dos tipos de técnicas:

- Búsqueda de mutaciones en cada uno de los exones del gen (SSCP, DGGE, Heterodúplex, etc.).
- Secuenciación del gen.

Estudio genético indirecto

Es el análisis de toda una familia afecta de RP, con marcadores de ADN (microsatélites, RFLP, VTNR, etc.) ubicados en una región conocida del genoma y que se trasmiten ligados a la enfermedad. Al contrario de los estudios directos, esta estrategia sólo se puede realizar sobre familias completas, en las que se debe conocer el fenotipo de la enfermedad (sano o afecto). Estos estudios se pueden aplicar en:

1. *Loci* conocidos, ya descritos como involucrados en la causa de la enfermedad.
2. Mapeo de nuevos genes. En las familias en las que se hayan descartado los genes/*loci* conocidos, se puede llevar a cabo la búsqueda de nuevos genes.

Si se analiza el comportamiento de la retinosis pigmentaria en nuestro grupo estudio, existió un predominio del sexo masculino en todas las formas de expresión de la enfermedad, como se expresa en el gráfico 3. Afectó a 1 461 hombres y 1 174 mujeres, para 66,5 y 52,4 % respectivamente.

En nuestra serie, como se expresa en el gráfico 4, los grupos de edades comprendidas entre los 15 y 44 años fueron los más afectados en todas las formas clínicas de la enfermedad; en la retinosis pigmentaria típica hubo una considerable frecuencia de la enfermedad entre los 30 y 44 años, y en las formas atípicas y asociadas existió un franco predominio del grupo comprendido entre 15 y 29 años. Es importante resaltar cómo aún en etapas tempranas de la vida, puede haber un deterioro severo de la retina y otras estructuras oculares, que sitúan a personas muy jóvenes y niños (menores de 14 años) en el estadío final de la enfermedad. Este aspecto está bien reconocido y pueden influir en él, entre otros factores, el modo de herencia, la edad de comienzo y los años de evolución de la enfermedad.

En el gráfico 5 la observación de alteraciones del cristalino, el vítreo, el disco óptico, los vasos, la mácula y la coroides permite reconocer la alta frecuencia de patologías oculares en estos pacientes, sobre todo si se relaciona la forma típica de la enfermedad con las atípicas. En las primeras, las alteraciones del cristalino y el vítreo guardan una proporción similar, pero el vítreo se afecta más precozmente y en mayor frecuencia que el cristalino. El afinamiento vascular y las alteraciones del disco óptico están presentes desde los primeros estadíos y en un porcentaje superior a las alteraciones de los medios (cristalino y vítreo) antes mencionadas.

Un análisis de tendencia entre las estructuras comprometidas en relación con los estadíos clínicos en la retinosis pigmentaria típica, demostró una evidente tendencia a la progresión entre todas ellas a medida que avanza la enfermedad (Gráf. 6).

Las alteraciones a nivel de las diferentes estructuras oculares se atribuyen a diversos factores en el transcurso de una retinosis pigmentaria, y son las responsables de los variados síntomas y signos que se presentan en el curso de las diferentes formas clínicas de esta enfermedad.

La retinosis pigmentaria típica fue la forma más frecuente de expresión en nuestra serie, afectó a 2 240 pacientes y representó 92,5 % de las formas no asociadas de la enfermedad; el resto, 7,5 %, corresponde a las formas atípicas como detalla el gráfico 7.

Si se analizan los tipos de herencia en el gráfico 8, según las formas clínicas de retinosis pigmentaria, se nota que hubo un predominio de la herencia autosómica recesiva en las formas típicas y asociada de la enfermedad, y en las formas atípicas predominó la herencia autosómica dominante. La forma ligada al sexo es, por lo general, la más incapacitante y rápidamente progresiva; aunque la forma dominante en ocasiones puede ser muy severa, es la menos incapacitante y progresa lentamente. La forma de RP con herencia autosómica dominante es rara vez asociada con otros hallazgos sistémicos y muestra la mayor variabilidad; los miembros afectados de una genealogía pueden mostrar variados grados de penetración y expresividad; a pesar de esto es diagnosticada, con frecuencia, tempranamente, a causa del gran número de miembros de la familia comprometidos. Aunque la ceguera es en extremo común en los otros dos modos de trasmisión, en la forma dominante, la visión central útil está generalmente presente en la quinta y sexta décadas de la vida.

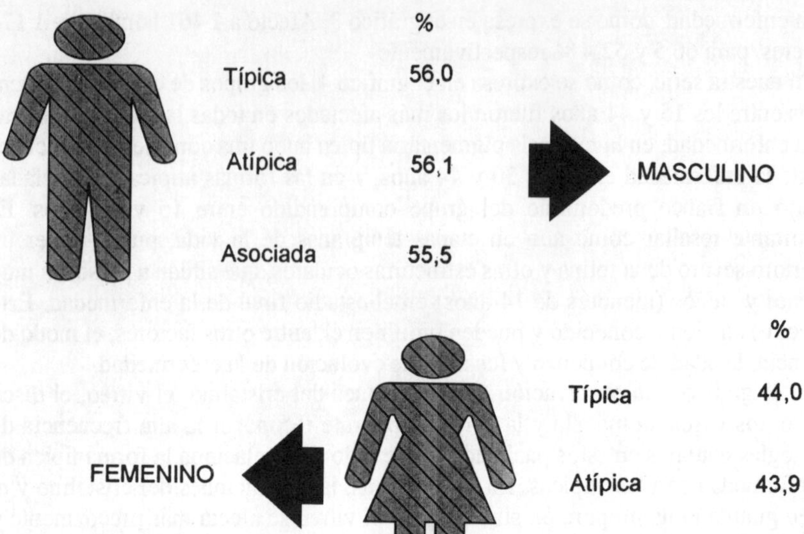

Gráf. 3. Pacientes con retinosis pigmentaria según sexo y características clínicas.

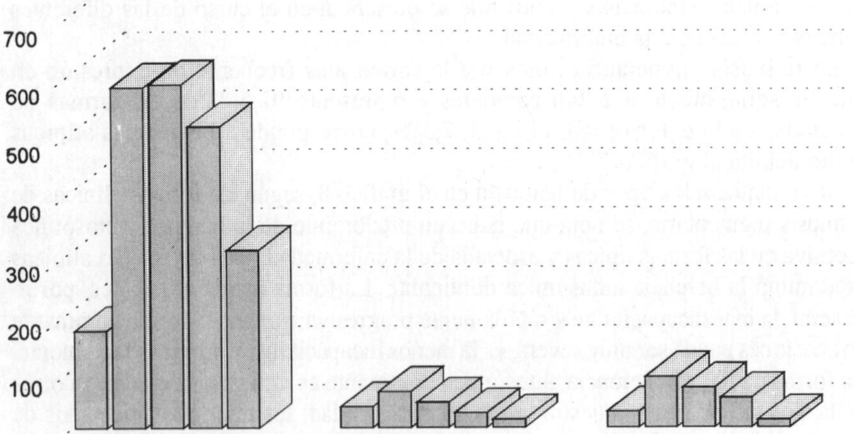

Gráf. 4. Edad y formas clínicas de la retinosis pigmentaria.

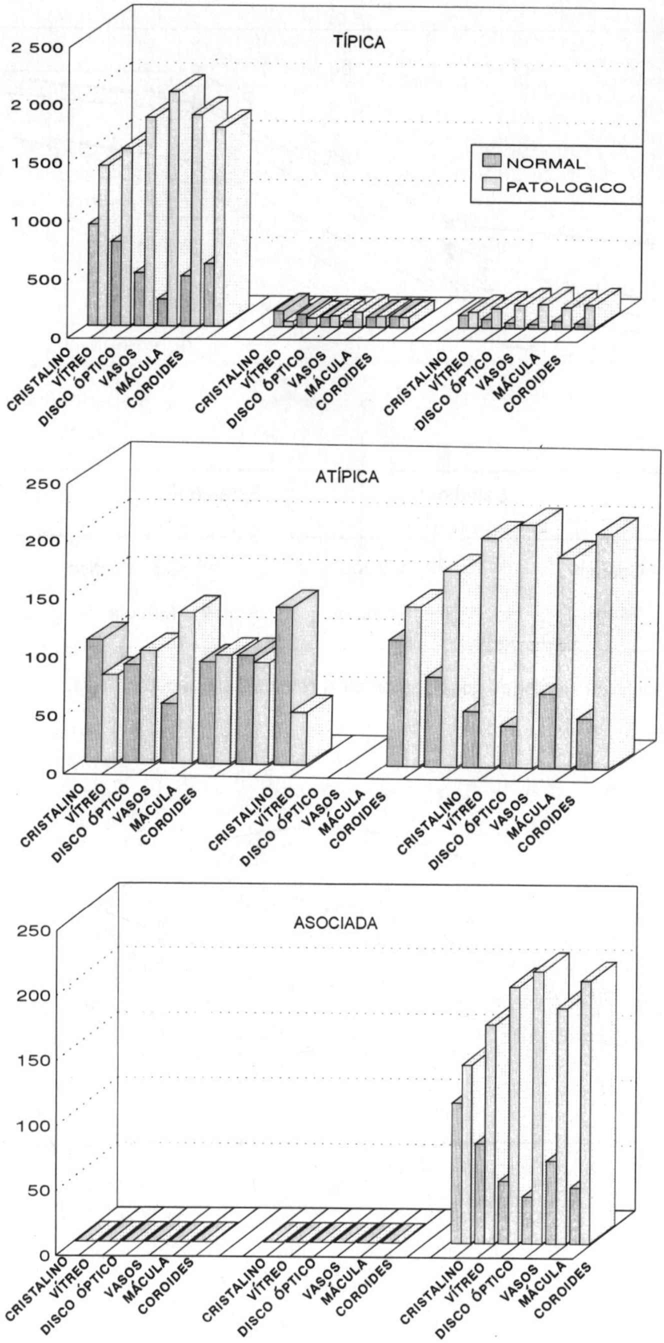

Gráf. 5. Estructuras oculares afectadas según formas clínicas de la retinosis pigmentaria.

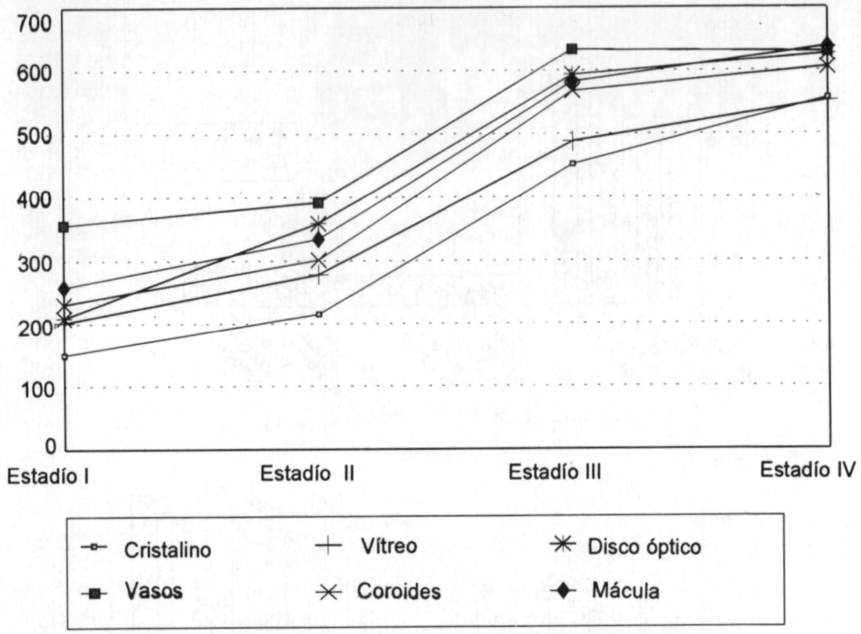

Gráf. 6. Estructuras afectadas por estadíos en la retinosis pigmentaria típica.

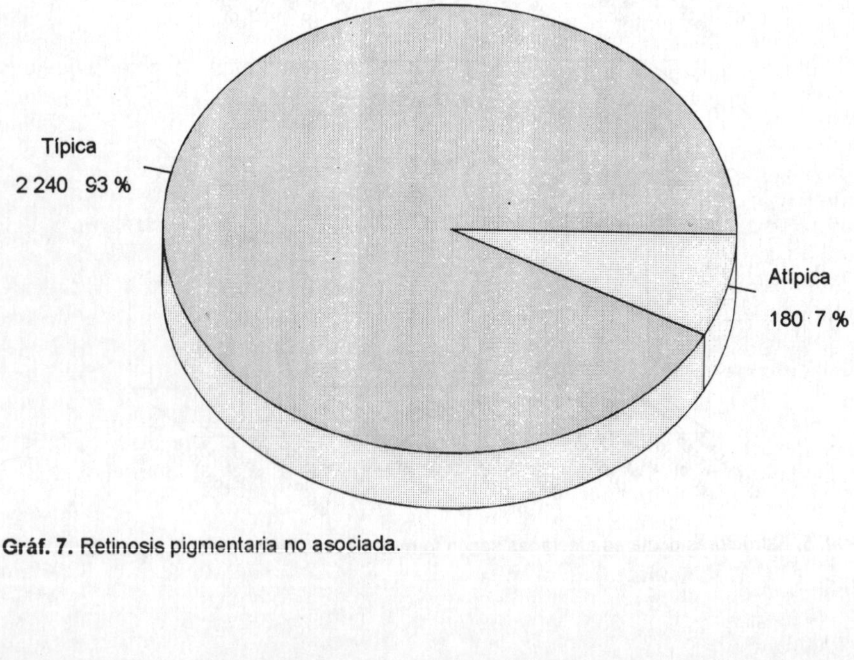

Gráf. 7. Retinosis pigmentaria no asociada.

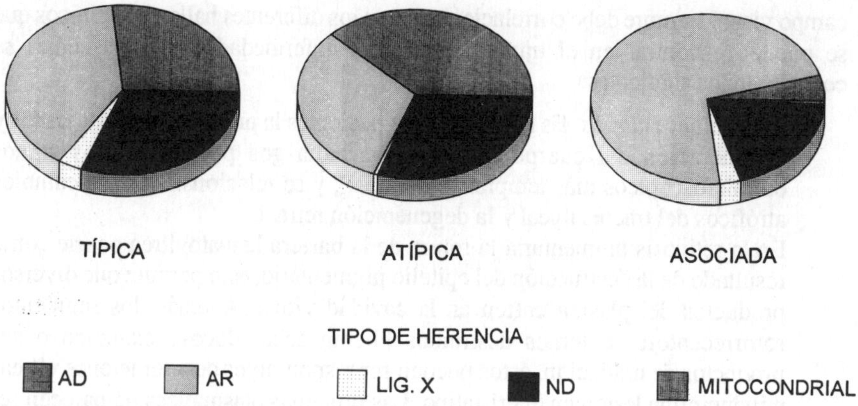

Gráf. 8. Herencia y formas clínicas de la retinosis pigmentaria.

Una buena visión central puede conservarse hasta estadíos avanzados de la enfermedad, y si se evalúa la visión foveal, se obtendrán alteraciones de ésta aunque la agudeza visual sea normal.

Las alteraciones del epitelio pigmentario y los fotorreceptores de la mácula unidas a la degeneración cistoidea macular de pacientes que preservan la función de los fotorreceptores, pueden ser responsables, en parte, de la pérdida de visión central en el curso de la enfermedad. Además de la afectación macular, la disminución de la agudeza visual se puede relacionar con la aparición de cataratas complicadas subcapsulares posteriores y centrales, que afectan en un alto porcentaje al paciente con retinosis pigmentaria.

Las características del campo visual de los enfermos afectados de RP son conocidas ampliamente: se desarrolla un escotoma en forma de anillo correspondiente al área de la retina, en la que se producen los primeros cambios degenerativos; este escotoma puede pasar inadvertido en una exploración deficiente. El escotoma anular típico se forma en la periferia media del campo visual; por regla general se origina a partir de un grupo de pequeños escotomas situados aproximadamente entre 20 y 25° del campo, los cuales se extienden de forma gradual hasta unirse entre sí, originando un escotoma anular parcial primero y total después.

Usualmente, los defectos del campo visual comienzan en los cuadrantes temporales inferiores y de modo gradual, se alcanzan para formar un escotoma de anillo entre los meridianos 10 y 40°. Según este escotoma se desarrolla, puede dejar islas de visión normal creando la apariencia de un escotoma de doble anillo. En etapas avanzadas, las dos áreas del campo restante por lo general son un campo central de 15 a 10°. Esta evolución fue la que se tomó como patrón para establecer los valores del campo visual en cada estadío de la clasificación evolutivo-pronóstico, al aplicar nuestra terapéutica.

Pueden existir otros cambios en los campos visuales, que son dependientes de alteraciones maculares, vítreas, en el cristalino o de la tensión ocular; por eso el campo visual siempre debe correlacionarse con los diferentes hallazgos clínicos que se pueden encontrar en el transcurso de esta enfermedad, entre los cuales se consideran los siguientes:

1. *Alteraciones vítreas*. Es típico en estos pacientes la presencia de opacidades y degeneración del cuerpo vítreo; estos hallazgos pueden ser los signos biomicroscópicos más tempranos de la RP, y se relacionan con los cambios atróficos del tractus uveal y la degeneración retinal.

   En la retinosis pigmentaria la rotura de la barrera hematovítrea ocurre como resultado de la destrucción del epitelio pigmentario, esto permite que diversos productos del plasma entren en la cavidad vítrea. Además, los segmentos fotorreceptores externos destruidos liberan ácido docosohexanoico o sus productos de oxidación, éstos pueden ser responsables de alteraciones vítreas e inducir una lesión en el cristalino. Las proteínas plasmáticas no parecen ser tóxicas para el cristalino. Por tanto, la lesión puede ser inducida por otros componentes plasmáticos. Dos fosfolípidos plasmáticos (Lisofos Fatidil Colina y Lisofosfatidil Etanolamina) y dos ácidos grasos plasmáticos altamente insaturados (ácido araquidónico y ácido docosohexanoico o sus peróxidos), pueden originar la formación de cataratas. Además, enzimas oxidativas de macrófagos inducen efectos líticos de membrana, similares por generación, de H_2O_2.

   Las alteraciones vítreas más frecuentes fueron los flóculos vítreos, condensaciones, células y DPV. En los niños y pacientes mipoes que, de forma rutinaria, se les realiza ultrasonido ocular, en el período preoperatorio, se han constatado estas alteraciones vítreas (Fig. 1).

   Agrupamos las alteraciones vítreas según los diferentes estadíos de la enfermedad (ver capítulo V). Aunque no siempre se encuentran todas las alteraciones señaladas, en cada estadío.

   Pruett (3) ha clasificado en cuatro grupos las alteraciones que presentan el cuerpo vítreo de la mayoría de sus pacientes con RP, y realiza la agrupación siguiente:

   - Estadío I. Partículas muy finas incoloras, extendidas uniformemente por todo el cuerpo vítreo.
   - Estadío II. Desprendimiento posterior del vítreo.
   - Estadío III. Condensaciones en el vítreo en forma de matriz o retícula. Opacidades en forma de bolitas de algodón.
   - Estadío IV. Colapso del cuerpo vítreo con gran reducción de volumen.
     Se han identificado las partículas a las que se hace referencia como gránulos libres de melanina, células emigradas del epitelio pigmentario, melanocitos de la uvea, astrocitos de la retina y macrófagos.

2. *Alteraciones del cristalino*. La opacidad subcapsular posterior con su típica apariencia de las cataratas complicadas en estos pacientes tiene un aspecto iridiscente y, usualmente, su localización es central; no tiene un crecimiento rápido con tendencia a permanecer estacionaria, avanza muy lentamente y, por

su localización, resulta incapacitante en etapas avanzadas de la enfermedad, cuando el campo visual está muy reducido.

En varios pacientes afectos de cataratas, en el momento del diagnóstico, se obtuvo el antecedente de fotofobia, y en enfermos que no se constató la presencia de catarata se visualizaron sutiles cambios capsulares que pudieran corresponderse con vacuolas en el área subcapsular posterior del cristalino, en relación con las alteraciones del metabolismo vítreo por la ruptura de la barrera hematovítrea.

3. *Alteraciones del disco óptico.* Por lo general se encuentra una palidez cérea, la cual puede llegar a una apariencia amarilla cérea intensa. Esta coloración puede o no estar asociada a otras alteraciones del disco óptico y no indica atrofia óptica usual; consideramos que pudiera estar relacionada con el estudio realizado por Szaimer, en 1982, el cual demostró que la membrana de Elsching es más gruesa y se continúa con una membrana prerretiniana que toma forma de epitelio y es concéntrica al nervio óptico, lo que confirma su nacimiento y se describe en pacientes con retinosis pigmentaria y papila normal de 1 a 2 estratos celulares a nivel de esta membrana, en casos de papila cérea se ha comprobado la existencia de 10 a 12 estratos celulares a este nivel (4).

   Esto pudiera explicar la existencia, en ocasiones no muy frecuentes, de discos ópticos de coloración aparentemente normal en un estadío III ó IV de la enfermedad y una papila cérea en estadíos iniciales de ésta. Insistiendo, por tanto, que en los pacientes con retinosis pigmentaria no siempre una papila cérea o atrófica, estrechez vascular generalizada y lesión macular evidente se acompañan de una agudeza visual deficiente como es común (Fig. 2).

   En 2 % de pacientes de nuestra serie se constató la presencia de drussen en el disco óptico, y 0,8 % de éstos eran bilaterales; se reportó, además, en 0,3 % la presencia de telangectasias a nivel del disco óptico.

4. *Alteraciones vasculares.* El estrechamiento de las arteriolas de la retina se puede visualizar desde los estadíos iniciales de la enfermedad y se pueden observar como "cordones fibrosos" en estadíos avanzados de ésta (Fig. 3); puede llegar el momento que en la observación no es posible la distinción entre arterias y venas, la neuroglia alrededor de los vasos se sitúa formando fibrillas paralelas al eje del vaso y alrededor de éstos. Las paredes de los vasos son sustituidas por material fibroso e inclusiones granulares densas y procesos gliales.

5. *Alteraciones maculares.* El área macular a la oftalmoscopia puede tener una apariencia normal en ocasiones, con frecuencia se encuentran varias alteraciones que han sido clasificadas por varios autores como Fishman (2), que agrupa las lesiones maculares de la forma siguiente:

Grupo 1. Atrofia del área macular que provoca un patrón jaspeado en la angiofluoresceingrafía. Alteraciones entre moderadas y avanzadas en la periferia media de la retina.

Grupo 2. Lesiones císticas o agujeros parciales dentro de la mácula con líneas radiales de tracción y varios grados de desarrollo de membranas prerretinianas que producen el "fenómeno de superficie arrugada". Mínimas alteraciones de la periferia de la retina.

Grupo 3. Edema macular cistoideo y evidencia de una permeabilidad mayor de lo normal. Alteraciones mínimas e incluso ausentes en la periferia media de la retina.

En nuestra serie, en pacientes pertenecientes a los estadíos III-IV (ver capítulo V) predominaron las lesiones atróficas, maculopatía cistoidea, depósitos pigmentarios y membranas epirretinianas. Se observó con frecuencia relativa la mácula en ojo de buey (Fig. 4) y síndrome de retracción macular.

6. *Alteraciones de coroides.* Las lesiones coroidales son muy variables en la retinosis pigmentaria y han sido objeto de gran crontroversia por su gran diversidad, independientemente de la edad del paciente, años de evolución de la enfermedad y forma clínica de retinosis pigmentaria; y es válido resaltar que Ascher, en 1932, distinguía dos tipos de retinosis, una que comenzaba con alteraciones de los vasos retinianos y otra con alteraciones de la coroides. En capítulos anteriores se hace alusión a los criterios de Wagenmann, que demostró la importancia de la vascularización coroidal en el mantenimiento de las capas externas de la retina.

   En nuestros pacientes observamos con elevada frecuencia la apariencia de fibrosis de los vasos coroideos que adquieren aspecto de cordones blanco amarillentos; en estadíos avanzados, la pérdida de la coriocapilar y, en ocasiones, de los vasos de mayor tamaño. En los casos de herencia ligada al cromosoma X, se han encontrado a menudo estas alteraciones coroideas, y es meritorio citar que es un aspecto que se estima para enmarcar a nuestros pacientes en un estadío clínico, según las alteraciones fondoscópicas; aunque no es un criterio mayor para situar a un paciente en el estadío IV, es un factor que valoramos en su pronóstico al iniciar el tratamiento (2). Las figuras 5, 6 y 7 muestran alteraciones fondoscópicas detectadas en una familia con retinosis pigmentaria típica y herencia recesiva ligada al cromosoma X.

   El anillo de atrofia peripapilar lo observamos con elevada frecuencia en pacientes con RP, sin establecer diferencias en cuanto a grupo hereditario y estadío de la enfermedad (Fig. 8).

7. *Depósitos de pigmentos.* Este aspecto, aunque típico, es muy variable en esta enfermedad. Son frecuentes en etapas iniciales las discretas alteraciones del epitelio pigmentario dando una apariencia granulosa al fondo de ojo. Los típicos pigmentos en espículas óseas, finos, redondos y alargados forman enrejados en etapas avanzadas de la enfermedad, y aunque no común existen casos con varios años de evolución de la afección sin pigmentos en el fondo de ojo que son las llamadas formas no pigmentadas, para nosotros paucipigmantaria; hemos comprobado, en la evolución de varios casos, la aparición tardía de pigmentos, aunque actualmente reportamos 110 pacientes

con predominio en familias con herencia autosómica dominante, los cuales tienen varios años de evolución y se mantienen sin pigmentación en el fondo (ver a continuación, retinosis pigmentaria atípica).

8. *Otras alteraciones*. La búsqueda de patologías que puedan permanecer ocultas por la severidad del cuadro clínico de la retinosis pigmentaria y que empeoren su cuadro clínico, es fundamental para establecer un diagnóstico e instaurar una terapéutica.

Entre estas afecciones está el glaucoma primario que se diagnosticó en 5,8 % de nuestros pacientes, muy superior al reportado para este tipo de glaucoma en la población en general, pero creemos que está relacionado con el estudio minucioso que se realiza en este sentido en el período preoperatorio de nuestros pacientes, en los cuales se efectúa un despistaje de glaucoma previo al inicio de nuestra terapéutica.

El glaucoma, según las características del ángulo en cuanto a su amplitud en 4 %, fue de ángulo abierto y el resto 1,8, estrecho, predominando los ángulos muy pigmentados en todas las variedades de glaucoma.

En cuanto a las ametropías, otras de las alteraciones que con elevada frecuencia se observan en estos pacientes, predominó la miopía en nuestra serie. Todas las formas de miopía se diferenciaron claramente con una frecuencia superior al resto de las ametropías, pero sin significación estadística entre miopía y formas de herencia.

La existencia de miopía elevada, sobre todo en niños, exige en ocasiones en el período preoperatorio, la búsqueda de estafilomas posteriores (Fig. 9), aspecto a valorar en el área quirúrgica de abordaje en estos pacientes.

En cuanto a las formas atípicas de la enfermedad, como muestra el gráfico 9, la retinosis sin pigmentos fue la más frecuente con 110 pacientes afectos distribuidos en familias con diferentes tipos de herencia (Tab. 1), en su mayoría autosómica dominante, lo cual confirma nuestro criterio sobre estas formas atípicas de la enfermedad, que relacionamos con diferentes formas de expresividad de ésta.

Tanto el comienzo tardío como la escasez de manifestaciones morfológicas indican heterogeneidad genética de la retinosis pigmentaria autosómica dominante. En estos casos donde los hallazgos funcionales preceden a los oftalmológicos, el electrorretinograma se convierte en un arma fundamental para el diagnóstico de la enfermedad.

En 90 % de los pacientes con retinosis pigmentaria sin pigmentos y herencia autosómica dominante el comienzo de esta afección fue tardío, apareció después de los 30 años de edad; sin embargo, en la herencia autosómica recesiva y casos de herencia no definida predominó el comienzo precoz, antes de los 10 años.

En la tabla 1 se hace referencia a la frecuencia de las diferentes estructuras oculares afectadas en estos pacientes y es notorio el predominio de las alteraciones de los vasos que, recalcamos, es la alteración más frecuente y de aparición más temprana en pacientes con retinosis pigmentaria, independientemente de la edad, tipo de herencia y forma clínica de ésta (Gráf. 10).

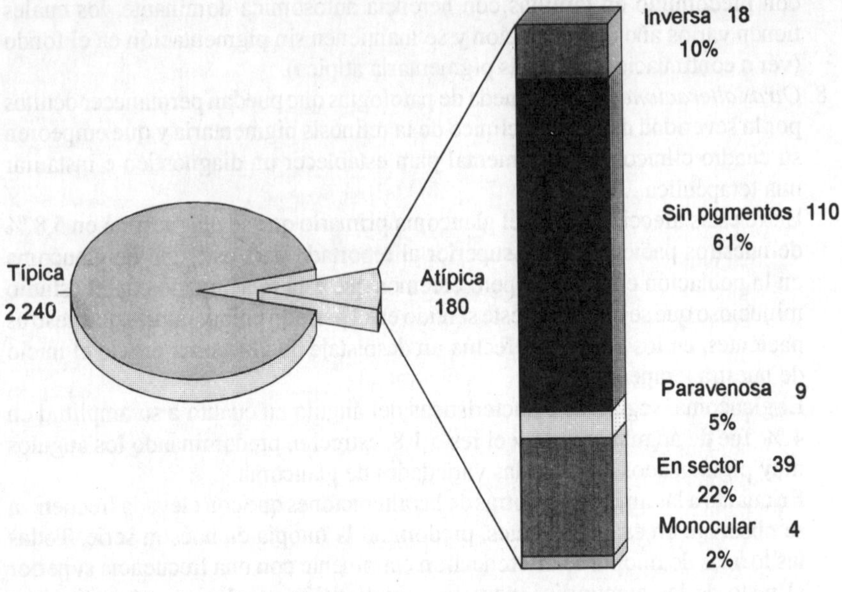

Gráf. 9. Retinosis pigmentaria atípica.

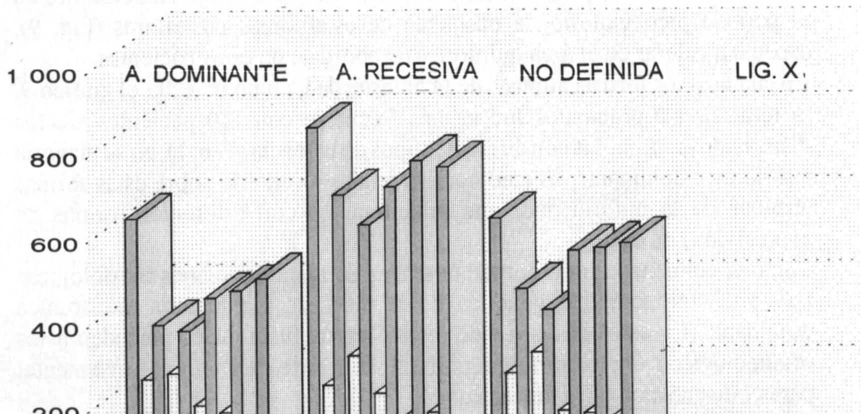

Gráf. 10. Frecuencia de alteraciones según tipo de herencia.

En las tablas 2 y 3 se caracterizan los 39 pacientes con retinosis pigmentaria en sector, pertenecientes a familias con diferentes tipos de herencia y se señalan los cuadrantes afectados; predominan los cuadrantes inferiores afectos y es importante resaltar los 17 casos diagnosticados en una familia autosómica dominante (Tab. 3), donde la edad de comienzo fue precoz, los sectores temporal y nasal inferior fueron los afectados y la agudeza visual osciló entre 0,8 y 0,3, las alteraciones del campo visual se correspondieron con el área de compromiso clínico, al igual que las alteraciones angiográficas.

En 9 pacientes de nuestra serie se encontró la forma de atrofia paravenosa.

En la tabla 4 se describen las características de esta enfermedad en 3 individuos de una familia autosómica dominante. Esta forma clínica no es frecuente, y la mayoría de los casos reportados por otros autores no son familias, por lo que éstos ponen en duda su etiología distrófica. Además, en esta manifestación de la enfermedad y en todas las formas atípicas, es muy importante un minucioso diagnóstico diferencial, fundamentalmente en estos casos con la atrofia coriocapilar regional, coroideopatía serpiginosa y la atrofia peripapilar con estrías angiodes.

En la tabla 5 se expresa la caracterización de una familia con herencia autosómica recesiva y dos individuos afectados con el diagnóstico de retinosis pigmentaria inversa o central. Esta forma clínica no es común y, en nuestra serie, se presentó en 18 pacientes, que como muestra el gráfico 9, representó 10 % de las formas atípicas de la enfermedad.

La forma monocular de retinosis pigmentaria la reportamos en 4 pacientes, en los cuales la afección ha tenido una evolución entre 8 y 10 años, y se mantienen los criterios diagnósticos expresados con anterioridad (ver capítulo V), para enmarcarlos en esta discutida forma de expresión de la enfermedad; pudiera tratarse de casos de penetrancia reducida en una herencia autosómica dominante, ya que estos 4 pacientes pertenecen a familias con este patrón hereditario.

TABLA 1. Caracterización de casos con forma de expresión sin pigmentos

Casos de familias con herencia AD: 46
Casos en familias con herencia AR: 26
Casos con herencia no definida (simplex): 38
Total de casos: 110

Frecuencia de estructuras afectadas

Estructura	%	*Estructura*	%
Cristalino	17,0	Vítreo	37,5
Disco	40,9	Vasos	72,7
Mácula	36,3	Coroides	29,5

TABLA 2. Caracterización de casos con retinosis pigmentaria en sector

Números de afectados: 39
Casos en familias con herencia AD: 12
Casos en familias con herencias AR: 4
Casos con herencia no definida: 6

Cuadrantes afectados

Nasal inferior: 10
Nasal superior: 7
Nasal inferior y temporal inferior: 4
Nasal inferior: 1

Se excluyen de la caracterización 17 casos pertenecientes a una misma familia con herencia autosómica dominante y forma de expresión sectorial en todos los afectados.

TABLA 3. Caracterización familiar. Retinosis pigmentaria en sector

Número de individuos afectados: 17
Herencia: Autosómica dominante
Edad de comienzo: 10 años

Caracteristicas oftalmológicas

Cuadrantes afectados: Temporal y nasal inferior
Agudeza visual:14 pacientes 0,8 - 1,0 3 pacientes < 0,8 y > 0,3
Campo visual correspondiente con el área afectada
Cristalino: 15 pacientes normales, 2 afectados
Vítreo: 14 pacientes normales, 3 afectados
Disco: 13 pacientes normales, 4 afectados
Vasos: todos los pacientes afectados
Mácula: 14 pacientes normales, 3 afectados
Coroides: 10 pacientes normales, 7 afectados

TABLA 4. Caracterización familiar. Retinosis pigmentaria paravenosa

Número de individuos afectados: 3
Herencia: autosómica dominante
Edad de comienzo: 10 y 20 años
Depósitos de pigmentos en área vascular

	Características de los pacientes		
	1	*2*	*3*
Edad	53	15	48
ERG	plano	plano	plano
Campo visual	> 5	< 15	> 5
Cristalino	transparente	transparente	opacidad subcapsular
Vítreo	flóculos	transparente	flóculos
Disco óptico	normal	normal	céreo
Vasos	finos	finos	finos
Mácula	alterada	normal	alterada
Coroides	alterada	normal	alterada
Ametropía	miopía	emetropía	miopía

TABLA 5. Caracterización familiar. Retinosis pigmentaria central

Número de individuos afectados: 2
Herencia: autosónica recesiva
Edad de comienzo: 7 y 9 años

Cacterísticas oftalmológicas
Agudeza visual < 0,5 en ambos ojos
Campo visual con escotoma central
Pigmentos en mácula
Nystagmus
Reducción concéntrica

La frecuencia de RP asociada, en Cuba, fue de 9 %, como se expresa en el gráfico 11. El Síndrome de Usher fue el más frecuente con 64 %, seguido por el de Bardet Biedl; otros como el de Strumpell Loraine y Kears Sayre, fueron reportados en nuestro estudio.

En la tabla 6, al comparar la frecuencia del Síndrome de Usher, según la clasificación en los tipos I y II de Kimberling, se observa un comportamiento similar al reportado por otros autores con predominio del tipo II sobre el I.

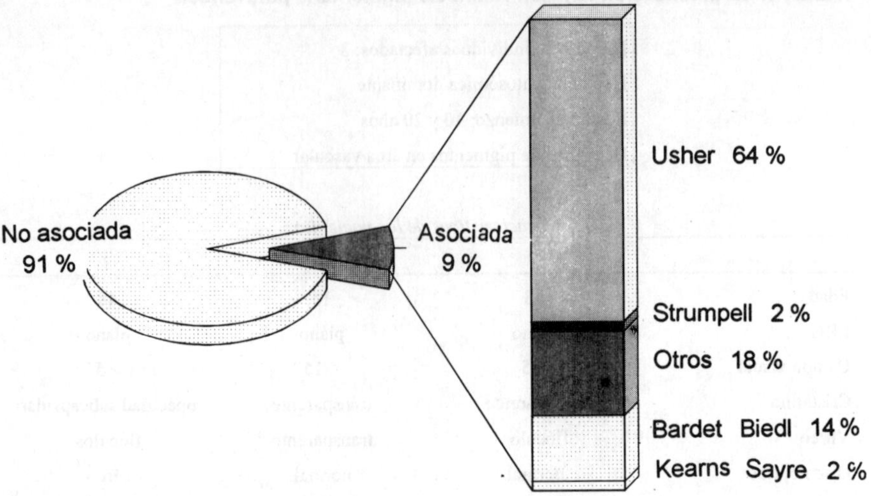

Gráf. 11. Retinosis pigmentaria asociada.

Las características clínicas encontradas en pacientes con Síndrome de Bardet Biedl se expresan en la tabla 7 y se comparan con la reportada por otros autores en sus estudios.

En este grupo de pacientes con retinosis pigmentaria asociada predominó el comienzo precoz de la enfermedad y el estadío IV fue el más frecuente. En el gráfico 12 se observa la elevada frecuencia del estadío final de la enfermedad en los diferentes grupos de edades, aún en los primeros años de la vida, esto unido al elevado porcentaje de alteraciones maculares constatadas en estos pacientes desde el inicio de su enfermedad (Tab. 8), los hacen pertenecer al grupo de pacientes de peor pronóstico, en cuanto a evolución y respuesta terapéutica se refiere (2).

TABLA 6. Clasificación del Síndrome de Usher

Autor	*Subtipo*	
	I	II
Peláez 1994 n=157	**47,2**	**52,8**
Tamayo 1991 n=16	69,6	30,4
Kinberling 1992	90	9
Fishman 1983 n=106	30,4	69,6
Grondahl 1986 n=28	50	36
Nuutila 1968	70	30

TABLA 7. Características clínicas del Síndrome de Bardet - Biedl

Autor	*RP*	*Obesidad*	*Hipogonadismo*	*Retraso mental*	*Polidactilia*	*Daño renal*
Peláez n=34	**100**	**91,2**	**47**	**35,3**	**64,7**	**53**
Bell n=273 (1)	93	91	53 f 74 m	87	73	-
Hurley n=9	77	100	22	100	88	100
Schachat Maumenee n=214 (1)	80	93	56	85	75	-
Linne n=6	100	100	-	-	83	100
Green n=32	67	96	88	41	58	100
Lofterod n=26	97	97	100	-	77	-

TABLA 8. Características oftalmoscópicas de síndromes asociados a retinosis pigmentaria

	Síndromes				
Características	*Usher I*	*Usher II*	*B. Biedl*	*Otros*	*Total*
Mácula normal	28 (37,8 %)	43 (51,8 %)	13 (38,2 %)	28 (51,8 %)	112 (45,8 %)
Mácula alterada	46 (62,2 %)	40 (48,2 %)	21 (61,8 %)	26 (48,2 %)	133 (54,2 %)
Pigmentación presente	73 (98,6 %)	82 (98,8 %)	31 (91,2 %)	37 (68,5 %)	223 (91,1 %)
Ausencia de pigmentación	1 (1,4 %)	1 (1,2 %)	3 (8,8 %)	17 (31,5 %)	22 (8,9 %)
Total	74 (30,2 %)	83 (33,9 %)	34 (13,9 %)	54 (22 %)	245 (100 %)

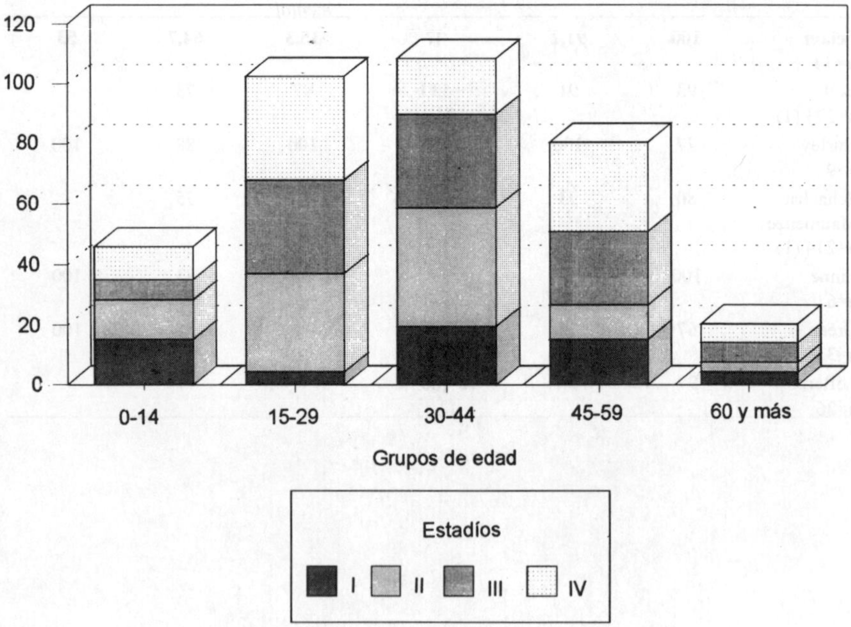

Gráf. 12. Retinosis pigmentaria asociada según grupos de edad y estadío.

Referencias bibliográficas

1. FISHMAN, G. A.; M. FISHMAN; J. MAGGIANO: "Macular Lesions Associated with Retinitis Pigmentosa", *Arch. Ophthalmol.* 95: 798-803, 1977.
2. PELÁEZ, O.: "Experiencia cubana en la retinosis pigmentaria, I Simposio Internacional de Retinosis Pigmentaria, Ciudad de La Habana, 1994.
3. PRUETT, R. G.: "Retinitis Pigmentosa. A Biomicroscopical Study of Vitreus Abnormalities", *Arch. Ophthalmol.*. 93: 603-608, 1975.
4. SZAMLER, R. B.: "Ultrastructure of the Preretinal Menbrane in Retinitis Pigmentosa", *Invest. Opthalmol. Vis. Sci.*. 21: 227, 1981.

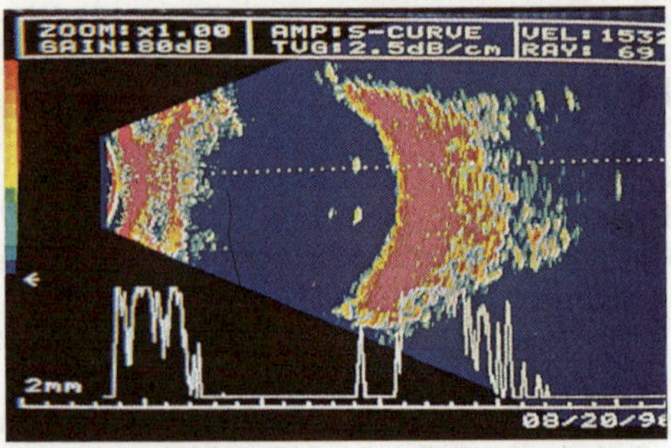

Fig. 1. Flóculos vítreos. Paciente con retinosis pigmentaria típica y miopía.

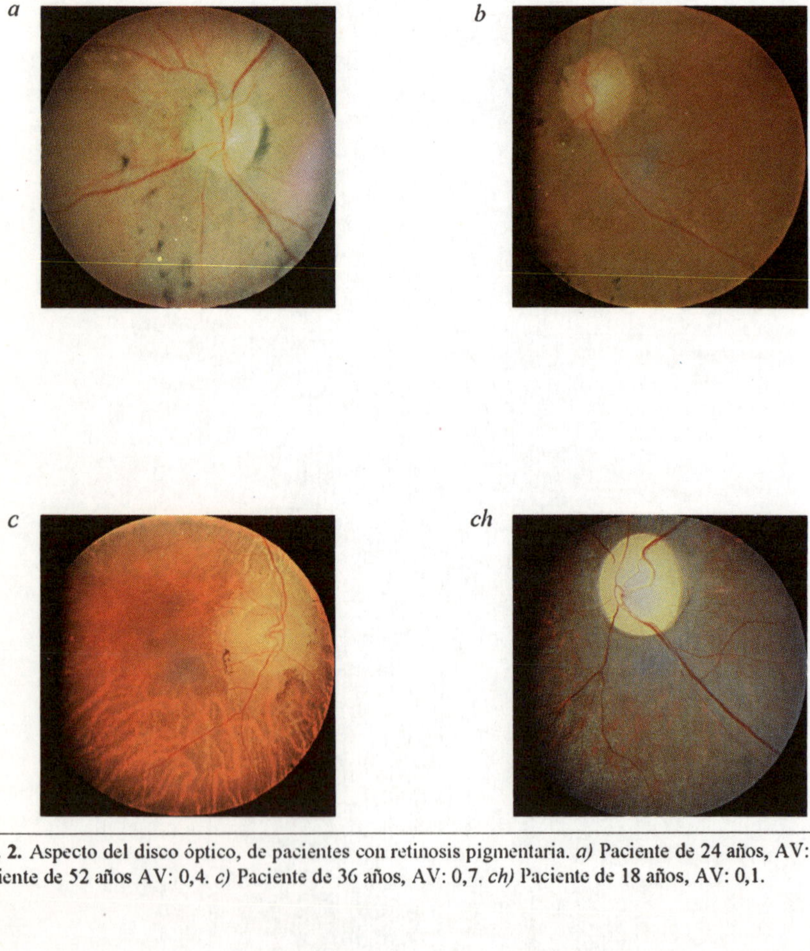

Fig. 2. Aspecto del disco óptico, de pacientes con retinosis pigmentaria. *a)* Paciente de 24 años, AV: 0,3. *b)* Paciente de 52 años AV: 0,4. *c)* Paciente de 36 años, AV: 0,7. *ch)* Paciente de 18 años, AV: 0,1.

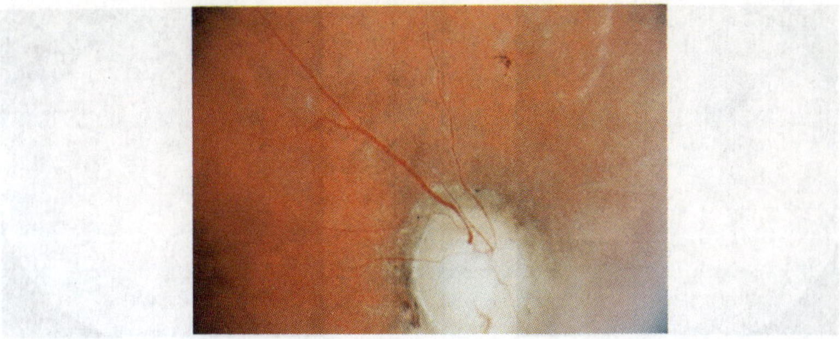

Fig. 3. Retinosis pigmentaria típica. Estadío IV. Estrechez vascular generalizada (paciente de 18 años).

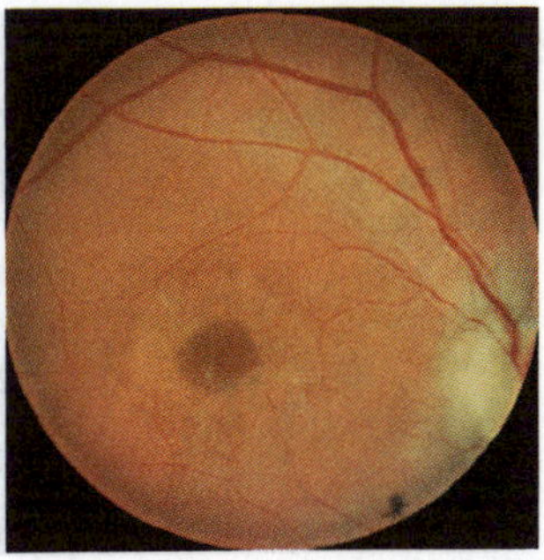

Fig. 4. Retinosis pigmentaria atípica. Paravenosa y mácula en Ojo de Buey.

b

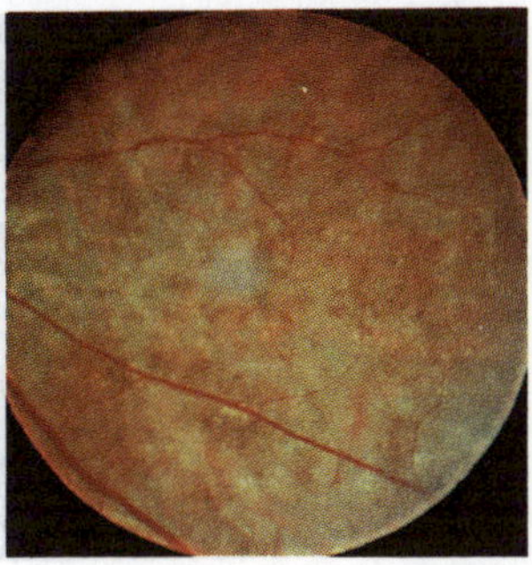

a

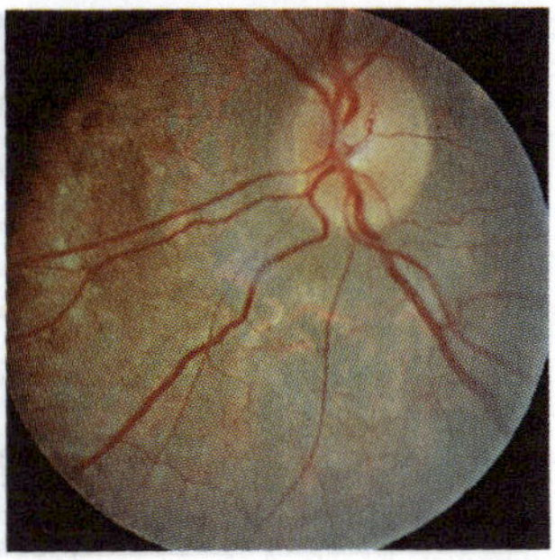

c

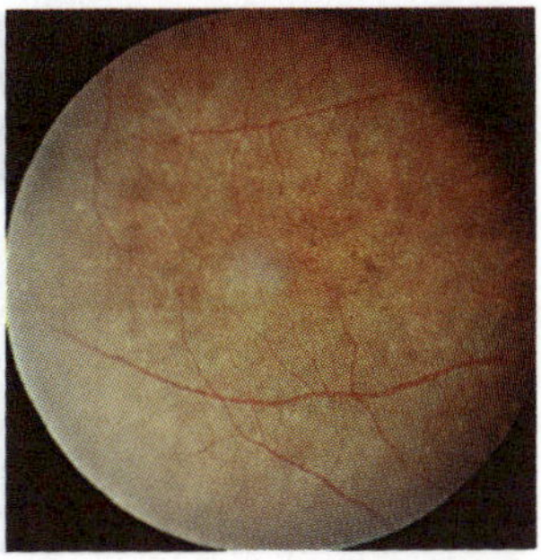

Fig. 5. Alteraciones epiteliales generalizadas. *a*, *b* y *c* (madre portadora sintomática de 52 años).

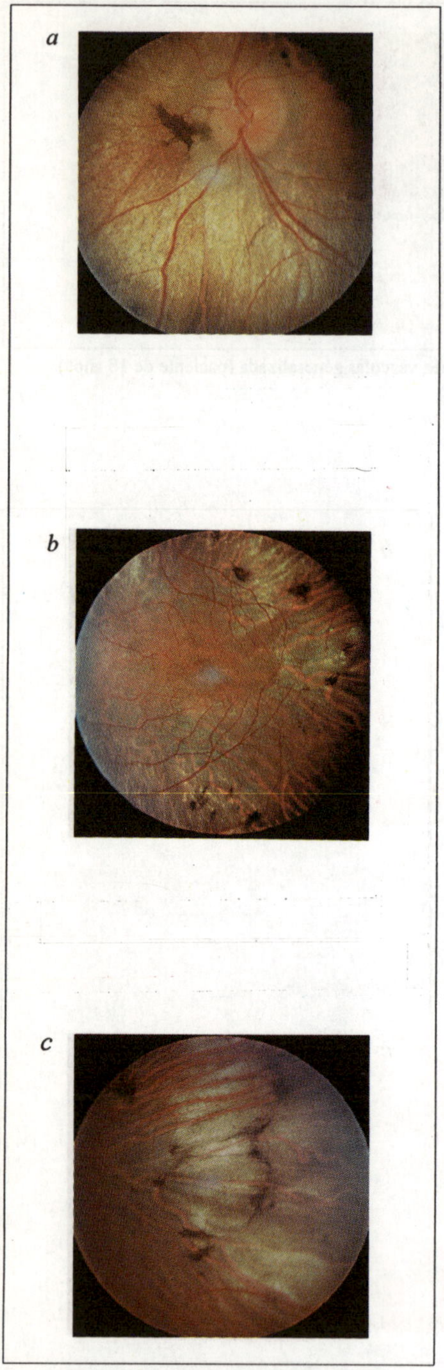

Fig. 6. Retinosis pigmentaria típica. Estadío III. Extensas áreas de atrofia epitelial y visualización de vasos coroideos. *a*, *b y c* (hijo enfermo de 36 años).

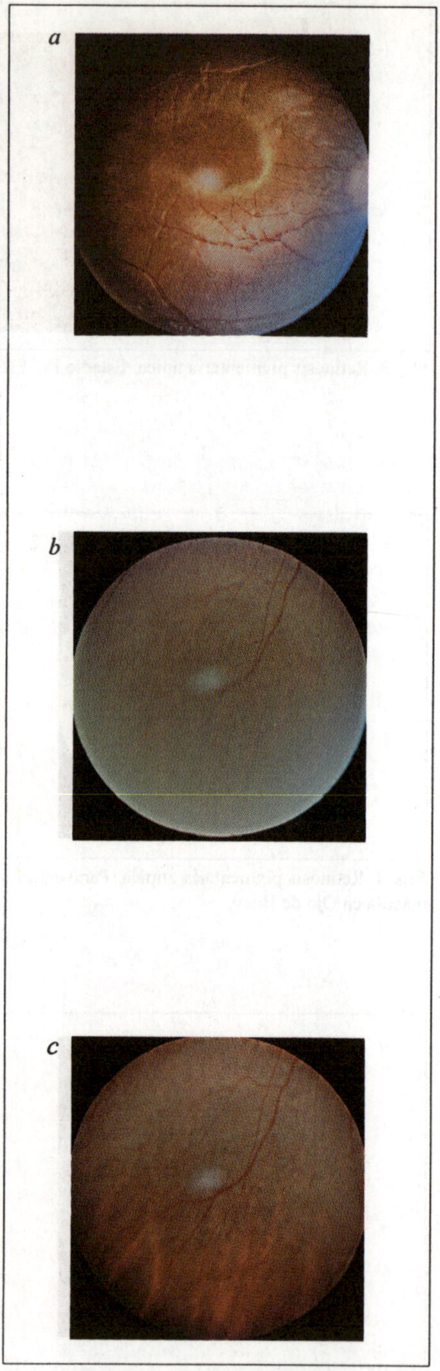

Fig. 7. Alteraciones epiteliales difusas en el sector nasal superior, y discretos acúmulos pigmentarios. *a*, *b* y *c* (hija portadora sintomática de 15 años).

a *b*

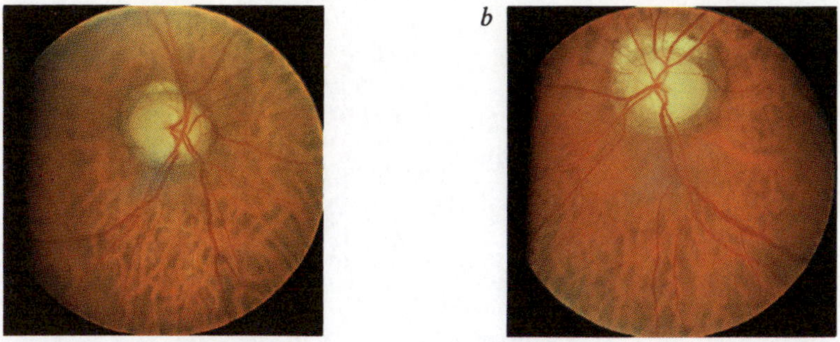

Fig. 8. Retinosis pigmentaria típica. Emétrope. Anillo de atrofia peripapilar. *a* y *b* (paciente de 30 años).

a

b

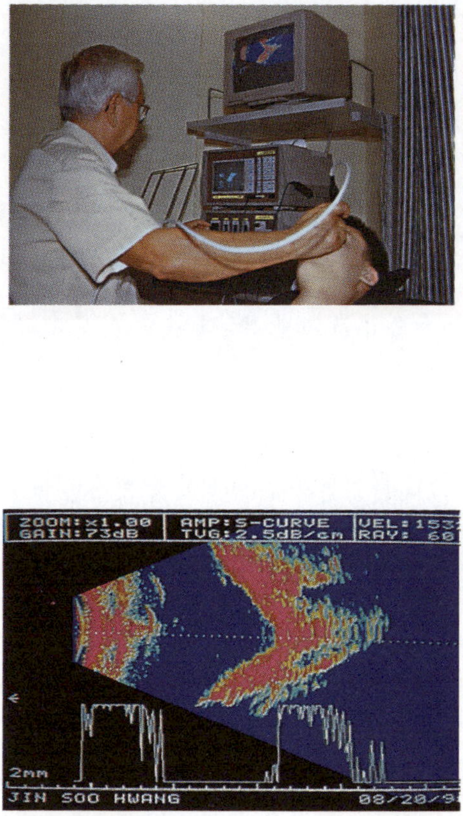

Fig. 9. Retinosis pigmentaria típica. Herencia autosómica dominante. Miopía y estafiloma posterior. *a* y *b* (paciente de 15 años).

Fig. 8. Retinosis pigmentaria típica. Fenotipo: Anillo de atrofia peripapilar, [illegible] paciente de 29 años.

Fig. 9. Retinosis pigmentaria atípica. Herencia autosómica dominante. [illegible] y esclerosis posterior, [illegible] (paciente de 12 años).

CAPÍTULO VII

Pruebas funcionales

Tomás Alemán Echeverría

El presente capítulo aborda los cambios funcionales en la Retinosis Pigmentaria (RP), a través de la descripción de las pruebas que se utilizan para su evaluación en la práctica clínica.

Agudeza visual

La agudeza visual se encuentra comprometida en grado diverso en pacientes con retinosis pigmentaria (19, 26). Según algunos estudios, un tercio de los pacientes con esta enfermedad tienen agudezas visuales por debajo de 20/200 (5).

En las formas típicas, en los estadíos iniciales de la enfermedad, la agudeza visual se encuentra preservada, incluso cuando ya han comenzado algunos cambios oftalmoscópicos en las regiones foveal y foveolar, como la pérdida de la homogeneidad o leve aspecto granular del epitelio pigmentario. Sin embargo, con la evolución del trastorno comienza una disminución gradual que, medida con el uso de la cartilla de Snellen, se ha estimado, en los estudios de evolución natural, que su pérdida sea como promedio de un 4 % al año de seguimiento, y de 6 % a los tres años. Existen evidencias de que los pacientes con más severos cambios visuales pertenecen a la forma de herencia autosómica recesiva (18). Los cambios que se han sugerido para explicar su disminución, fundamentalmente en períodos iniciales, incluyen la desestructuración del mosaico retinal en el polo posterior, por distanciamiento entre las células fotorreceptoras o irregularidad en su distribución por la muerte a causa del proceso degenerativo, así como por el déficit en la captación cuántica (4).

A las descritas alteraciones en el polo posterior, relacionadas directamente con la muerte de las células fotorreceptoras, se asocian las graves alteraciones estructurales causadas por episodios de edema macular cistoideo, en algún momento durante la evolución del padecimiento, con una frecuencia de hasta 60 %.

Test de sensibilidad al contraste

Mediante la prueba de sensibilidad al contraste, se mide la capacidad del sistema visual de discriminar diferencias de iluminación entre el objeto observado y la iluminación del medio que le rodea (33). Constituye una prueba sensible para detectar mínimos cambios en la función visual, cuando mediante la agudeza visual no se ha podido determinar la existencia de éstos. A pesar de ser muy sensible, su especificidad no es grande, lo que limita su uso. Muchos factores afectan sus resultados, tanto ópticos como retinales o dependientes de los centros de procesamiento central (30,33).

Un estudio realizado por nuestro grupo en el que se examinaron, en tres oportunidades, diferentes pacientes con distintas formas de herencia de retinosis pigmentaria, y que tenía como objetivo determinar la variabilidad interexámenes de la prueba, usando el VISTECH CONSULTANS 6000, reveló que en 40 % de los pacientes con ninguna o mínima afectación de la agudeza visual existían caídas en las frecuencias medias y altas. En pacientes con agudezas visuales por debajo de 0,8, habían caídas de la sensibilidad al contraste de forma inespecífica, en todas las frecuencias espaciales [(1), Gráf. 1].

En cuanto a la variabilidad, ésta se observó superior a lo reportado en individuos normales. Como se plasma en el gráfico 2, la variabilidad resultó superior en las bajas frecuencias espaciales en pacientes con agudezas visuales relativamente preservadas, según cartilla de Snellen; mientras que en pacientes con peores agudezas, a pesar de tener pérdidas en todas las frecuencias espaciales y de ser su variabilidad superior a lo reportado en normales, ella fue menor que la reportada por los pacientes con mejores agudezas visuales (AV).

En ese trabajo se excluyeron pacientes con alteraciones biomicroscópicas maculares de importancia, sólo se aceptaron leves cambios del epitelio pigmentario, como discreta granularidad, y también los cambios de los reflejos maculares (foveolar y foveal). Por ello fue difícil establecer correlaciones con el estado de la mácula, ya que era muy homogénea la muestra con relación a esto.

Por todo lo antes expuesto, aunque se usó la prueba para determinar cambios funcionales no detectables mediante la toma de la agudeza visual, se recomienda precaución en su utilización como método evaluativo. Los cambios retinianos que explican su disminución son prácticamente los mismos que explican la disminución de la agudeza visual, aunque a estos se suman la influencia de las opacidades de medios y defectos refractivos, entre otros, frecuentes en esta enfermedad (4, 5).

Perimetría

Mediante la perimetría se mide la capacidad del sistema visual de detectar diferentes tipos de estímulos luminosos en distintas localizaciones del campo visual. Se describen numerosas variantes de este método de exploración, sin embargo, existen dos estrategias fundamentales: las perimetrías estáticas y las cinéticas. En las primeras se presenta un estímulo luminoso de un determinado tamaño al que se le modifica su intensidad luminosa y se sigue, por lo general, una regla en fisiología llamada "de la escalera", según la cual el umbral del punto explorado se determina por la presentación del estímulo repetidas veces, en una escala ascendente o descendente de iluminación, hasta que se determina la mínima iluminación que el paciente puede detectar. En las perimetrías cinéticas se presenta un estímulo en movimiento desde áreas de no visión a áreas funcionales, por lo general centrípetamente y siguiendo un mismo meridiano cada vez. El tamaño o la intensidad del estímulo se varía sucesivamente después de la determinación de cada isóptera o línea que une los puntos que se lograron detectar con el estímulo en cuestión.

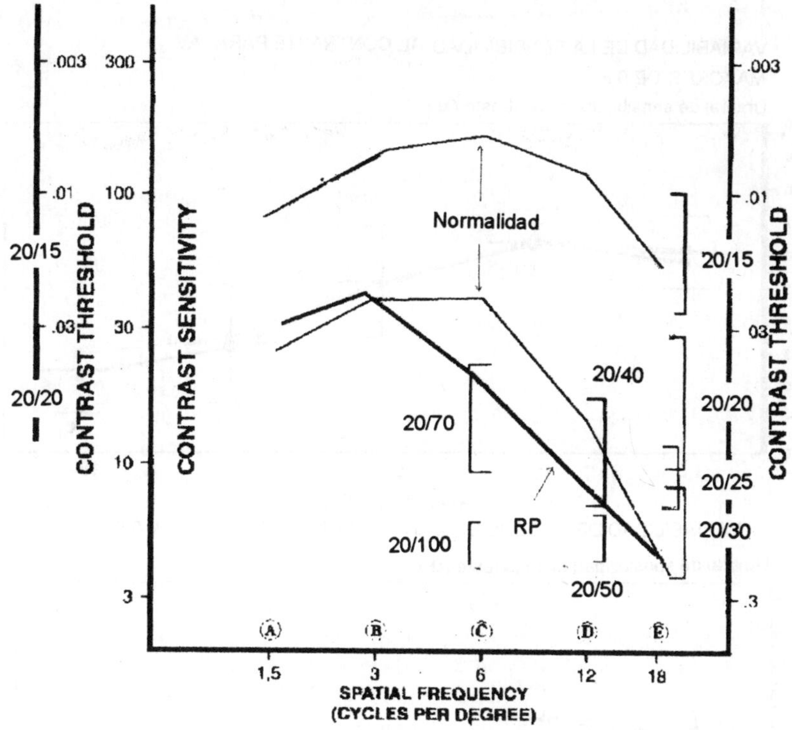

Gráf. 1. Prueba de sensibilidad al contraste VISTECH 6000. Disminución de la sensibilidad al contraste para todas las frecuencias espaciales, fundamentalmente medias y altas.

Estas exploraciones constituyen pruebas psicofísicas, y comparten con el resto de ellas la influencia de diversos factores; dentro de éstos se distinguen algunos que dependen del examinador y otros del paciente; entre estos últimos se señalan la edad del paciente, la presencia de opacidades de medios, la agudeza visual y la fijación, la conformación facial, la rapidez de respuesta, el nivel de atención íntimamente relacionado con el cansancio. También son importantes la experiencia anterior con la prueba, en menor medida los defectos refractivos y, con alguna controversia, la dilatación pupilar, entre otros. Existen a su vez variaciones circadianas de los resultados, dependientes, al menos en parte, de las condiciones de iluminación a que ha sido expuesta la retina antes de la determinación, así como también variaciones dadas por fluctuaciones de la función retinal durante la evolución de este trastorno, mientras que otras se asocian al estado general del paciente, tanto físico como psíquico, en el momento de realizar la prueba (10,11). Esto último ha llevado a utilizar las expresiones *good days* y *bad days*, de la literatura anglosajona, para ilustrar estas variaciones, por los propios pacientes.

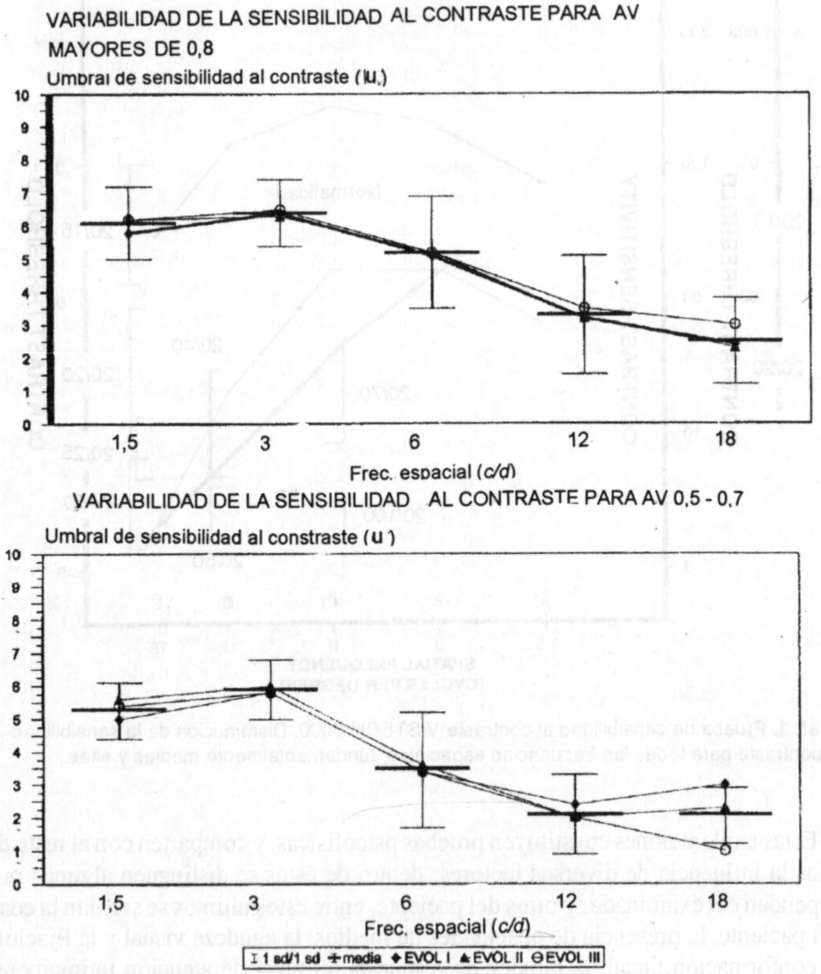

El examinador debe ser conocedor de estos múltiples factores y prestar atención al peso relativo que cada uno tiene en el resultado, para de esa manera poder controlarlos adecuadamente. También es importante la buena calibración de los equipos y así disminuir al máximo las inevitables diferencias entre examinadores, establecer parámetros de duración de la presentación del estímulo estático o de velocidad del movimiento del estímulo cinético adecuados a cada caso, así como su intervalo de aparición.

Este examen se ha visto beneficiado, en los últimos tiempos, por el uso de computadoras con programas de exploración, que excluyen hasta cierto punto la participación del explorador en la obtención de los resultados, permitiendo la cuantificación más precisa de los defectos, su comparación y la determinación de ciertas variables.

En la enfermedad que nos ocupa, sin embargo, el empleo de la perimetría estática computarizada resulta a veces laborioso, entre otras razones, por dificultades en la fijación, lo que prolonga la prueba. En algunos perímetros computarizados, se suma a este problema la necesidad de utilizar distintos programas de exploración para determinar las lagunas temporales o los escotomas anulares, típicos de esta enfermedad. Lo anterior es importante, ya que por ser la perimetría una prueba que refleja la progresión evolutiva del trastorno, hecho bien conocido por los pacientes, éstos llegan a realizarla con ciertos grados de expectativa y ansiedad, y si al utilizar un programa computarizado, se exploran grandes áreas por un largo tiempo, sin obtener una respuesta de visualización del estímulo, la ansiedad generada puede conspirar contra los resultados. Con ese objetivo varios autores han diseñado programas de exploración para perimetrías estáticas, que sin sacrificar en demasía la resolución de la prueba (distancia entre puntos de exploración) eviten el cansancio del paciente mediante una exploración más ágil.

Con el mismo objetivo se diseñó, por nuestro departamento, un programa de exploración para perimetría computarizada empleando el perímetro Pericom (PCL-90). Se programaron resoluciones de 3° de separación en la zona, por dentro de los 10°; a 6° entre los 10-30° del campo y de 12° por fuera de esa zona, y se excluyeron, al analizar una muestra de individuos normales, puntos con grandes fluctuaciones en sus valores. Con esta resolución tenemos un programa que permite la exploración satisfactoria del campo visual en un tiempo menor de 15 *min*, en pacientes con retinosis pigmentaria, incluso con el uso de programas con determinación de umbral (2).

Varios laboratorios fundamentalmente con propósitos investigativos, utilizan en la actualidad, la diferente sensibilidad espectral de los sistemas de bastones y de conos en perimetrías computarizadas. Se usan distintos grados de adaptación a la luz y estímulos cromáticos para determinar la relativa contribución de los sistemas escotópicos y fotópicos, en el resultado del campo visual (29, 35).

La importancia de la perimetría reside en el hecho de que, a diferencia del electrorretinograma que expresa la respuesta eléctrica en masa de un grupo de células, permite precisar la localización topográfica de los cambios funcionales en la retina. Con la utilización de esta última técnica de exploración descrita se puede, de manera similar a como se realiza en electrorretinografía, descomponer los sistemas escotópico y fotópico, lo que constituye un paso más en la diferenciación funcional de las distintas estructuras que participan en el proceso visual.

La perimetría cinética es, sin embargo, la preferida por muchos autores y también por nosotros para la exploración y seguimiento de estos pacientes, en la clínica diaria; aunque para propósitos investigativos o en casos seleccionados se use la perimetría computarizada.

Como adición a lo comentado con anterioridad, existen variaciones en la respuesta de los enfermos durante el examen, llamadas fluctuaciones a corto plazo y entre exámenes separados en el tiempo, o fluctuaciones a largo plazo, sin excluir las encontradas entre diferentes equipos y examinadores, y las causas por la experiencia del examinado.

En un estudio realizado por Heijl y colaboradores (20) en sujetos normales, se estimó que la variabilidad interexámenes, en los que realizaban por primera vez una perimetría estática computarizada, se estabilizaba por efecto del aprendizaje sólo después de la tercera prueba.

En las diferencias en los resultados no sólo influyen los factores mencionados con anterioridad, sino también fluctuaciones fisiológicas de la sensibilidad retinal o motivadas por diferentes mecanismos fisiopatológicos en diversas enfermedades (21, 32). Esto es especialmente cierto en personas que sufren de distrofias retinales y, dentro de éstas, en aquellos con mayor deterioro funcional. Estudios al respecto señalan 10 - 16 % de variabilidad interxamen en pacientes con retinosis pigmentaria y 2 - 4 % de variabilidad entre examinadores experimentados (32). En comparación, nuestros estudios reportan 12 % de variabilidad interexámenes con el uso de perimetría cinética en perímetro de Goldmann y estímulos V/4 (1). Sin embargo, existen otros autores que estiman que esta variabilidad pueda ser mayor, incluso del orden 50 % del campo visual remanente (23).

Por lo heterogéneo de este grupo de trastornos, reunidos bajo el nombre de Retinosis Pigmentaria, cuya diversidad incluye no sólo los aspectos genéticos, biomoleculares y estructurales, sino también funcionales, es ideal para estudios prospectivos controlados del campo visual, la determinación de las distintas variabilidades en cada caso, como información de base.

Defectos campimétricos

El estudio del campo visual constituye una prueba diagnóstica de suma importancia en esta enfermedad, sobre todo para aquellos colegas que no disponen del respaldo de un laboratorio de fisiología de la visión que realice pruebas electrofisiológicas y adaptométricas. Puede de hecho elevar el nivel de sospecha en tales circunstancias, sobre todo si sus hallazgos son característicos, lo que, unido a una fondoscopía sugerente, puede llegar casi a confirmar un diagnóstico presuntivo de retinosis pigmentaria, sin la necesidad absoluta del criterio de certeza de las pruebas electrorretinográficas. Por otra parte, en presencia de alteraciones electrorretinográficas y fondoscópicas poco definitorias, es indispensable para el diagnóstico positivo de retinosis pigmentaria y su diagnóstico diferencial.

Ya en 1901, Gonin (9) hizo algunas descripciones de las alteraciones del campo visual en pacientes con RP. En las formas típicas, en estadíos iniciales, los defectos pueden ser mínimos, por lo general depresiones localizadas en un área circular entre 20-25° y los 40°, correspondientes a la zona retinal donde son más severos los cambios distróficos, y luego por extensión de éstas, aparecen escotomas que, de su confluencia, conforman un escotoma circular o en anillo, en dicha área (25). Este escotoma anular se va ampliando, por lo general a mayor velocidad hacia la periferia que hacia la zona central, acompañándose esto de una contracción periférica, y puede qüedar una laguna de visión en el sector temporal, conectada o no con un islote central. En estadíos más avanzados se pierde tal conección y desaparece la laguna temporal, queda una zona central ovalada de visión que, en estadíos finales se reduce por dentro de los 5° como una visión tubular (25, 34). Eventualmente es imposible realizar la perimetría en estadíos finales.

Como se ha expresado, la evolución del daño del campimétrico corresponde por lo general a las zonas de daño retinal. Se ha tratado de dar explicación, de tal disposición topográfica, a las diferencias fisiológicas entre la zona central y las zonas ecuatoriales, fundamentalmente a la mayor dinámica del epitelio pigmentario (EP), que lo hace susceptible a fallar bajo la presión del proceso degenerativo que ocurre en los fotorreceptores en esas localizaciones. La característica mayor, la densidad de fotorreceptores bastones en esas regiones y que como es conocido se dañan más precozmente en estas distrofias, ha sido otra de las explicaciones. A la usual simetría de las lesiones retinales sigue, por lo general, la simetría de los campos visuales (Gráf. 3).

Existen otros defectos del campo visual, sobre todo en retinosis pigmentarias con afectación regional, en los cuales se describen por lo general pérdidas pseudoaltitudinales del campo que se mantienen estacionarias o con muy lenta evolución por un tiempo considerablemente largo, y que reflejan afectación predominante en los sectores inferiores de la retina.

Hemos observado en casos muy precoces, asintomáticos por completo, de familias con estos típicos cambios campimétricos, que los defectos comienzan como muy leves depresiones en el sector superior, pero en una zona muy cercana a la zona central, parecido a lo que sucede en las formas de distrofias conos-bastones (Gráf. 4). Estos cambios difusos o regionales, medidos mediante perimetrías escotópicas y fotópicas con estímulos cromáticos, han servido a distintos autores para poder establecer, junto con la electrorretinografía (Massof y Finklestein, Layness y colaboradores, Fishman y colaboradores), valiosas clasificaciones funcionales de la retinosis pigmentaria, que a pesar de la heterogeneidad del trastorno, mantienen por lo general bastante consistencia.

En el caso de las retinosis pigmentarias paravenosas, es típico que describan en el campo visual una copia de sus alteraciones retinales (Gráf. 5. Fig. 5 del capítulo V).

La progresión del trastorno, como se señaló anteriormente, puede ser estimada con el uso de la perimetría. Los estudios de evolución natural de Berson y colaboradores constituyen una importante referencia al respecto; ellos encontraron que en un período de observación de 3 años, 21 % de sus pacientes estaban peor, y 16 % mejor al año de seguimiento, y que 33 % se encontraba peor y 14 % mejor a los 3 años, para un promedio anual de pérdida de 4,6 % de sus campos visuales remanentes [5° en 3 años (7)].

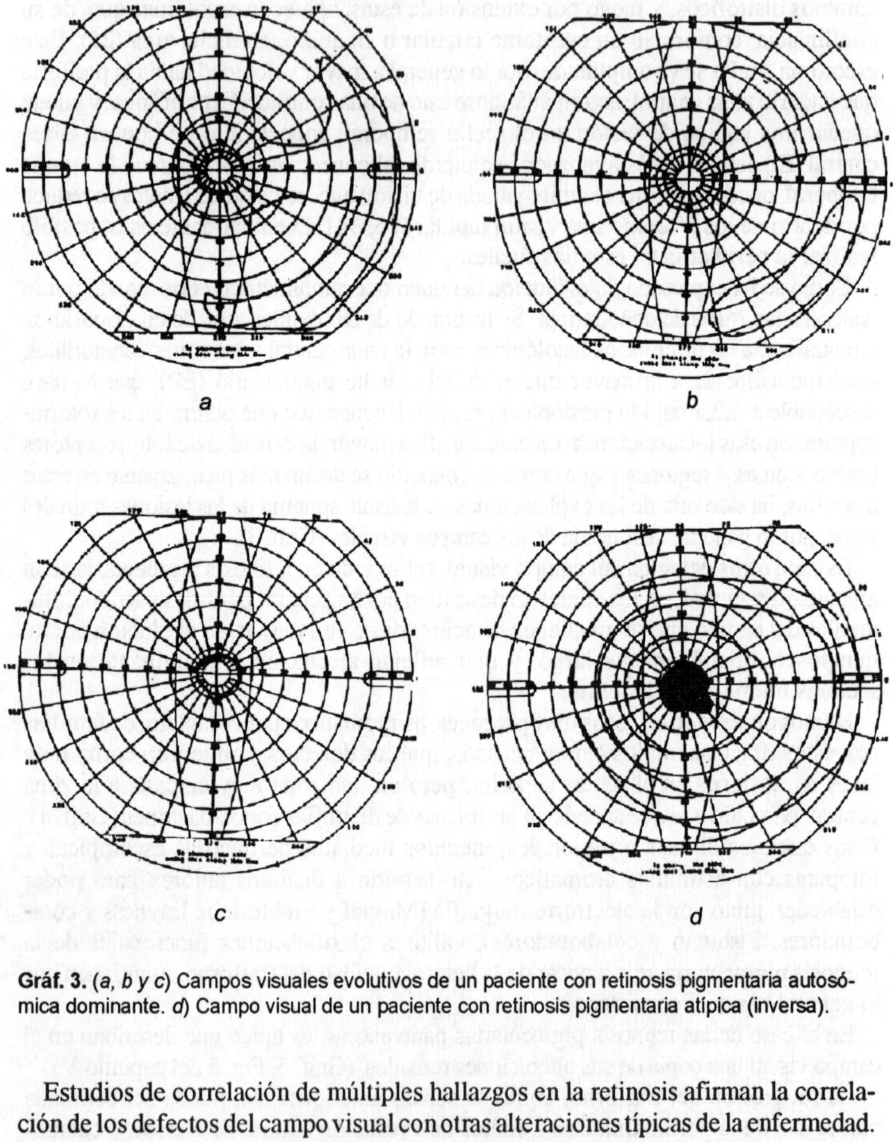

Gráf. 3. (*a, b y c*) Campos visuales evolutivos de un paciente con retinosis pigmentaria autosómica dominante. *d*) Campo visual de un paciente con retinosis pigmentaria atípica (inversa).

Estudios de correlación de múltiples hallazgos en la retinosis afirman la correlación de los defectos del campo visual con otras alteraciones típicas de la enfermedad. Pruett encontró una significativa correlación entre los hallazgos del fondo de ojo, particularmente de las zonas con cambios pigmentarios y los cambios en el campo visual, así como entre éste y la disminución de la agudeza visual (31), mientras que

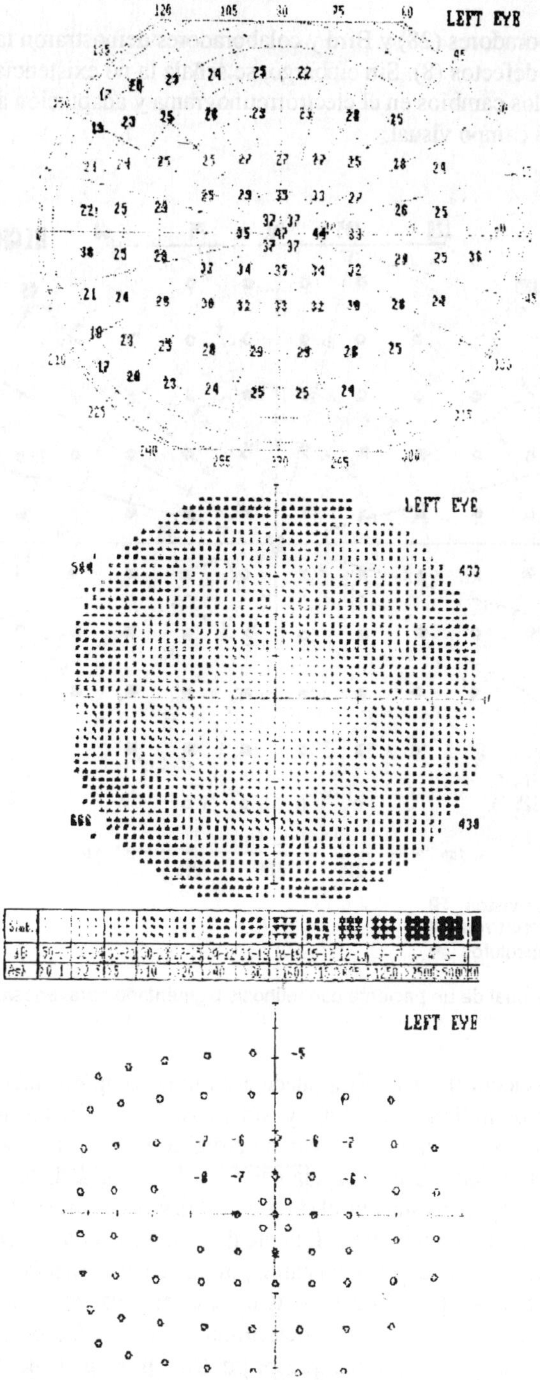

Gráf. 4. Campo visual de un paciente con retinosis pigmentaria autosómica dominante. Existe leve disminución de la sensibilidad retinal en un sector superior paracentral, entre los 10 y 20°.

Massof y colaboradores (28) y Bird y colaboradores demostraron la bilateralidad y simetría de los defectos (8). Sin embargo, se señala la no existencia de correlación esperada entre los cambios en el electrorretinograma y adaptación a la oscuridad, y los cambios del campo visual.

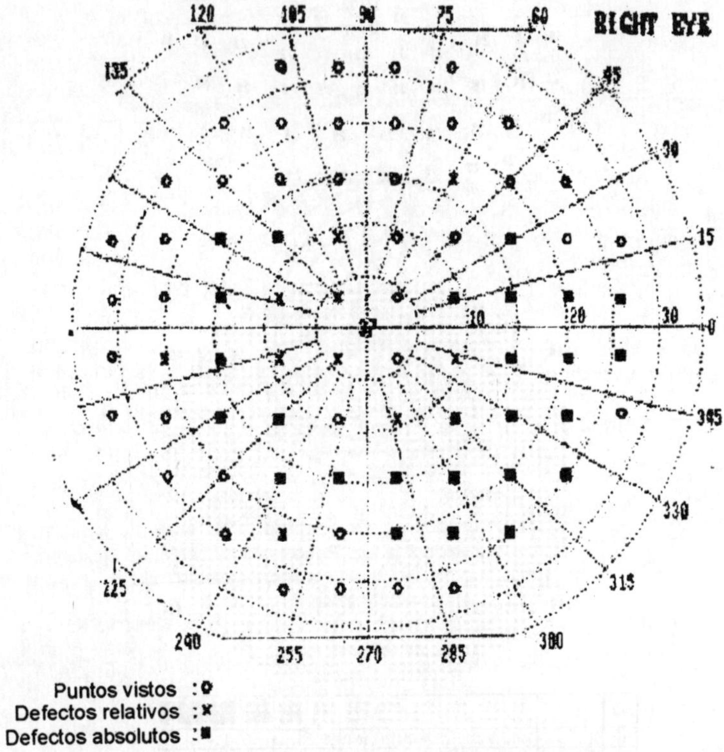

Gráf. 5. Campo visual de un paciente con retinosis pigmentaria paravenosa.

La respuesta electrorretinográfica puede estar muy comprometida por la sumatoria de la afectación de millones de células y, sin embargo, amplias zonas de la retina son aún funcionales y permiten medir un campo visual con áreas preservadas (Gráf. 6).

De otra manera sucede con la adaptación a la oscuridad, la cual puede estar relativamente más preservada que el campo visual, ya que basta con que ciertas áreas de la retina preserven un número suficiente de bastones, para que se demuestre esta falta de correlación. Ello explica, en parte, por qué pacientes, sobre todo con formas regionales de retinosis pigmentaria, llegan a edades y estadíos muy avanzados sin percatarse de sus defectos. Pero, si se determina el umbral adaptométrico en distintas localizaciones retinales, se obtiene que los puntos donde se encuentra preservado el

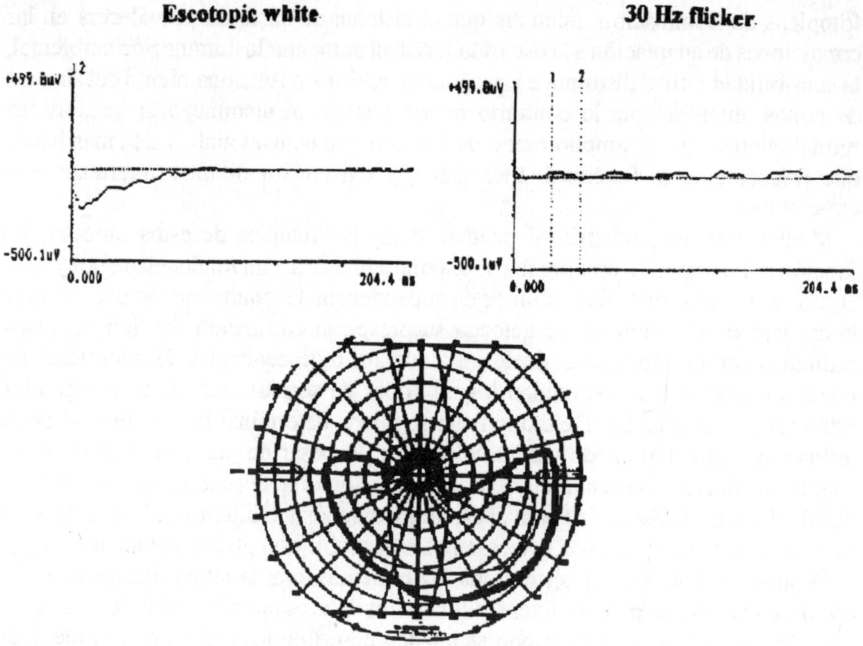

Gráf. 6. Electrorretinograma estandarizado, registro adaptado a la oscuridad al estímulo blanco y respuesta al flicker de 30 *Hz* adaptado a la luz. Respuesta de bastones inexistente y muy disminuida en amplitud, y prolongada en latencia la respuesta al flicker, lo que aparenta un contraste con la preservación del campo visual inferior.

campo visual coinciden topográficamente con aquellos sitios en la retina con más preservada sensibilidad.

Adaptometría

La mala visión nocturna o en condiciones de deficiente iluminación constituye el síntoma de presentación en la mayoría de las formas típicas de RP.

El sistema visual tiene la capacidad de modificar su sensibilidad en un rango de hasta un millón de veces, ante las condiciones cambiantes de iluminación, y se asegura de esta manera la óptima percepción de los estímulos luminosos. Estos cambios dependen de la dinámica, en función del tiempo, de la disponibilidad, regeneración y blanqueamiento del pigmento retinal, así como de otros factores dependientes de intrincados circuitos neuronales intrarretinales, cuya complejidad no permite su explicación en el presente capítulo.

Los sistemas de conos y de bastones reaccionan de distinta manera ante medios iluminados de forma diferente. El sistema de conos es mucho menos sensible que el sistema de bastones, por lo que será el sistema predominante en condiciones fotópicas de iluminación; mientras que el sistema de bastones prevalecerá en las condiciones de adaptación a la oscuridad. Así, al aumentar la iluminación ambiental, la sensibilidad retinal disminuye y asegura un adecuado funcionamiento del sistema de conos, mientras que lo contrario ocurre cuando se disminuye la sensibilidad retinal. Nótese que el amplio rango de función que ocupan ambos sistemas hacen que frecuentemente funcionen mezclados, y existan importantes interrelaciones entre ambos.

Mediante la adaptometría se pueden medir la dinámica de estos procesos en función del tiempo. En esta prueba se expone a la retina a un fondo adaptador y, con el uso de distintos tipos de estímulos en dependencia del equipo que se use, se mide la capacidad del individuo de detectar su presencia en función del tiempo. Estos estímulos son presentados a niveles ascendentes o descendentes de intensidad, de manera similar a como se miden los umbrales de sensibilidad en las perimetrías estáticas ya comentadas. De esa manera se puede determinar la sensibilidad de la retina para un determinado campo adaptador. A pesar de que se puede medir la adaptación del sistema visual a la claridad, por la importancia que tienen los procesos de adaptación a la oscuridad para el estudio y diagnóstico diiferencial de la RP y de otras distrofias retinales, nos dedicaremos a describir esta prueba solamente.

Después de haberse expuesto a una luz blanqueadora, la retina mantenida en la oscuridad habrá recuperado su sensibilidad a los valores iniciales, aproximadamente a los 45 *min*. Durante este período se pueden describir dos fases: en la primera, la sensibilidad retinal aumenta discretamente en 2,5 - 3,5 *ulog*, fase dominada aún por el sistema de conos y que dura alrededor de 4 - 5 *min*, y luego existe un aumento importante, más prolongado y mantenido de la sensibilidad retinal en casi 5 *ulog*., fase correspondiente a la participación del sistema de bastones. Este umbral terminal se alcanza a los 30-45 *min* como se mencionó con anterioridad (Gráf. 7).

Representadas en una curva en función del tiempo, por tener las dos fases pendientes diferentes, se puede apreciar un punto de demarcación entre ambas, al que se denomina punto α o punto de ruptura de conos (del inglés *cone break point*). Este punto representa el umbral de sensibilidad del sistema de conos y se encontrará elevado en las distrofias en que exista compromiso de este sistema. Por otra parte, cuando exista un compromiso del sistema de bastones habrá una elevación del umbral terminal y, logicamente, combinaciones de ambas en aquellos casos en que los dos sistemas se encuentren afectados (Gráf. 7).

Uso de la adaptometría en la retinosis pigmentaria

Como se mencionó con anterioridad, la mala visión nocturna constituye el síntoma característico de la RP. La adaptometría desempeña un papel fundamental, cuando se necesita esclarecer en la clínica un diagnóstico dudoso de distrofias relacionadas con la retinosis pigmentaria, o cuando sea necesario precisar evolutivamente el comportamiento de la sensibilidad retinal de un paciente determinado, por lo general con fines investigativos o para detallar incapacidad.

En las formas típicas de retinosis pigmentaria y en períodos iniciales, el umbral en la fase de bastones se encuentra elevado con relativa preservación de la fase de conos. Evolutivamente, existirá elevación del punto α y del umbral terminal hasta describir una curva plana, donde no existen cambios en la sensibilidad retinal después del blanqueamiento, al estar en esos estadíos la retina dominada por el sistema de conos.

Curva adaptométrica normal

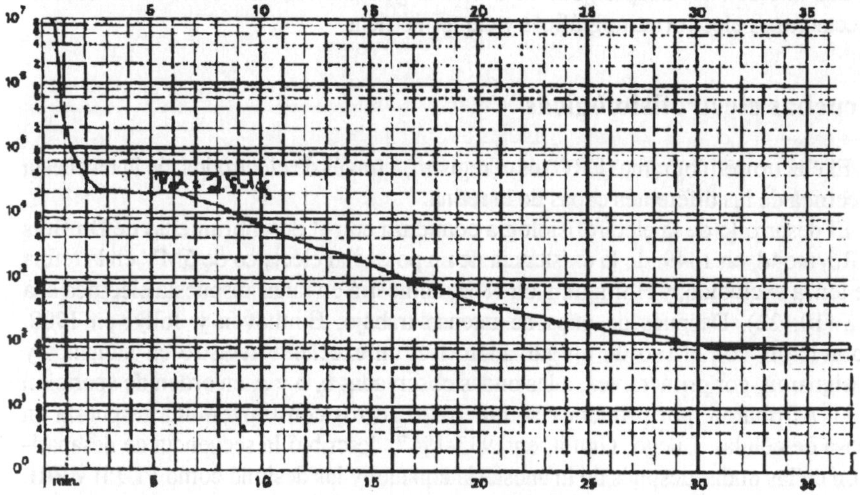

Curva adaptométrica de paciente con RP autosómica dominante

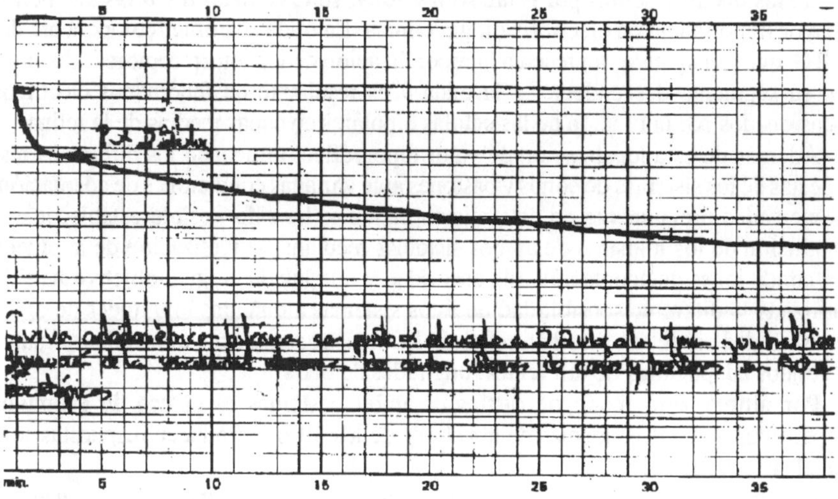

Gráf. 7. Curva adaptométrica normal (*a*), y en un paciente con retinosis pigmentaria típica (*b*).

Se debe mencionar que en las adaptometrías clínicas, por lo general, se aguardan de 30 - 45 *min* en la realización de la prueba, pero, si se prolongara la exploración en el tiempo, se asistiría, en muchos casos, a la recuperación tardía y parcial de la sensibilidad retinal, en correspondencia con el número de bastones aún funcionales. También resulta interesante el hecho de que, al realizar la adaptometría mediante programas de exploración especiales, distintas zonas de la retina puedan tener diferentes umbrales, lo cual ha sido correlacionado con las formas regional y difusa de RP, ya mencionadas en este capítulo.

Las alteraciones adaptométricas descritas guardan estrecha correlación con las afectaciones electrorretinográficas y campimétricas.

Pruebas electrofisiológicas

El electrorretinograma (ERG) es el registro, a través de electrodos, de la respuesta eléctrica de las diferentes capas de la retina.

El desarrollo de la electrofisiología comienza con el descubrimiento de Du Bois y Reymond, en 1849, de la existencia de un potencial eléctrico de 6MV en la retina de tenca excindida; y Holmgren, en 1865, demostró en ranas respuesta eléctrica a la luz (10, 22). Después de años de intenso trabajo, Einthoven y Jolly, en 1908, obtuvieron, con el uso de un galvanómetro, un excelente registro en humanos y designaron, por primera vez, a las ondas observadas *a, b* y *c*, en orden de aparición (11). Afirmaron, por primera vez, que los registros constituyen una respuesta en masa de células. Luego, Granit, en 1933-1947, describió la secuencia de desaparición de las ondas después de la anestesia con éter y las designó como PI, PII y PIII. Estos dos últimos descubrimientos se consideran básicos en electrofisiología y mantienen toda su vigencia en la actualidad (13).

De las ondas descritas por Einthoven y Jolly, son las ondas *a* y *b* las que tienen mayor importancia en electrofisiología clínica. La onda *a*, primer componente del ERG, que es negativo, representa la reporalización de los fotorreceptores, al menos en su segmento descendente, y la onda *b* es resultante de fenómenos eléctricos ocasionados por la función de las células bipolares en capas medias de la retina.

Además de esta localización de valor topográfico, utilizando las diferentes respuestas de los sistemas de conos y bastones ante variadas condiciones de adaptación, comentadas previamente en este mismo capítulo, ha sido posible establecer una distinción de los registros de ambos sistemas mediante la realización de la prueba en condiciones de adaptación a la oscuridad y a la luz. Con igual objetivo ha sido utilizada la diferente sensibilidad de estos sistemas a distintas longitudes de onda, sensibilidad espectral, y se han refinado los registros mediante el uso de estímulos y fondos adaptadores de diferentes longitudes de onda.

Por último, otro modo de distinguir ambos sistemas es el uso de estímulos repetitivos que, a frecuencias de alrededor de los 30 *Hz*, producen respuestas sólo en el sistema de conos.

El ERG constituye una prueba sensible y objetiva, pero su preparación y realización requiere de extremo cuidado para que no se introduzcan distorsiones de sus resultados.

Aun tomándose todos los cuidados, los registros electrofisiológicos dependen de las condiciones de cada laboratorio, por lo que cada uno debe establecer valores normales de sus registros, los cuales se deben acotar en los resultados de los registros.

Para obtener registros comparables entre distintos laboratorios, el Comité Internacional para la Estandarización del Electrorretinograma de la Sociedad Internacional de Electrofisiología de la Visión, propuso un grupo de medidas para la realización de las pruebas básicas en electrofisiología clínica (27). Para la correcta interpretación de los resultados es útil que se conozcan tales normas, por lo que a continuación se exponen resumidamente.

Pruebas propuestas

1. Respuesta escotópica: se utilizan estímulos luminosos tenues, mediante la atenuación con filtros de densidad neutra del flash estándar (de una luminancia de 1,5 - 3 *cd/m*) en 2,5 *ulog* y un mínimo intervalo entre flashs de 2 *s*. Serán estímulos blancos o azules equivalentes, con una luminosidad por debajo del umbral de conos y en condiciones de adaptación a la oscuridad o condiciones escotópicas. Con este registro se obtienen respuestas del sistema de bastones. Se recomienda que sea la primera en medirse, por ser la más sensible a la adaptación a la luz.
2. Respuesta máxima: se usan estímulos blancos fuertes, no atenuando el flash estándar, en condiciones escotópicas. Con este registro se obtienen respuestas con participación de ambos sistemas.
3. Respuesta fotópica: se emplean estímulos no atenuados, blancos o rojos, en condiciones de adaptación a la claridad por 10 *min* (17-34 cd/m^2) o fotópicas. Con este registro se obtienen respuestas del sistema de conos.
4. Potenciales oscilatorios: se registran en la oscuridad con el propio flash estándar, pero con el uso de filtros electrónicos para de esa manera obtener un filtraje de banda de 75 ó 100 - 300 *Hz*. Se deberán separar los flashs a 15 *s*, ya que los potenciales oscilatorios cambian su morfología con el tiempo y sólo se deberá promediar el segundo o el tercer flash.
5. Respuesta al flicker (conos): se utiliza para obtener la respuesta de conos a un flash que parpadea a una frecuencia de 30 *Hz* aproximadamente. Este registro se puede hacer con distintas condiciones de adaptación (17-34 cd/m^2).

Se utiliza un estimulador Ganzfeld que asegura una iluminación homogénea de la retina y electrodos corneales de preferencia. Los electrodos de referencia se colocan en región frontal o en reborde orbitario del ojo a explorar, y el negativo en región frontal o lóbulo de la oreja. Tanto éste como el de referencia, deben tener como mínimo 10 $k\Omega$ de resistencia, medida de 30 - 200 *Hz*. La impedancia del preamplificador debe ser de al menos 1 $m\Omega$. Los pacientes deberán tener una dilatación pupilar máxima y, cuando no sea así, notificarlo y someterlos a una adaptación inicial a la oscuridad de 20-30 *min*. Si existiera preexposición a una angiografía fluoresceínica o retinográfica se necesitará de una hora de adaptación.

Utilidad del electrorretinograma en la retinosis pigmentaria

El electrorretinograma constituye una prueba indispensable para la confirmación del diagnóstico de esta enfermedad. Se muestra alterado desde fases precoces del trastorno, cuando otras pruebas son completamente normales. Se estima que para las formas recesivas ligadas al cromosoma X son alterados lo registros antes de los 6 años de edad, mientras que para las demás formas de herencia, antes de los 12 años.

Las alteraciones fundamentales en estadíos precoces son la disminución en amplitud de la onda *b* de la respuesta escotópica, con preservación en grado variable de la respuesta fotópica y al flicker. En estadíos algo más avanzados, ambas respuestas están afectadas de diversa manera, predominando en las formas típicas, los registros en los que el sistema escotópico se encuentra más alterado que el fotópico (forma bastones conos) y se observa disminución marcada de la onda *a*, que indica participación de fotorreceptores en el proceso (Gráf. 8). En otras formas de retinosis pigmentaria atípicas, pudiera existir un compromiso mayor del sistema de bastones, por lo que se han denominado distrofias conos-bastones, grupo en el que se confunden un conjunto de enfermedades con igual patrón (ver capítulo VIII).

En estadíos algo más avanzados, se obtienen mínimas respuestas electrorretinográficas apenas diferenciables con el ruido, por lo que se consideran registros abolidos, típicos de la enfermedad.

Se han descrito electrorretinogramas de familias con RP y otras distrofias retinales, en los cuales la onda *b* de la respuesta máxima y fotópica se encuentra disminuida de manera desproporcionada al compararla con la onda *a*, por lo que se les denomina ERG de configuración negativa (9). Existen elementos que indican una participación de las capas medias e internas de la retina en el proceso degenerativo. Por otra parte, diversos grados de alteración del ERG, fundamentalmente disminución de las amplitudes de las respuestas a niveles subnormales, han sido descritos en portadoras de familias con retinosis pigmentaria autosómica recesiva ligada al cromosoma X.

Estableciendo correlaciones entre los hallazgos electrorretinográficos y otras características clínicas, fundamentalmente el campo visual, se han asentado distintas clasificaciones funcionales de la RP (ver capítulo V). Massof y Finkelstein, en 1981, designaron un tipo I de retinosis pigmentaria en el que había pérdida difusa de la función de bastones, acompañada de pérdida progresiva de la función de conos; y un tipo II en el que existía afectación regional con pérdidas equivalentes de las funciones de conos y de bastones medidas mediante el ERG. Estos dos tipos son similares a los tipos difuso (*d*) y regional (*r*) de Lyness y colaboradores, 1985.

Fishman, en 1985, propuso 4 tipos de RP autosómica dominante, en orden decreciente de severidad mediante ERG y determinación de umbrales escotópicos. El tipo I de su clasificación es equivalente al I de Massof y Finkelstein, mientras que los tipos II y III al tipo II de éstos, siendo este último grupo los casos referidos como "RP en sector", donde existe compromiso regional de una zona de la retina medida por el ERG con función de bastones subnormales y la de conos normal.

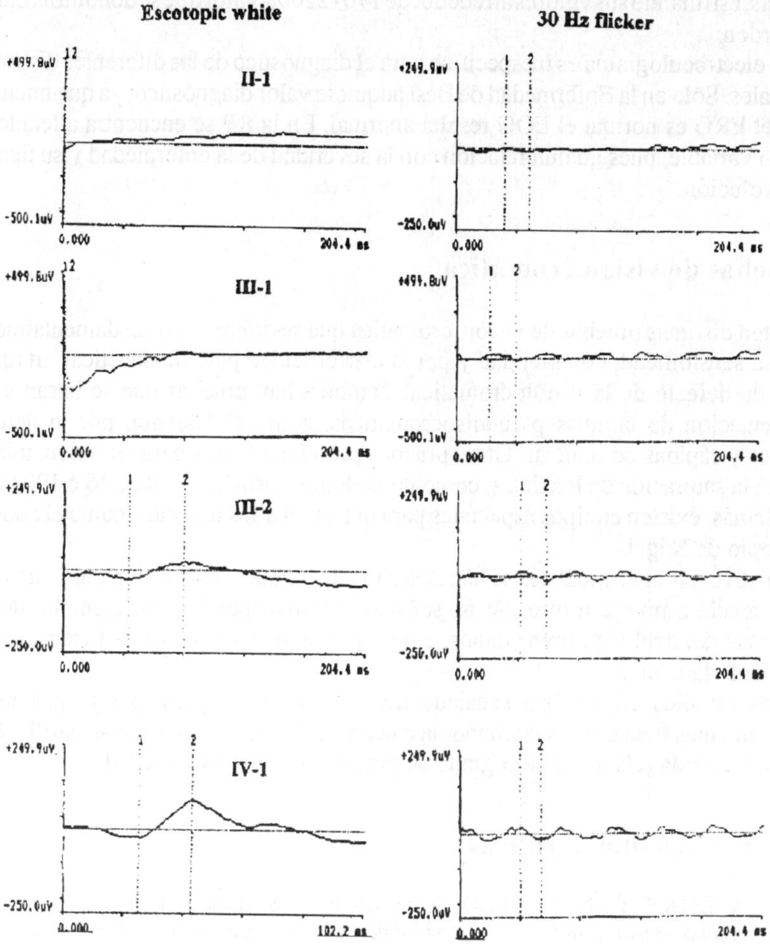

Gráf. 8. Electrorretinogramas estandarizados de pacientes con retinosis pigmentaria en diferentes estadíos evolutivos.

Electroculograma

Mediante el electroculograma (EOG) se puede medir la función del epitelio pigmentario. Esta prueba consiste en el registro de los cambios del potencial eléctrico al mover los ojos en una u otra direcciones a lo largo del meridiano horizontal, en distintas condiciones de adaptación a la luz.

Los registros se realizan durante ambas fases, de adaptación a la oscuridad y luego a la luz; las ondas en esta última fase son aproximadamente el doble en amplitud a las registradas durante la oscuridad. Arden calculó la relación entre ambas, estimando sus valores alrededor de 170-220%, valor que se denomina índice de Arden.

El electroculograma es inespecífico para el diagnóstico de las diferentes distrofias retinales. Sólo en la Enfermedad de Best adquiere valor diagnóstico, ya que mientras que el ERG es normal el EOG resulta anormal. En la RP se encuentra alterado en grado variable, pues guarda relación con la severidad de la enfermedad y su tiempo de evolución.

Pruebas de visión cromática

Existen distintas pruebas de visión cromática que se diferencian fundamentalmente por su sensibilidad, complejidad y por la especificidad para diagnosticar un tipo u otro de defecto de la visión cromática. También hay pruebas que se basan en la presentación de láminas pseudoisocromáticas, como el Ishihara, por lo general fáciles y rápidas de realizar. Otras pruebas presentan fichas para su ordenamiento según la saturación de los tintes, como las de Farnsworth Munsell de 16 ó 100 tintes y, además, existen equipos especiales para determinar los defectos, como el anomaloscopio de Nagel.

En diversas enfermedades se han descrito alteraciones de la visión cromática con preferencia a un eje u otro. Se ha señalado la predisposión, por ejemplo, de los sistemas del azul a distintos daños, como, por citar una enfermedad frecuente, el caso del glaucoma.

Los estudios en RP han señalado diversos defectos, pero, por lo general el trastorno más frecuente es la tritanopía o mala visión en el eje del azul-amarillo. Este defecto guarda relación con el grado de progresión de la enfermedad.

Referencias bibliográficas

1. ALEMÁN, T.; N. MORENO; A. BARRIENTOS: *Estudio de la variabilidad del campo visual y del test de sensibilidad al contraste en pacientes con retinosis pigmentaria*, V Taller Nacional de Retinosis Pigmentaria, Ciudad de La Habana, dic. 13-16, 1995.
2. ALEMÁN, T.; M. MORENO; A. BARRIENTOS; C. PURÓN: *Programa de perimetría computarizada para su uso en la evaluación de pacientes con retinosis pigmentaria*, V Taller Nacional de Retinosis Pigmentaria, Ciudad de La Habana, dic. 13-16, 1995.
3. ALEXANDER, K. R.; L. P. HUTMAN; G. A. FISHMAN: "Dark-Adapted Foveal Thresholds and Visual Acuity in Retinitis Pigmentosa, *Arch. Ophthalmol.* 104:390-394, March 1986.
4. ALEXANDER, K. R.; D. J. DERLACKI; G. A. FISHMAN; J. P. SZLYK: "Grating, Vernier, and Letter Acuity in Retinitis Pigmentosa", *Invest. Ophthalmol. Vis. Sci.* 33(12): 3 400-3 406, Nov 1992.
5. ALEXANDER, K.; D. DERLACKI; G. FISHMAN: "Contrast Threshold for Letter Identification in Retinitis Pigmentosa; *Invest. Ophthalmol. Vis. Sci.*, 33(6): 1 846-1 852, May 1992.

6. BERSON, E. L.: "Visual Function Testing: Clinical Correlations", *Journal of Clinical Neurophysiology* 11(5):472-481.
7. BERSON, E., *et. al.*.: Natural Course of Retinitis Pigmentosa Over a Three-Year Interval, *AJO* 99:240-251, March 1985.
8. BIRO, I.: "Symmetrical Development of Pigmentation as a Specific Feature of the Fundus Pattern in Retinitis Pigmentosa", *Am. J. Ophthalmol"*, 55:1 176-1 179, 1963.
9. CIDECIYAN, A.; S. G. JACOBSON: "Negative Electrorretinograms in Retinitis Pigmentosa", *Invest. Ophtalmol. Vis. Sci.* 34: 3 253-3 263, Nov., 1993.
10. DU BOIS-REYMOND, E.: "Un tersuchungen u ver die terische Elektrizitat", *Reumer G.* vol. 2. p. 256, Berlín, 1849.
11. EINSTHOVEN, W.; W. JOLLY: "The Frorm and Magnitude of the Electrical Response of the Eye to Stimulastion at Various Intensities", *Q. I. Exp. Physiol.* 1:373-416, 1908.
12. GONIN, J.: "Le scotome annulaire dans la degenerescence pigmentaire de la retina", *Ann Oculist.* 125:101-130, 1901.
13. GRANIT, R.: *Sensory Mechanisms of the Retina with and Appendix on Electroretinography*, University Press,, London, Oxford, 1947.
14. HAAS, A.; J. FLAMMER; U. SCHENEIDER: "Influence of Age on the Visual Fields of Normal Subjects", *Am. J. Ophthalmol.*, 101:199-203, Feb., 1986.
15. HARRINGTON, D. O.: *Campos visuales, texto y atlas de perimetría clínica*, p. 149, Ed. Médica Panamericana, Buenos Aires, 1979.
16. _________: *Factores fisiológicos y psicológicos en el examen del campo visual*, p. 95, Ed. Médica Panamericana, Buenos Aires, 1979.
17. _________: *Opacidades de los medios y su efecto sobre los campos visuales*, p. 132-133, Ed. Médica Panameriacna, Buenos Aires, 1979.
18. HECKENLIVELY, J. R. *et al.*: "Retinitis Pigmentosa in the Navajo", *Metab. Pediatr. Syst. Ophthalmol.* 5: 201-206, 1981.
19. HECKENLIVELY, J. R.: "Clinical Findings in Retinitis Pigmentosa", *Retinitis Pigmentosa*, pp. 77-79, J. B. Lippincott Company, Filadelfia USA, 1988.
20. HEIJL, A.; G. LINDGREN; J. OLSSON: "The Effect of Perimetric Experience in Normal Subjects", *Arch. Ophthalmol.* 105:1 544-1 549, 1987.
21. _________: "Normal Variability of Static Perimetric Threshold Values Across the Central Visual Field", *Arch. Ophthalmol.* 107:81-86, Jan 1989,
22. HOLMGREN, F.: *Om retinastrome. Ups Lakareforenings Forch* 1:177-191,, 1865.
23. JACOBSON, S. G.: *Variability of Visual Field Measurement in Retinitis Pigmentosa*, (personal communication), Philadelphia, 1995.
24. KATZ, J.; A. SOMMER: "A Longitudinal Study of the Age-Adjusted Variability of Automated Visual Fields", *Arch. Ophthalmol.* 105:1 083-1 089, Aug 1987.
25. KRAUSS, H. R.; J. R. HECKENLIVELY: "Visual Field Changes in Cone-Rod Degenerations", *Arch. Ophthalmol.* 100:1 784-1 790, 1982.
26. MARMOR, M. F.: "Visual Loss in Retinitis Pigmentosa", *Am. J. Ophthalmol.* 89: 692-698, 1980.
27. MARMOR, M.; G. B. ARDEN; S. E. NILSSON; E. ZRENNER: "Standard for Clinical Electrophysiology", *Arch. Ophthalmol.* 107:816-819, 1989.
28. MASSOF, F. W. *et. al.*.: "Bilateral Symmetry of Vision Disorders in Typical Retinitis Pigmentosa", *Br. J. Ophthalmol.* 63:90-96, 1979.
29. _________: "Subclassifications of Retinitis Pigmentosa from Two Colors Scotopic Static Perimetry", *Doc. Ophthalmol.*, Pro 10c. Ser. 26: 219-225, 1981.

30. PLANT, G.: "Temporal Properties of Normal and Abnormal Spatial Vision", *Vision and Visual Disfunction*, Mac Millian Press LT, PP. 43-63,York University, Ontario Canada, 1991.
31. PRUETT, R. C.: "Retinitis Pigmentosa: Clinical Observations and Correlations", *Trans. Am. Ophthalmol. Soc.* 81:693-735, 1983.
32. ROSS, D. F. *et. al*: "Variability of Visual Field Measurements in Normal and Patients with Retinitis Pigmentosa", *Arch. Ophthalmol.* 102:1 004-1 010, 1984.
33. Shapley, R.: "Neural Mechanism of Contrast Sensitivity", *Vision and Visual disfunction*, Mac Millian Press LT pp. 290-305, York University, Ontario Canada, 1991.
34. SUNGA, R. N.; LL. SLOAN: "Pigmentary Degeneration of the Retina: Early Diagnosis and Natural History", *Invest. Ophthalmol.* 6:309-325, 1967.
35. YAGASAKI, K.; S. G. JACOBSON; P. APATHY; R. W. KNIGHTON: "Rod and Cone Psycophysics and Electroretinography: Methods for Comparison in Retinal Degenerations", *Doc. Ophthalmol.* 69:119-130, 1988.

CAPÍTULO VIII

Diagnóstico diferencial

Natacha Moreno Perdomo

Diferenciar las distrofias de la retina y, en específico, de la Retinosis Pigmentaria (PR) requiere no sólo del conocimiento de un amplio grupo de enfermedades que en mayor o menor medida tienen puntos de convergencia, sino también, con frecuencia, de la observación evolutiva de éstas, como única vía para poder llegar al diagnóstico final.

Entre los aspectos importantes a considerar se encuentran:

1. Detallado interrogatorio que debe incluir el primer síntoma y su fecha de inicio, comportamiento en el tiempo de la enfermedad desde su comienzo, afectaciones extraoculares que puedan formar parte de síndromes, así como un minucioso conocimiento de la historia familiar que debe tener en cuenta la existencia o no de consanguinidad.
2. Resultados de los diferentes exámenes oftalmológicos, entre los que tienen prioridad la agudeza visual mejor corregida, la perimetría, el electrorretinograma (ERG), pruebas de visión cromática y, si fuera necesario, el electrooculograma (EOG), adaptometría y angiografía fluoresceínica.
   Teniendo en cuenta el amplio número de enfermedades que se exponen a continuación, al hacer referencia a los diferentes tests diagnósticos sólo se hace en forma muy general, lo cual facilitará su rápida comprensión; para obtener mayores detalles de cada una, el lector deberá utilizar literatura especializada en este tema.
3. Un completo examen ocular que incluya biomicroscopia del segmento anterior y del posterior.

No siempre se llega al diagnóstico a pesar de seguir los pasos descritos, por lo que se debe continuar el estudio:

1. Examen de otros familiares.
2. Repetir los exámenes evolutivamente.

3. Explicar al paciente la imposibilidad de ofrecer un diagnóstico exacto y ubicarlo dentro de alguna amplia clasificación de las distrofias.

Es importante el profundo conocimiento de la retinosis pigmentaria para su diferenciación con las demás enfermedades oculares, que pudieran prestar confusión en un momento determinado.

Para hacer el diagnóstico diferencial de la retinosis pigmentaria, dado el amplio grupo de distrofias y otras enfermedades que se deben descartar, es mejor comenzar con una clasificación de modo organizativo de éstas.

La clasificación que a continuación se presenta, no puede ser considerada como una forma nueva de clasificar estas entidades, sino como un esquema sencillo que permite una mejor organización para enfrentar la diferenciación de este amplio número de enfermedades. Sólo se tendrán en cuenta aquellas afectaciones que por similitud, tanto en sintomatología como en los exámenes, sean capaces de ofrecer dudas diagnósticas; por lo que en cada subdivisión pueden quedar algunas afecciones a las que no se hacen referencias. También se considerarán diferentes variantes de la retinosis pigmentaria, que resultan más difíciles de diferenciar que las formas típicas de ésta.

1. Distrofias vitreorretinales:
   - Distrofia de Goldmann-Favré.
   - Retinosquisis juvenil.
2. Enfermedades con nictalopías congénitas:
   - Nictalopía congénita esencial.
   - Distrofias *albipuntata* estacionaria y progresiva.
3. Distrofia progresiva de conos.
4. Distrofias del epitelio pigmentario:
   - Fondo *flavimaculatus*.
   - Enfermedad de Stargardt.
   - Distrofias a patrón.
5. Distrofia de coroides:
   - Distrofias maculares (aerolar central)
   - Distrofias peripapilares.
   - Distrofias paramaculares.
   - Atrofia gyrata.
   - Coroideremia.
   - Miopía degenerativa.
6. Enfermedades infecciosas e inflamatorias:
   - Sífilis.
   - Rubéola y otras enfermedads virales.
   - Paperas.
   - Sarampión.
   - Coroiditis serpiginosa.

7. Cistinosis.
8. Medicamentosas:
   - Cloroquina e hidroxicloroquina.
   - Fenotiazinas.
9. Cambios pigmentarios seniles.
10. Traumatismos.
11. Enfermedad de Coats.
12. Afecciones oclusivas vasculares.
13. Abetalipoproteinemia o Síndrome de Bassen-Kornzweig.
14. Nutricional: déficit de vitamina A.

Distrofias vitreorretinales

Distrofia de Goldmann-Favré

Sus puntos de posible confusión con la retinosis pigmentaria están en el carácter hereditario, la edad de comienzo, la nictalopía, algunos aspectos del fondo de ojo, el ERG y la adaptometría, que hacen realmente muy difícil su diferenciación. Para ello es importante la visualización de la esquisis, tanto foveal como periférica.

Esta enfermedad de herencia autosómica recesiva, se inicia en la primera o segunda décadas de la vida; su primer síntoma es la nictalopía, por lo cual se puede pensar en una retinosis pigmentaria; además, se asocia a disminución de agudeza visual (AV), en relación con la retinosquisis foveal y por la distrofia de fotorreceptores que presenta. Los cambios que se producen son de forma lenta (8).

Examen ocular

Opacidad del cristalino.
Bandas y velos vítreos.
Cambios quísticos maculares, que se pueden asociar a membranas epirretinales.
Retinosquisis periférica y foveal.
Cambios pigmentarios periféricos similares a la retinosis pigmentaria.
Palidez del nervio óptico y atenuación de los vasos.

Otros exámenes

Visión cromática: anormal (en dependencia del daño macular), con predominio del defecto azul-amarillo cuando se usa el Farnsworth-Munsell 100 (F-M 100).
Adaptometría: muy anormal en las dos fases.

ERG: muy subnormal, a veces plano, con afectación tanto el sistema de conos como en el de bastones; lo que hace muy difícil la diferenciación con la retinosis pigmentaria.
EOG: anormal (importante para diferenciarlo de la esquisis), pero no resulta tan característico como el daño en el ERG.
Campo visual (CV): defecto central y periférico a causa de la esquisis, reducción periférica y anular por la disfunción de bastones-conos.

Retinosquisis juvenil

Esta afectación vitreorretinal de carácter heridario, se hereda en forma recesiva ligado al cromosoma X, es bilateral y se produce afectación en la agudeza visual central por la esquisis foveal que caracteriza la enfermedad.

La afección aparece por la separación que se produce en la capa de fibras nerviosas, con formación de pequeños quistes y con frecuencia la atrofia de dicha capa retineana. Su progresión resulta rápida durante los primeros 5 años, para tornarse más lenta después. Su posible asociación con la retinosis pigmentaria, está relacionada con algunas características del fondo de ojo y su carácter hereditario.

Examen ocular

Al examinar el fondo de ojo, se encuentra la esquisis foveal, que puede resultar parecida con un Edema Quístico Macular. En los casos típicos el patrón es estrellado, lo cual puede variar dada la atrofia del EP y las pigmentaciones que se producen (esto puede hacer pensar en la retinosis pigmentaria). Además, se observa en más de 50% la esquisis a nivel periférica, bilateral a nivel de los cuadrantes inferotemporales, lo que nos facilita la confirmación del diagnóstico. Se puede ver la presencia de agujeros en la capa interna de la esquisis (menos frecuente en la externa), lo cual asociado con los importantes cambios vítreos que se producen provoca, en algunos pacientes, un desprendimiento de retina. En relación con los vasos, estos se encuentran a nivel de las capas internas de aspecto esclerosados, asociados, en ocaciones, a la presencia de neovascularización, que es responsable de la aparición de hemorragias vítreas. En relación con el nervio óptico, se presenta una atrofia parcial, que hace recordar los cambios de éste en la retinosis pigmentaria (21).

Otros exámenes

AV: se encuentra afectada en la medida que se afecte la región foveal por la esquisis, aunque puede ser empeorada por la presencia de hemorragia vítrea.
Visión cromática: se afecta en relación con la esquisis foveal. Aparece un defecto del azul-amarrillo con el F-M 100.
CV: el escotoma está en relación directa con la esquisis foveal y periférica.

ERG: es el test que ayuda más en la diferenciación de estos pacientes, pues, a diferencia de la retinosis pigmentaria, donde aparece plano (generalmente), aquí sólo se observa una afectación de la onda *b*, mientras la *a* puede estar sólo ligeramente afectada o estar dentro de los parámetros de la normalidad. La reducción en la onda *b* explicaría el daño a nivel de las células de Muller. No obstante, un ERG subnormal también puede estar presente en la retinosis pigmentaria, principalmente en etapas iniciales o en formas atípicas de ésta (1).
EOG: es normal, lo cual nos ayuda a comprobar el diagnóstico.
Angiografía fluoresceínica: defecto en ventana relacionado con la atrofia del EP en el área de la esquisis (1).

Enfermedades de nictalopía congénita

Nictalopía congénita esencial

Sus aspectos similares con la retinosis pigmentaria están dados por la sintomatología de nictalopía y su carácter hereditario, de formas autosómica recesiva (AR), autosómica dominante (AD), recesiva ligada al X, pero es diferenciable por el fondo de ojo y el ERG escotópico que se encuentra dentro de los límites de la normalidad, a diferencia de la retinosis pigmentaria, donde se afecta inicialmente. A pesar de la frecuente normalidad del fondo, en ocasiones no resulta tan sencillo, pues pueden aparecer alteraciones que entorpezcan su diferenciación (7).

Otros exámenes

Visión cromática: se mantiene dentro de la normalidad, aun cuando la visión central tenga alguna afectación.
CV: normal, aunque se han descrito escotomas y contracción de éste en bajo en condiciones de iluminación.
Adaptometría, ERG, EOG: están en dependencia de que sea tipo I o tipo II.
Tipo I: su origen está en la anormalidad de la trasmisión en los segmentos internos de los fotorreceptores (7).
Adaptometría con disminución de la sensibilidad retinal y curva monofásica, por ausencia de función de los bastones.
ERG: ausencia del ERG escotópico. Aunque también existe una reducción en la amplitud del fotópico, lo cual no se incrementa en condiciones de oscuridad.
EOG: anormal.
Tipo II: su origen está en la región de las células bipolares, donde se produce una anormalidad en la trasmisión neural. Es frecuente la miopía.
Adaptometría: puede estar afectada la sensibilidad de la retina, pero puede ocurrir adaptación de algunos bastones después de períodos prolongados (7).
ERG: onda *a* normal y *b* muy reducida (ERG invertido o negativo-negativo). Fotópico normal o mínimamente alterado (7).

EOG: normal.

En este grupo de pacientes, lo más importante sería su diferenciación con las formas sin pigmento (ver RP atípicas).

Distrofias *albipuntata* estacionaria y progresiva

Muchos autores las consideran variantes de la retinosis pigmentaria, por lo cual no las tienen en cuenta para el diagnóstico diferencial. En Cuba han sido consideradas en forma independiente, a pesar de los puntos en común que presentan.

Es importante, en primer lugar, identificar si se trata de una forma progresiva o no, porque en dependencia de eso se le podrá explicar al paciente su pronóstico, pues en una se comprometen más las funciones retineanas que en la otra; la forma progresiva tiene casi todos los puntos en común con la retinosis pigmentaria.

Cuadro clínico

Presentan nictalopía, aunque en la forma estacionaria puede presentarse asintomática y hacerse el diagnóstico de forma casual, por un examen oftalmológico de rutina. En el fondo de ojo, la caracterizan los flecks blanco-amarillentos dispersos por todo el fondo, más abundantes en la región ecuatorial y con respeto por el área macular. En lo casos avanzados, se puede observar depósitos de pigmentos y espículas óseas especialmente en la región preecuatorial y hacia la periferia de la retina, con una pérdida de la típica apariencia de los flecks que inicialmente presentaban. La atenuación de los vasos y la palidez del disco óptico, por lo general acompañan al cuadro en su forma progresiva, así como los cambios pigmentarios (10).

La progresión es más lenta que en la retinosis pigmentaria y conservan buena agudeza visual hasta la quinta década.

Otros exámenes

La *forma progresiva*, en los exámenes ,no tiene diferencias con la retinosis pigmentaria, excepto en la angiografía.

Angiografía fluoresceínica: múltiples áreas e hiperfluorescencia (efecto en ventana), que frecuentemente no se corresponden con las lesiones vistas oftalmoscópicamente. Mientras que en la retinosis pigmentaria tiene una hiperfluorescencia difusa del EP.

La *forma estacionaria*:

Angiografía fluoresceínica: con las mismas características que en la forma progresiva.

ERG: normal o con cambios ligeros, sobbre todo en la onda *b* escotópica, aunque después de largos períodos de adaptación puede gradualmente retornar a la normalidad.

Adaptometría: existe un amplio margen de variación, pero por lo general se produce un retardo en la sensibilidad retinal.
EOG: se presenta normal, o puede que esté afectado inicialmente y retorne a la normalidad después de un prolongado período de adaptación.
CV: dentro de la normalidad.

Distrofia progresiva de conos

Esta entidad ofrece importantes dudas diagnósticas con la retinosis pigmentaria inversa, al punto de que es muy difícil su diferenciación, cuando se encuentra en etapas muy avanzadas sin que existan referencias anteriores del paciente. De hecho, estamos seguros de que muchos pacientes con el diagnóstico de Distrofia Progresiva de Conos (DPC), lo que presentan es una retinosis pigmentaria y viceversa. Normalmente tienen buena agudeza visual en etapas tempranas de la vida.

En la DPC existe una afectación difusa de los conos sin afectación de bastones, o en forma menos importante cuando aparece. Se caracteriza por fotofobia, alteraciones de la visión cromática, disminución de la visión central, con ERG fotópico anormal.

Herencia: generalmente esporádicos, pero se han reportado recesivos y dominantes.

Cuadro clínico

Los pacientes tienen disminución de la AV central en la primera o segunda décadas de la vida, con historia de buena visión anterior, refieren ver mejor en zonas poco iluminadas o con el uso de espejuelos oscuros, pues, su molestia principal es la fotofobia (4).

Lo más común es la lesión en forma de ojo de buey (similar al Stargardt y la retinopatía por cloroquina). Se observa un área central de no afectación rodeada de otra con atrofia del epitelio pigmentario (Fig. 1).

Inicialmente puede que no se vean los cambios, pero se pueden evidenciar por angioflueresceingrafía.

La segunda lesión más frecuente son los cambios pigmentarios difusos de la mácula, a veces con gruesos pigmentos. Se puede ver también, aunque con menor frecuencia, atrofia del EP. La atrofia y palidez del nervio optico (NO) generalmente temporal, puede presentarse antes que los cambios maculares, y es considerado un hallazgo muy común en estos pacientes, que se puede convertir en un disco pálido al pasar el tiempo. Es posible ver disminución del calibre de los vasos, cuando la enfermedad está avanzada. La presencia de flecks o pigmentos como el Stargardt y la retinosis pigmentaria no son infrecuentes en estos pacientes. El nistagmo puede estar presente en 20 %.

Otros exámenes

AV: desde 20/60 hasta 20/200.

Visión cromática: cuando la AV baja de 20/40 aparecen los daños en la visión cromática proporcionales a la afectación de los conos centrales, pues, la enfermedad en sus inicios afecta los periféricos solamente, por lo que se pueden ver los típicos hallazgos electrofisiológicos sin que se halla afectado ni la AV ni la visión cromática en estos pacientes.

Angiofluoresceingrafía: ojo de buey. Múltiples defectos en ventana. Es importante señalar que esto es posible verlo también en la retinosis pigmentaria inversa o cuando la retinosis se asocia con los diferentes tipos de daños maculares, lo cual puede prestarse a confusión, pero se acompañaría además de una hiperfluorescencia generalizada del EP.

ERG: fotópico afectado profundamente desde los estadíos iniciales de la enfermedad, lo cual se puede asociar a cambios en el escotópico en etapas tardías de la afección, sin que éste llegue a ser tan intensamente dañado como en la retinosis pigmentaria, donde por regla general está ausente, lo que ayudaría a la diferenciación.

EOG: normal. En casos muy severos puede estar afectado, pero nunca en la forma precoz, ni abolido como sucede en la retinosis pigmentaria.

CV: escotoma central. Ayudaría mucho al diagnóstico, si al realizarlo con diferentes estímulos en forma progresiva aparecieran las típicas capas de cebolla, pues en la retinosis pigmentaria se observaría en forma de saltos, pero esto no siempre es posible encontrarlo.

Adaptometría: normal en los inicios o con elevación del umbral, cuando el daño está instalado, con una pérdida de la sensibilidad de los conos.

Su diferenciación adquiere mayor importancia en la forma inversa de la retinosis pigmentaria (ver retinosis pigmentaria atípicas).

Distrofias del epitelio pigmentario

Fondo flavimaculatus y enfermedad de Stargardt

Pueden ofrecer dudas diagnósticas, si se tiene en cuenta que forman parte del síndrome de las manchas blancas, en el cual se encuentra incluida la distrofia *albipuntata*, la que es considerada por diferentes autores como una forma de retinosis pigmentaria (Fig. 2). Además, pueden aparecer como dos afecciones separadas, pero, dada la frecuencia de su asociación, son consideradas como una misma enfermedad, con dos componentes: el daño macular con cambios atróficos (Stargardt) y la aparición de los puntos blanquecinos (*flavimaculatus*). Su carácter hereditario es recesivo (7).

Cuadro clínico

Puede iniciarse en la primera o en la segunda décadas de la vida. Hasta ese momento los pacientes tienen una normal agudeza visual. Mientras no aparece el componente Stargardt, que afecta la zona central, se mantienen asintomáticos.

La visualización de los cambios del fondo es muy variable, de forma tal que en estadíos iniciales puede que no se observe ningún cambio, lo cual puede llevar a la falta de credibilidad en los síntomas del paciente.

Desde el punto de vista del fondo de ojo se caracteriza, inicialmente por pérdida del reflejo foveolar y, después, por múltiples defectos del epitelio pigmentario. En etapas iniciales, el disco, los vasos, la media periferia y la periferia son considerados dentro de límites normales.

Se ven flecks generalmente limitados al polo posterior, aunque pueden llegar hasta el ecuador, los que presentan frecuentemente una forma alargada y de pez (lo más típico). Puede ocurrir atrofia óptica en etapas avanzadas.

En cuanto al componente tipo Stargardt, se pueden ver modificaciones pigmentarias imperceptibles, pero con disminución de la AV. En etapas más avanzadas, existe una importante zona cicatrizal que se corresponde con áreas de atrofia epitelial, con aspecto de cobre bronceado cincelado que da un reflejo metálico brillante.

Otros exámenes

AV: disminuida en correspondencia con el daño macular, puede llegar a 0,1 o hasta menos en casos muy avanzados. Generalmente se comporta de forma simétrica, y cuando no es así no se han observado diferencias oftalmoscópicas que lo justifique.

CV: escotoma central que se presenta de forma relativa, primero, para hacerse absoluto después.

Visión cromática: se encuentra afectada en correspondencia con el daño macular. En el F-M 100 muestra alteraciones en el eje azul, principalmente.

ERG: normal o ligeramente alterado. Este es un aspecto fundamental para la diferenciación, dado que no se encuentra un registro plano como sucede en la retinosis pigmentaria.

EOG: tiende a ser subnormal en casi todos los pacientes, lo cual habla de la afectación difusa del EP.

Adaptometría: normal. Aunque se han encontrado cambios en algunos pacientes.

Angiografía fluoresceínica: en estadíos iniciales se puede ver una hiperfluorescencia central y alrededor de los flecks. En estos pacientes es frecuente encontrar la aparición de un silencio coroideo con una mayor visibilidad de los capilares retinales. En etapas más avanzadas, se puede ver la hiperfluorescencia que se produce por la atrofia central.

Un aspecto que puede, en un momento dado, aumentar las dudas diagnósticas es la aparición en etapas avanzadas de pigmentos en diferentes partes del fondo de ojo, sobre todo en aquellos pacientes que al llegar a la consulta ya lo presentan, y no se habían examinado anteriormente.

Entre las formas a tener en cuenta con mayor fuerza se encuentra la inversa, dada por las lesiones a nivel central de la retina (ver retinosis pigmentaria atípicas).

Distrofias a patrón

Puede ofrecer cierta duda diagnóstica por el aspecto del fondo de ojo, si se tiene en cuenta las retinosis pigmentaria atípicas, pero son fácilmente diferenciables con las pruebas electrofisiológicas. Presentan un carácter hereditario, con predominio de la forma AD.

Cuadro clínico

Los cambios aparecen en la primera década. La mayoría son asintomáticos. La visión es normal o muy buena, aunque se han reportado casos de 20/200, lo cual sugiere lenta progresión (4).

En el fondo se observan cambios epiteliales que tienen forma y distribución según el tipo al que corresponda.

Otros exámenes

Color: normal.
Adaptometría: normal o ligeramente alterada.
ERG: normal. Es importante para su diagnóstico.
EOG: anormal, pero puede ser normal en dependencia de la extensión del daño epitelial.
Angiografía fluoresceínica: se observa una fluorescencia a nivel de las lesiones coroideas.

Distrofia de coroides

Son las distrofias de coroides las que, a nuestro criterio, ofrecen más dudas diagnósticas, pues no en pocas oportunidades llegan en estadíos muy avanzados, lo cual entorpece su diagnóstico. Se debe tener presente, en su clasificación, que pueden ser regionales o difusas, según el área de extensión. En dependencia de la profundidad de las lesiones pueden ser:

Regional: 1. Atrofia coriocapilar. 2. Atrofia vascular total.

Difusa: 1. Atrofia coriocapilar. 2. Atrofia vascular total.

Atrofia coriocapilar: Atrofia del EP y la coriocapilar, con exposición de los vasos de la coroides.

Atrofia vascular total: Atrofia del EP, coriocapilar, con desaparición de los vasos de la coroides, por lo que se ve de aspecto blanquecino, dado por la visualización de la esclera.

Regional con atrofia coriocapilar

Se afectan fundamentalmente tres áreas:
1. Mácula (esclerosis central).
2. Peripapilar.
3. Paramacular.

Este grupo es el que se diferencia con más facilidad por los estudios electrofisiológicos.

Cuadro clínico

Síntoma: diminución de la AV y colores (a menos que se respete la fovea). Los enfermos se hacen sintomáticos entre 20-40 años, y la afección es de muy lenta progresión. Tienen buena visión periférica. Se observan, en el fondo de ojo, los cambios correspondientes a la zona involucrada (11).

Otros exámenes

AV: afectada proporcionalmente al daño en la región central.
Visión cromática: afectada.
CV: escotoma central y pericentral.
Adaptometría: normal o ligeramente alterado, lo cual lo diferencia de la retinosis pigmentaria, ya que tiene carácter progresivo.
ERG: normal o muy ligeramente alterado, lo que lo diferencia de la retinosis pigmentaria.
EOG: normal o ligeramente alterado, en dependencia del daño y el área afectada del EP.

Atrofia vascular total

1. Distrofia bifocal progresiva.
2. Distrofia gyrata.
3. Coroideremia.
4. Miopía degenerativa.

Estas son las más díficiles para establecer la diferenciación, pues, presentan igual sintomatología, y los estudios electrofisiológicos, cuando la enfermedad está muy avanzada, son iguales.

Distrofia bifocal progresiva. Se inicia desde el nacimiento, con un gran área de atrofia coroidal total, en el área temporal, en forma de dedos, que se va extendiendo hasta el ecuador, con pigmentos alrededor. Finalmente, se afecta todo el polo posterior hasta el ecuador, excepto una pequeña área superior e inferior de papila (11). Palidez del disco. Disminución del calibre de los vasos. Nistagmo y estrabismo.

Exámenes: CV: según el área de atrofia. Adaptometría: muy dañada. ERG: plano.

Conocer que tiene un carácter dominante, puede ser muy útil en momentos de indesición diagnóstica, ya que se pueden examinar otros miembros de la familia lo cual pudiera aclarar en el diagnóstico. Para la diferenciación se debe considerar la forma inversa de presentación (ver retinosis pigmentaria atípica).

Distrofia gyrata. Existe un déficit de la enzima ornitino-amino-transferasa, por lo cual hay un aumento de la ornitina en la sangre. Se inicia entre 45-50 años, en la media periferia. Síntoma: nictalopía y disminución del campo periférico (progresión lenta). Se ven áreas de atrofia total de coroides con exposición de la esclera, éstas con presencia de algunos vasos coroideos y vorticosa. Se unen estos bordes, quedando bien delimitada la zona dañada de la zona sana. Pueden existir áreas de atrofias peripapilar y perimacular, que se expanden para unirse con las zonas dañadas más periféricas. En etapas muy avanzadas se puede observar, dentro de estas áreas, de atrofias, acúmulos de pigmento, principalmente en las más periféricas. Nunca llegan a ser las zonas de atrofia tan extensas como en la coroideremia; por otro lado, la transición de las zonas alteradas y las conservadas en la coroideremia es más gradual (11). 80-100 % de los pacientes tienen miopía. También se observa catarata subcapsular posterior. Palidez del disco y disminución del calibre de los vasos (pero no como en la retinosis pigmentaria).

Exámenes: Visión cromática: normal, se daña en relación con la agudeza visual. Adaptometría: algo alterada y de progresivo aumento. ERG-EOG: anormales con lenta progresión. CV: disminución periférica con escotoma central.

Esta entidad debe ser tenida en consideración, pues no son pocos los pacientes con retinosisis pigmentaria que presentan zonas de atrofia del epitelio y coroides en forma circunscrita y, por otro lado, en la Distrofia gyrata las lesiones en períodos más avanzados pueden estar acompañadas de cambios pigmentarios. Es muy útil para su diferenciación el ERG que, aunque se afecta, nunca llega a la afectación que caracteriza la retinosis pigmentaria.

Coroideremia. Es importante para la diferenciación, tener presente que es una enfermedad ligada al cromosoma X, por lo cual son sólo afectos los varones, y en las mujeres sólo se encuentran cambios típicos en las portadoras. Es una afección caracterizada por degeneración progresiva del epitelio pigmentario y la coriocapilar (2). Se inicia en la primera década con síntomas de nictalopía y pérdida del campo visual.

Cuadro clínico: Inicialmente, cambios de granulación del epitelio pigmentario en media periferia. Es posible ver diferentes etapas de atrofia al mismo tiempo. Los cambios degenerativos se observan primero en la región ecuatorial como áreas moteadas que van confluyendo y formando zonas con pérdida del epitelio pigmentario y la coriocapilar con preservación de los grandes vasos. La palidez del disco y la afectación de los vasos se ven en etapas muy avanzadas de la enfermedad. En la quinta década existe una atrofia total de coroides (sólo se respeta mácula). En los portadores se pueden ver cambios pigmentarios en la periferia.

Exámenes: Campo: disminución periférica y anular, de forma similar a la retinosis pigmentaria. Visión Cromática: normal mientras se conserva la zona central conservada. Adaptometría: anormal y con progresiva profundización de la afectación. ERG-EOG: anormales y muy progresivos hasta ser planos.

La diferenciación puede ser muy difícil cuando el paciente acude a la consulta en étapa muy avanzada de la enfermedad, en la cual los exámenes se comportan de forma casi igual y, sobre todo, teniendo en consideración que algunos pacientes con retinosis pigmentaria presentan una intensa afectación epitelial y de coroides que permiten ver un fondo de apariencia blanquecina en diferentes sectores del ojo, tal y como se observa en los que presentan coroideremia, para lo que sería muy esclarecedor poder examinar a otros miembros de la familia que estén en estadíos menos avanzados de la enfermedad.

Miopía degenerativa: Esta entidad, en ocasiones, puede hacer difícil la realización de un correcto diagnóstico. Oftalmoscópicamente, en un inicio, lo único que se observa son los cambios propios del defecto refractivo como el creciente miópico, pero en la medida que progresa se hacen más visibles los vasos de la coroides y aparece la atrofia peripapilar coriorretinal, acompañados de la observación de cambios a nivel de la mácula, que posteriormente se ve afectada no sólo por la ruptura de la membrana de Bruch's, sino también por la atrofia coriorretinal, la cual afecta más adelante todo el polo posterior y continúa extendiéndose hacia todo el fondo de ojo. Se observan cambios pigmentarios hacia la periferia de la retina asociados con desgarros que, junto a las importantes alteraciones del vítreo que se presentan, hacen frecuentes los desprendimientos de retina en estos pacientes.

En cuanto al ERG, puede estar muy afectado en relación con el daño retinal y la miopía que se haya producido, pero raramente llega a tener la severidad observada en los pacientes con retinosis. Por otro lado, la diferenciación se torna más difícil si se tiene en consideración que entre los defectos refractivos es precisamente la miopía la que con frecuencia se asocia a la retinosis pigmentaria, a lo cual se agregaría nictalopía referida en muchos pacientes miopes. Un punto importante es la historia familiar donde no existe historia de retinosis pigmentaria (Fig. 3).

Enfermedades infecciosas e inflamatorias

Se pueden prestar a confusiones por el fondo de ojo, donde puede haber similitud con la retinosis pigmentaria. Pero los antecedentes, el no existir historia familiar y los exámenes electrofisiológicos que, aunque se pueden afectar, nunca llegarían a estar comprometidos en la misma forma que en la retinosis pigmentaria, generalmente son suficientes para poder llegar al diagnóstico correcto.

Etiología: congénita o adquirida. Rubéola, Paperas, Varicela, Sarampión, Herpes Zoster, Difteria, Tifus, Sífilis, Hepatitis infecciosa, Coroiditis serpiginosa.

Infecciones: De forma general tienen como característica la bilateralidad. En dependencia de la causa puede ocurrir recuperación total de las funciones afectadas, así como afectación de otras estructuras oculares como el cristalino, o el tamaño del globo ocular, además de que pueden estar involucrados otros órganos como el de la audición y el corazón, como se observa en la rubéola (23).

Los cambios del fondo de ojo, después del proceso agudo, permanecen estacionarios.

Histológicamente: Áreas de necrosis circunscritas en las capas de la retina, de hipertrofia o disrrupción del epitelio pigmentario.

Fondo de ojo

Estrechamiento de arterias y pequeños flecks en la retina. Los flecks en poco tiempo son remplazados por pigmentación granular y, más tarde, aparecen espículas óseas (cuadro similar a la retinosis pigmentaria (Fig. 4).

Otros exámenes

CV: disminuido en relación con el daño de retina.
Adaptometría: elevación del umbral de adaptación a la oscuridad.
ERG: normal o muy ligeramente alterado (no plano).
EOG: normal o muy ligeramente alterado.

Se hará un estudio especial, entre las enfermedades inflamatorias, a la rubéola, la sífilis, y la coroiditis serpiginosa, dada la importancia que revisten para el diagnóstico diferencial con la retinosis pigmentaria.

Rubéola

Se encuentra entre las llamadas pseudorretinosis pigmentarias. La manifestación más común de la rubéola congénita es la retinopatía rubéolica y es capaz de ofrecer errores en el diagnóstico con la retinosis pigmentaria, principalmente en pacientes que presentan un síndrome de Usher, dado que se puede interpretar erróneamente la deficiencia auditiva.

En cuanto a sus alteraciones oftalmológicas, es frecuente la aparición de cambios pigmentarios que se pueden ver a nivel de la mácula o ser más extensos, afectando incluso la retina periférica. Estos cambios tienen un carácter progresivo; además se puede encontrar neovascularización subretinal. Estos pacientes tienen un mayor riesgo de presentar glaucoma que el resto de la población (5).

Otros exámenes

AV: afectada en relación con el daño que se haya producido.
ERG: se encuentra normal o muy ligeramente afectado, si las lesiones son muy extensas; pero nunca como en la retinosis pigmentaria.
CV: normal o con pequeña afectación en relación con las lesiones del fondo de ojo.

Sífilis

Tanto la congénita como la adquirida pueden presentar cambios pigmentarios que son similares a los casos avanzados de retinosis pigmentaria (15), pero con un detallado examen se puede hacer el correcto diagnóstico.

La forma congénita se asocia con queratitis intersticial y los cambios pigmentarios del fondo tienen aspecto de parches gruesos y naturaleza inflamatoria, resulta infrecuente que se observen en forma de espículas óseas. Se puede afectar tanto el polo posterior como la periferia (Fig. 4).

En la adquirida se puede observar una afectación retinal difusa que semeja una degeneración retinal progresiva. Para su diferenciación es importante el ERG que, aunque puede estar afectado por las lesiones del fondo, nunca sería con la severidad de la retinosis pigmentaria.

Coroiditis serpiginosa

Es una inusual afección ocular recurrente que afecta la coroides y el epitelio pigmentario, tiene un carácter inflamatorio de origen desconocido. Se mantiene asintomática mientras no se afecta la mácula. Aunque es bilateral, no se afectan los dos ojos al mismo tiempo, por lo que se encuentran cambios en uno, mientras el otro puede no mostrar evidencias de tener la enfermedad (12).

Examen ocular

En el fondo de ojo se observan lesiones a nivel del epitelio pigmentario o capas internas de la coroides, de forma geográfica y color gris-blanquecino con bordes bien definidos. Las lesiones se ven a partir de la papila, llegando incluso hasta la mácula desde los primeros estadíos, y tomando forma de dedos que se van extendiendo hacia diferentes direcciones hasta el ecuador. En la medida que nuevos brotes aparecen van afectando zonas más extensas del fondo de ojo. Las lesiones pueden estar activas en más de un área al unísono; en el, transcurso de unas semanas, se tornan pálidas y atróficas, ocurriendo pérdida del tejido coroideo; en las lesiones antiguas, se producen pigmentaciones por hiperplasia epitelial adyacente a las zonas de atrofia, lo cual da aspecto de serpentina. Las lesiones tienen el borde amarrillento. Junto a la afectación macular puede aparecer membrana de neovascularización subretinal que es la causa de la aparición de exudados y hemorragias que son independientes a los estadíos agudos de la enfermedad.

Otra de las alteraciones que produce son las vasculitis, oclusión de la vena central de la retina o sus ramas y desprendimientos epiteliales, con un disco óptico dentro de límites normales.

Nuevas crisis pueden ocurrir con un intervalo de semanas, meses o años, a partir de la aparición del ataque inicial, y van afectando cada vez mayor extensión de la retina (Fig. 5).

En la lámpara de hendidura se pueden observar células, tanto en el acuoso como en el vítreo.

Otros exámenes

AV: disminuida en relación directa con el daño foveal.
CV: se corresponde con la aparición de las lesiones.
ERG: por lo general, dentro de límites normales (aspecto importante para la diferenciación con la retinosis pigmentaria), aunque en casos con extenso compromentimiento de la retina puede presentarse como subnormal.
EOG: generalmente normal, aunque si existe mucho compromiso retinal puede estar afectado.

Cistinosis

Puede surgir duda en el diagnóstico dado por el fondo de ojo, pero es fácil de diferenciar por la característica de la pigmentación y por el ERG. Se observa pigmentación periférica en casi 100 %, de tipo sal y pimienta, la cual puede progresar, pero muy lenta. ERG normal.

Medicamentosas

Cloroquina e hidroxicloroquina

Existen medicamentos como la cloroquina y la hidroxicloroquina que tienen aparentemente una afinidad selectiva por el epitelio pigmentario; sin embargo, se observan cambios histológicos con existencia de cuerpos citoplasmáticos membranosos en las células ganglionares, y cambios degenerativos en el segmento externo de los fotorreceptores.

Se producen cambios en el fondo de ojo, en relación directa con la dosis y, al parecer, con la suceptibilidad del individuo, afectando los fotorreceptores y las células ganglionares.

Desde el punto de vista clínico, se observan cambios a nivel del área macular con aspecto en forma de ojo de buey, a lo que se le puede asociar daño en el calibre vascular y aparición de pigmentaciones que sugieren cambios a nivel del epitelio pigmentario, generalmente transitorios, lo cual está en dependencia de la dosis y de los daños producidos.

La sintomatología pudiera ofrecer confusión con la retinosis pigmentaria, pero el antecedente de haber tomado el medicamento, la historia familiar negativa de retinosis pigmentaria, y los resultados de los exámenes de electrofisiología, ayudan a llegar al diagnóstico. Sin embargo, se debe señalar que, en lugares sin medios de diagnóstico electrorretinográfico, pueden existir grandes dificultades para su diferenciación, ya que los cambios en el campo visual pueden aumentar la confusión al ser similares, en ocasiones, a los de pacientes con retinosis pigmentaria.

Se plantea como dosis tóxica para la cloroquina 2 *mg/lb*/día o 3 *mg/lb*/día para la hidroxicloroquina (6, 18). Pueden aparecer efectos de toxicidad a partir de los 100 *mg* de cloroquina ingerida, a lo cual se debe agregar que en cuanto se detecten los síntomas, si el medicamento es suspendido, se puede observar una mejoría, pero ello no siempre sucede dada la lenta excreción de la droga, lo que favorece la progresión del trastorno.

Otros exámenes

ERG y EOG: anormales (disminución de la onda *b* en forma precoz).

Adaptometría: normal hasta muy avanzada la enfermedad (a diferencia de la retinosis pigmentaria).

Sin embargo, en la práctica no siempre son tan sencillas las cosas y, en ocasiones, por no tener una adecuada explicación para los hallazgos encontrados se han tenido que dejar como una observación, en espera de una respuesta futura. Tal es lo que ha sucedido con pacientes que nunca presentaron sintomatología de nictalopía, y que no tienen antecedentes familiares de la enfermedad, sin embargo después de la toma prolongada de cloroquina, en países donde esto era necesario, comenzaron a notar dificultades en su visión nocturna y cuando se examinaron se encontraron todos los elementos de una retinosis pigmentaria, incluso con ERG plano.

Nosotros hemos observado lo anterior en 5 pacientes, y pensamos que esto puede ser causado por la acción de éste medicamento como "factor desencadenante de una enfermedad que hasta ese momento permanecía latente". Es decir, la interacción entre el defecto genético de base y un factor ambiental, en este caso tóxico, que provocó la aparición del trastorno en ese momento, y no en el momento que su mensaje genético codifica.

Otra explicación probable es el hecho, no explorado en estos casos, del conocimiento de los posibles efectos secundarios de la cloroquina por parte de los pacientes, los que en un individuo conocedor y por azar portador del defecto genético, lo llevarían a autoexplorarse y encontrarse sintomático.

Fenotiazinas

Todas las fenotiazinas causan depósitos pigmentarios en el epitelio corneal, membrana de Descemet y en la superficie anterior del cristalino. Por otro lado provocan disminución de la visión por su efecto tóxico sobre la retina. Este medicamento afecta los segmentos externos de los fotorreceptores, del epitelio pigmentario y la coriocapilar. Entre las más dañinas para la retina se encuentra la thioridazina, la cual por encima de los 700 *mg*/día es capaz de provocar estos trastornos (20). Los pacientes pueden referir visión borrosa, nictalopía y discromatopsia.

Examen ocular

Inicialmente, la apariencia del fondo puede ser normal, pero pueden aparecer finos cambios pigmentarios en el polo posterior y en el ecuador. Con la progresión de la afección, los acúmulos pigmentarios pueden ser vistos, así como áreas de despigmentación. Los vasos y el disco óptico continúan de aspecto normal.

Visión cromática: alterada.

CV: alterado en relación con los daños producidos.

ERG: alterado, pero no como en la retinosis pigmentaria.

Una vez suspendida la droga, los cambios en la visión y el fondo de ojo deben ser reversibles.

Cambios pigmentarios seniles

Es conocido por todos que con la senilidad pueden producirse cambios disímiles, entre los que se encuentran la dificultad en la visión nocturna. Si a ello se le añaden los cambios maculares, la aparición de pigmentos en el fondo hacia el ecuador, y los cambios electrorretinográficos, se comprende el porqué puede traer, en un momento determinado, confusión con el diagnóstico, a pesar de estar el disco óptico y los vasos de aparente normalidad.

Otros exámenes

ERG: normal o con ligera disminución de la amplitud de la onda *b*.

CV: normal o con ligera contracción hacia la periferia.

Traumatismos

Para su diferenciación es importante la recogida del antecedente traumático. Generalmente unilateral (Fig. 6). Los cambios que se producen son agudos. Las afectaciones son causadas por la liberación de enzimas líticas que destruyen los fotorreceptores (2).

La respuesta de la retina y del epitelio pigmentario a los traumas tiene un rango limitado; puede producirse una pérdida regional o localizada del epitelio con migración de melanina hacia las capas de la retina, donde se acumulan a lo largo de los vasos y aparecen pigmentos en forma de espículas óseas.

Otros exámenes

En dependencia de la afectación retinal.

ERG: normal o algo alterado, según la extensión de la lesión (nunca como en la retinosis pigmentaria).

Cuando se hace la diferenciación se tiene que tener presente la retinosis pigmentaria paravenosa, así como la unilateral.

Enfermedad de Coats

Se trata aquí esta entidad no para diferenciarla, sino para recordar que pueden coexistir (16, 25). Tal y como lo han descrito diferentes autores, nosotros también hemos encontrado esta asociación en 4 pacientes con retinosis pigmentaria y en 1 con enfermedad de Stargardt. Los cambios han oscilado desde ligeros con vasculitis y pequeñas exudaciones, hasta importantes daños, con aparición de hemorragias vítreas, con necesidad del uso de la fotocoagulación con láser y criocoagulación.

Afecciones oclusivas vasculares

Las oclusiones antiguas, especialmente las de la arteria central de la retina, pueden frecuentemente dar cambios pigmentarios, disminución del calibre de los vasos y atrofia óptica en etapas tardías, por lo que puede simular una retinosis pigmentaria. Es importante para la diferenciación la frecuente unilateralidad, así como la falta de antecedentes familiares y los resultados electrorretinográficos.

Otros exámenes

El ERG no es plano y el daño se produce a nivel de la onda *b*, por lo que puede incluso llegar a presentarse como un ERG negativo-negativo.
Adaptometría: normal.

Formas atípicas de la retinosis pigmentaria

Retinosis pigmentaria sin pigmento

Entre las diferentes retinosis pigmentarias atípicas, es la sin pigmento la que mayores dudas puede ofrecer a la hora de llegar a un diagnóstico final. Esta forma generalmente se corresponde con diagnósticos tempranos de la enfermedad, durante los cuales aún no han aparecido los pigmentos, aunque existen las verdaderas formas sin pigmentos, en las cuales éstos nunca aparecen.

Son pacientes que presentan el mismo cuadro clínico, tanto sintomatológico como en los resultados de los exámenes (Campo visual, ERG y adaptometría) que la retinosis pigmentaria típica, con la única diferencia de no visualización de los pigmentos en forma de espículas óseas en el fondo de ojo. Sin embargo, ello no significa que la apariencia del fondo de ojo sea dentro de los límites de la normalidad (4).

Fondo de ojo

Papila y vasos con iguales características que la retinosis pigmentaria típica. Coloración de la retina gris verdoso, con apariencia no homogénea del epitelio pigmentario, se observa un aspecto jaspeado y pulverulento de éste, que puede incluso presentar finísimas pigmentaciones, sin que lleguen a tener forma de verdaderas pigmentaciones.

Otros exámenes

No ofrecen diferencias con los de las formas típicas de la enfermedad. El dignóstico diferencial se debe realizar con todas las distrofias de la retina, basado en las restantes características del fondo, el interrogatorio, antecedentes familiares donde se pueden encontrar otros miembros con estadíos más floridos de la enfermedad, y los resultados de las pruebas electrofisiológicas.

Retinosis pigmentaria en sector

En este tipo de retinosis, el hallazgo más importante es la afectación de forma simétrica en los cuadrantes inferiores y nasales del fondo de ojo, dado que la afectación no incluye toda la retina (lo cual no significa que esté involucrada un área de la retina mayor que la que se visualiza oftalmoscópicamente). Por lo general son pacientes que se encuentran asintomáticos hasta la quinta o sexta décadas de la vida, o que presentan muy ligeros síntomas, acompañado ello de muy buena visión central. Se produce una muy lenta progresión del cuadro sintomático (19).

Otros exámenes

ERG: puede variar en diferentes grados de la afectación, sin llegar a ser tan severamente afectado como se ve en las formas típicas de la enfermedad.
Adaptometría: puede estar normal o muy ligeramente afectada.
CV: aparece un daño bitemporal, que se encuentra en correspondencia con el daño retinal.
Fundamentalmente por las características del campo, puede ser confundida con una afectación del quiasma, mientras no sean examinadas las retinas del paciente. Por otro lado, también se debe diferenciar de los procesos inflamatorios y traumáticos, lo cual resulta fácil teniendo en cuenta la historia de la enfermedad, y la ausencia de signos que sugieran estas causas al examen oftalmológico.

Retinosis pigmentaria unilateral

Esta infrecuente forma de presentación de la retinosis ha sido descrita a través de los años y constituye, dentro de las diferentes formas atípicas de manifestarse la retinosis pigmentaria, una de las que mayores dudas diagnósticas ofrece; primero, para poder estar seguros de que se trata de una verdadera forma unilateral y, segundo, para poder diferenciarla de todas las afectaciones oculares capaces de provocar pigmentaciones de forma monocular. Es por ello que primero hay que tener claros los rígidos criterios que se deben tener en cuenta para poder hacer su diagnóstico.

Desde el punto de vista síntomatológico, no se pueden obtener muchos datos, pues, dada la unilateralidad, el paciente puede estar asíntomático en cuanto a la nictalopía.

Otros exámenes

Ojo afectado: fondo de ojo con las afectaciones correspondientes a la enfermedad en cuanto a papila, vasos y presencia de pigmentos.

CV: afectado en relación directa con el daño de la retina.

Adaptometría y EOG: con igual afectación que en la retinosis pigmentaria típica.

ERG: es el test más importante para su diagnóstico, pues debe estar abolido en el ojo afecto.

Ojo supuestamente sano: para ser considerado este diagnóstico, todos los exámenes deben ser dentro del rango de la normalidad. Se le ofrece una especial impotancia al ERG, el que debe mantenerse sin cambios durante un período de al menos 5 años antes de que sea planteado este diagnóstico, ya que se ha observado que pacientes que inicialmente sólo tenían afectación de un solo ojo, posteriormente le fueron observados cambios en el ojo hasta ese momento considerado como sano. Es por ello que en estos pacientes no se debe hacer un diagnóstico prematuro, sino mantenerlos en estrecha observación electrofisiológica y fondoscópica.

Entre las enfermedades a diferenciar están, en primer lugar, las de causa traumática e inflamatoria, donde nos orientaremos por los antecedentes y por la ausencia de signos inflamatorios al examen oftalmológico. No se debe olvidar la oclusión vascular, en la que será muy útil el ERG, el cual no estará abolido como se observa en la retinosis pigmentaria. Por otro lado, quedarían las distrofias retinales bilaterales con cambios asimétricos, para lo cual será de gran valor la completa normalidad de un ojo asociado a manifestaciones totalmente típicas de la retinosis pigmentaria, en el otro.

Retinosis pigmentaria paravenosa

Constituye otra inusual forma de presentación de la retinosis pigmentaria, en la que la sintomatología no es muy florida y el paciente mantiene generalmente una buena agudeza visual central. Es importante el conocimiento de sus características dada la similitud clínica que presenta con otras enfermedades oculares. Como lo indica su nombre, se caracteriza por presentar el daño retinal alrededor de las venas a partir del nervio óptico hasta el ecuador, siguiendo el trayecto venoso. Puede aparecer una marcada atrofia peripapilar e incluso zonas de exposición de la coriocapilar por el daño del epitelio pigmentario. Se presentan abundantes pigmentos en esta zona dañada, lo que puede o no estar acompañado de cambios a nivel de coloración del disco y del calibre de los vasos (4).

Otros exámenes

CV: escotoma anular o contracción periférica en dependencia de la extensión del daño retinal.

Adaptometría: generalmente normal o mínimamente alterada.

ERG y EOG: se encuentran afectados de forma importante.

Entre las diversas afectaciones con las que se debe diferenciar se encuentran las inflamatorias, que se descartarían por las mismas razones antes expuestas. Existe un grupo en el que se encuentran las distrofias coriocapilares regionales y la coroidopatía serpiginosa, donde las lesiones características, siguiendo el curso de los vasos, resultan determinantes. También existen otras de causas vasculares como la enfermedad de Eale's, sarcoidosis, sífilis, en las que se encuentran otros cambios vasculares como la periflevitis y la neovascularización, que acompañan a otros antecedentes recogidos en el interrogatorio, que ayudarían a un correcto diagnóstico. Siempre se debe tener presente que cualquiera de las distrofias de retina pueden tener cambios de este tipo, pero los resultados de los diferentes tests diagnósticos donde los cambios son realmente mínimos acompañados de una muy lenta progresión, ayudarían a la diferenciación de ellas y de la propia retinosis pigmentaria en su forma típica.

Retinosis pigmentaria inversa

La importancia de esta forma de presentación radica en los no pocos pacientes que han sido incorrectamente agrupados bajo este nombre y que forman parte de un cuadro correspondiente a una distrofia de conos o viceversa (ver distrofia de conos).

El primer término que debe ser aclarado para hacer un adecuado diagnóstico, es que la denominación de inversa no sólo está ligada a la presencia de las lesiones en la parte central de la retina, sino también al daño primario en el sistema de conos de estos pacientes, donde la afectación de los bastones aparece más tardíamente, lo cual regiría el cuadro sintomatológico y los resultados de los exámenes (13).

Fondo de ojo

Puede variar desde el típico fondo de las formas inversas donde se observa un importante daño a nivel del polo posterior con cambios epiteliales que oscilan desde las afectaciones en la coloración y la apariencia, hasta las visibles atrofias con importantes cambios pigmentarios. Para hacer la diferenciación con las distrofias de conos es imprescindible tener en cuenta que en esta forma de retinosis pigmentaria, además de estos cambios a nivel central, también existen cambios en la coloración del disco (céreo), los vasos están disminuidos de calibre, pudiéndose observar algunos de aspecto blanquecino, los cambios a nivel del epitelio pigmentario, así como las pigmentaciones se observan hacia el ecuador y en las partes restantes del fondo de ojo. Mientras que en la distrofia de conos sólo se observarían los daños limitados al polo posterior, cuando ellos aparecieran.

Los pacientes con esta variedad de manifestación de la retinosis pigmentaria pueden ser asintomáticos en tanto no se afecte su agudeza visual, la visión cromática o aparezca un escotoma central o pericentral, pues, la nictalopía no aparecería mientras el campo visual no se reduzca por debajo de los diez o doce grados, cosa esta que entorpecería aún más el diagnóstico.

Otros exámenes

CV: escotoma central o paracentral con reducción periférica. Si se realiza con diferentes tamaños e intensidad de los estímulos, se observa en forma de saltos a diferencia de la distrofia de conos donde se ven las capas de cebolla.

ERG: anormal, pero con mayor afectación del sistema fotópico.

Esta forma también debe ser diferenciada de las atrofias regionales coroideas y de la retinopatía por cloroquina, que se haría en las primeras por el fondo de ojo y el resultado de los exámenes y, en la segunda, fundamentalmente por la existencia del antecedente de la ingestión del medicamento.

Abetalipoproteinemia o Síndrome de Bassen-Kornzweig

Es una afección con un patrón hereditario autosómico recesivo (AR), se caracteriza por acantocitosis, síndrome de mala absorción, neuropatía periférica progresiva, anormalidades cardíacas y distrofia pigmentaria de la retina. Esto último es lo que ofrece dudas en cuanto al diagnóstico, pues, ello unido a la bilateralidad de las lesiones, y que su síntoma inicial es la nictalopía que aparece en los primeros años de la vida (13), puede ofrecer dudas en cuanto al diagnóstico de la entidad con relación a la retinosis pigmentaria, fundamentalmente con la forma pericentral y la *Puntata*.

Examen ocular

En el fondo de ojo se observa una pigmentación granular en la región macular, que puede progresar hacia la periferia.

Otros exámenes

ERG: se encuentra anormal, con tendencia a la progresión hasta hacerse plano. Lo cual entorpecería aún más el diagnóstico.

Para su diferenciación es importante la detección de los síntomas generales provocados por la mala absorción, así como el hecho de que con un suplemento dietético en estos pacientes es posible prevenir la retinopatía e incluso se ha logrado revertir los daños ya existentes, tanto en el fondo de ojo como a nivel del ERG (22), lo cual no sucede en los pacientes con retinosis pigmentaria.

Déficit de vitamina A

Lo más característico en este cuadro es la presencia de queratopatía, xeroftalmía y los puntos de Bitot, los cuales pueden estar asociados a retinopatía; si a ello se le adiciona la mala visión nocturna que puede ser referida por los pacientes, se comprenderá fácilmente el porqué se menciona en el presente capítulo.

Se ha podido demostrar que se produce una degeneración en el segmento externo de los fotorreceptores, la que sería responsable de esta sintomatología (14).

Otros exámenes

Adaptometría: se encuentra dañada, con un umbral terminal muy alto, y la presencia de una curva monofásica.

ERG: subnormal, pudiendo llegar a ser muy severo el daño y aparecer casi sin registro en casos muy extremos. Ello entorpece el diagnóstico hasta tanto se detecte que por el resto de las lesiones oculares que presenta y por los antecedentes, en ocasiones, se trata de un déficit vitamínico, por lo cual una suplementación de vitamina A resultaría efectiva, lo que no sucede en los pacientes con retinosis pigmentaria (24).

Referencias bibliograficas

1. ALEXANDER, K. R. AND G. A. FISHMAN: "Rod-Cone Interaction in Flicker Perimetry: Evidence of a Distal Retinal Locus", *Doc. Opthalmol* 60:3-36, 1985.
2. BASTEK, J. V.; R. Y. FOOS AND J. R. HECKENLIVELY: "Traumatic Pigmentary Retinopathy", *AM J Ohthalmol.* 92:621-624, 1981.
3. BÉLANGER, M.; M. TREMBLAY AND J. R. LAPOINTE: "Absence cogénitale des béta.-lipoproteines: syndrome rare et bizarre-nouvelle observation", *Laval Méd.* 42:332, 1971.
4. BLOOME, M. A. AND C. A. GARCÍA: *Manual of Retinal and Choroidal Dystrophi*, Apleton- Century-Crofts, New York, 1982.
5. BOGER, W.P.: "Late Ocular Complication in Congenital Rubella Syndrome", *Opthalmology* 87:1 244-1 252, 1980.
6. BRINKLEY, J. R.; Jr. E. L. DUBOIS AND S. J., RYAN: "Long term Course of Chloroquine Retinopathy after Cessation of Medication", *AM J Opthalmol.* 88:1-11,1979.
7. CARR R. E.: "Abnormalities of Cone and Rod function", *Retina, Basic Science and Inherited Diseases*, I, 457-467, USA, MOSBY, 1989.

8. CONDON, G. B., *et. al.*: "Congenital Hereditary Retinoschisis: Histopathologic and Ultrastuctural Findings in the Eyes", *Arch. Ophthalmol.* 104:576-583, 1986.
9. DUINKERKE-EEROLA, K. U.; A. PINCKERS; J. R. M. CRUYSBERG: "Pattern Dystrophy of the Retinal Pigment Epithelium", *Int. Ophthalmol.* 11:65, 1987.
10. ELLIS, D. S. AND J. R. HECKENLIVELY: "Retinitis puntata albescens", *Retinitis pigmentosa*, pp.155-161, JB Lippincott Co., Philadelphia, 1988.
11. FRANCSECHETTI, A.; J. FRANCOIS; J. BABEL: *Chorioretinal Heredodegenerations*, Springfield, III, Thomas, 1974.
12. HARDY, R. A. AND H. SCHATZ: "Macular Geograflhic Helicoid Choroidopaty", *Arch Ophthalmol.* 105: 1237-1242, 1987.
13. HAYASAKA, S.; K. FUKUDA; M. TSUCHIVA AND K. MIZUNO: "Pericentral Pigmentary retinal Degeneration", *J. Opthalmol.* 29:161-169,1985.
14. HAYES, K. C.: "Retinal Degeneration in Monkeys Induced by Deficiencies of Vitamin E or A", *Invest. Opthalmol.* 13:499- 510, 1974.
15. HECKENLIVELY, J. R.: "Secondary Retinitis Pigmentosa (Syphilis), *Doc. Ophthalmol. Proc.* 13:245.255, 1977.
16. __________: "Retinitis Pigmentosa, Unilateral Coats's Desease and Thalassemia Minor-a Case Report", *Metab. Pediatr. Syst. Opthalmol.* 5:67-72, 1981.
17. KRILL, A. E. AND A. F. DEUTMAN: "The Varius Categories of Juvenile Macular Degenerations", *Doc. Ophtalmol.* 35:1, 1973.
18. MARKS, J. J. S.: "Choloroquine Retinopathy: is there a safe daily dose?", *Ann. Rheum. Dis.* 41:52.58, 1982.
19. MASSOF, R. W. AND D. FINKELSTEIN: "Vision Threshold Profiles in Sector Retinitis Pigmentosa", *Arch. Opthalmol.* 97:1 899.1 904, 1979.
20. MILLER, F. S.; A. H. BUNT-MILLIAM AND R. E. KALINA: Clinical-Ultrastructural Studyof Thioridazine Retinopathy", *Opthalmology* 89:1 478.1 488, 1982.
21. PEACHEY, N. S.; G. A. FISHMAN; D. J. DERLACKI AND M. G. BRIGELL: "Psychophysical and Electroretinographic Findings in x-linked Juvenile Retinoschisis", *Arch. Opthalmol.* 105:513-516, 1987.
22. RUNGE, P., *et. al.*: "Oral Vitamin E Supplements can Prevent the Retinopathy of Abetalipoproteinemia", *Br. J. Opthalmol.* 70:166, 1986.
23. SLUSHER, M. M. AND M. E. TYLER: "Rubeolla Retinopathy and Subretinal Neovascularization", *Ann. Ophthalmol.* 14:292-294, 1982.
24. SWARTZ M.: "Other Diseases: Drug Toxicity and Metabolic Nutritional Conditions" in: *Retina, Basic Science and Inherited Diseases* II, 746, USA, MOSBY, 1989.
25. ULISS, A. E.; Z. J. GREGOR; A. C. BIRD: "Retinitis Pigmentosa and Retinal Neovascularization" *Opthalmology* 93:1 599.1 603, 1986.

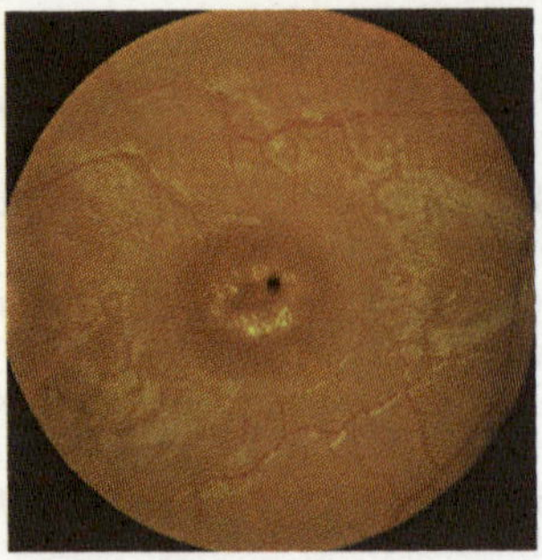

Fig. 1. Paciente femenina de 27 años de edad. Presenta una distrofia progresiva de conos. Se observa el típico ojo de buey en la región macular.

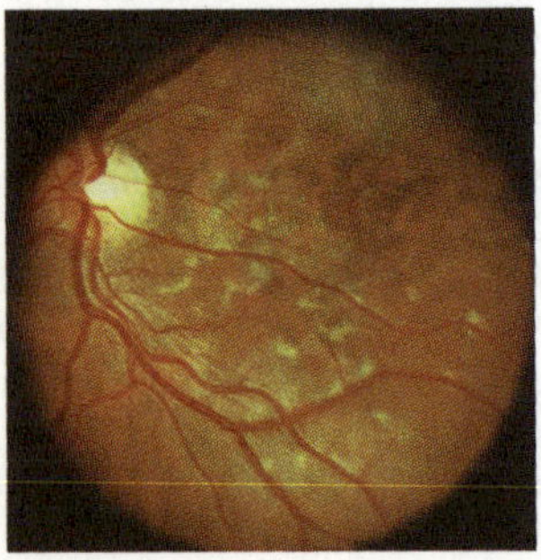

Fig. 2. Paciente de 29 años, con diagnóstico de enfermedad de Stargardt y fondo *Flavimaculatus*. Se ven los típicos flecks y cambios epiteliales a nivel macular.

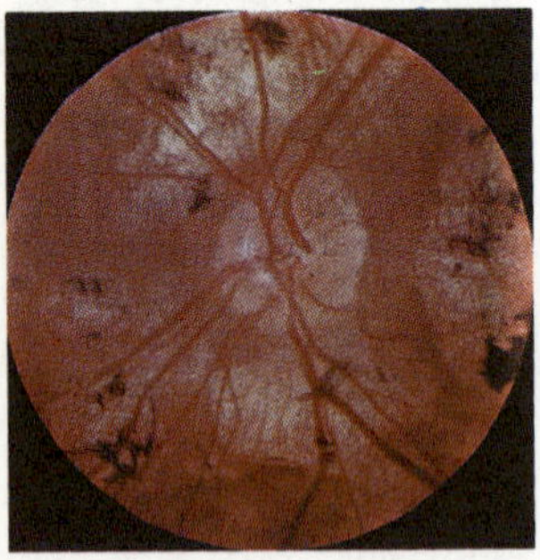

Fig. 3. Paciente masculino, miope, de 17 dioptrías. Llegó al centro con diagnóstico de una retinosis pigmentaria. Se pueden ver las lesiones atróficas del epitelio pigmentario, y acúmulo de pigmentos cercanos a estas zonas. Presentaba un ERG subnormal.

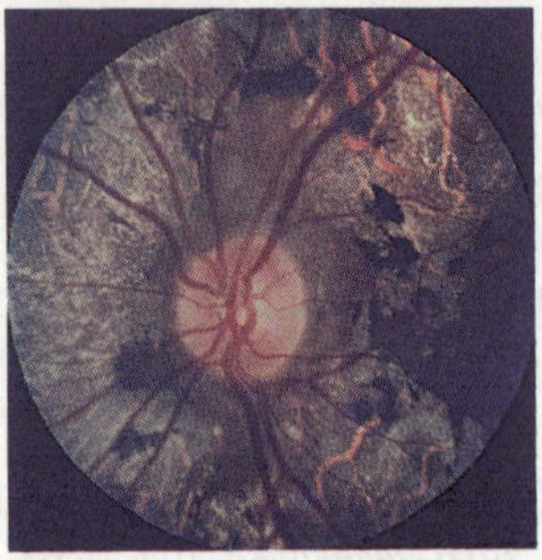

Fig. 4. Paciente masculino de 38 años. Llegó al centro con diagnóstico de una retinosis pigmentaria inversa, y lo que tenía era una coroiditis por sífilis con visualización de gran acúmulo de pigmentos, predominantes en el área central.

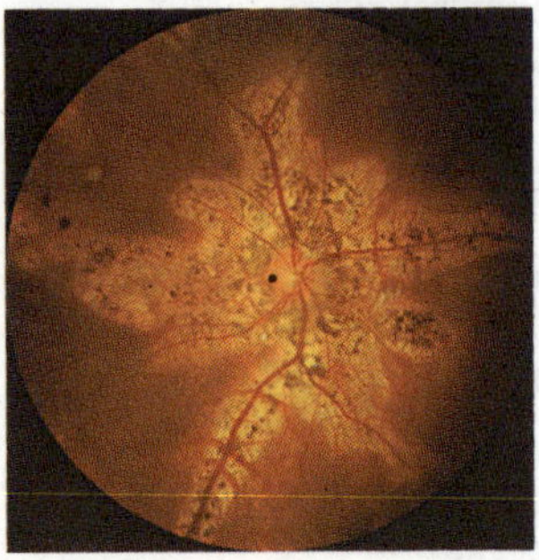

Fig. 5. Paciente con diagnóstico de una coroiditis serpiginosa. Se observan las lesiones características de esta entidad después de haber presentado 5 crisis.

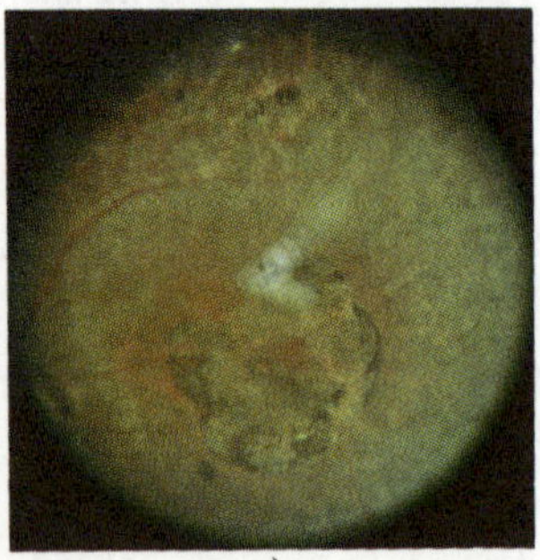

Fig. 6. Paciente masculino de 16 años. Presentó un trauma ocular severo. En el momento que se vio tenía 3 años de haber recibido el traumatismo. Se observan cambios atróficos epiteliales y aparición de pigmentaciones.

CAPÍTULO IX

Tratamientos

Orfilio Peláez Molina

Igual que en otros muchos aspectos relacionados con esta enfermedad, en el tratamiento de la Retinosis Pigmentaria existen múltiples discrepancias, desde aquellos que niegan la posibilidad de tratamiento (10) hasta los que aplican diversas terapéuticas, ya sean medicamentosas, quirúrgicas u otros proceceres dirigidos unos a detener el proceso de la enfermedad y otros con la esperanza de obtener mejorías del cuadro clínico (20, 25, 48, 53).

El tratamiento de la retinosis pigmentaria constituye uno de los graves problemas, aún no resueltos. Se han empleado distintos métodos basados, generalmente, en las teorías etiopatogénicas que se han venido argumentando. No se pretende describir cada uno de los tratamientos utilizados a través del tiempo, lo que haría interminable este capítulo, sólo se abordarán los más conocidos, según la literatura médica, alguno de los cuales ya no están en uso.

Con el objetivo de hacer más comprensible este polémico tema he considerado de utilidad agruparlo en las variantes siguientes:

- Físico-ópticos.
- Medicamentosos.
- Quirúrgicos.
- Combinados.

Físico-ópticos

Ayudas ópticas que implican disminución de la iluminación y filtraje de determinada porción del espectro

Durante algún tiempo se ha tratado de vincular el daño a distintas estructuras oculares con el exceso de iluminación, específicamente la exposición a las radiaciones cercanas a la parte ultravioleta del expectro. Existen evidencias epidemiológicas y experimentales de fototoxicidad, aunque hay controversias entre los resultados de los distintos estudios.

El exceso de iluminación podría agravar los cambios ocasionados por los defectos genéticos, de ahí que autores como Berson y colaboradores, hayan utilizado lentes de contacto opacos para retardar el proceso de la enfermedad (4). En los estudios experimentales no se observó diferencia alguna en la velocidad de deterioro visual entre el ojo tapado y el no tapado del mismo enfermo, aunque se recomienda que las personas con retinosis pigmentaria usen gafas oscuras durante sus actividades a la luz del día (4).

Le Gargasson (25) recomienda el uso de cristales ORMA RT que filtran las longitudes de ondas, media y corta. En un seguimiento de tres años, a personas afectadas de retinosis pigmentaria que utilizaron estos cristales, se registró una estabilización o mejoría en 90 % de los casos.

La firma Corning Glass Works ha fabricado las lentes CPF550 (Corning Photocromatic Filter) que filtran entre 97 y 99 % de la radiación ultravioleta y de la energía del espectro con longitudes de onda inferiores a 550 *nm*. Se sabe que las lentes CPF550 aumentan el confort del ojo al reducir el brillo y la dispersión interna de la luz, mejoran el contraste y reducen el tiempo de adaptación al pasar de la luz a la oscuridad o viceversa (39). Somos del criterio que, en general, los enfermos con baja sensibilidad al contraste reciben un beneficio relativamente alto de los filtros, especialmente para los de baja frecuencia (25). Es por ello que de acuerdo con la teoría de deprivación de la luz, se recomienda el implante de lentes intraoculares del tipo "UV Treated" en los pacientes que han de ser sometidos a la extraccción de catarata y más aún si a ello se le diagnostica la retinosis pigmentaria.

Ayudas ópticas para ampliar el campo visual

La reducción progresiva del campo visual es una de las alteraciones características e incapacitantes de la retinosis pigmentaria. Se ha tratado de ampliar el campo visual, especialmente cuando el paciente conserva una agudeza visual central útil. Los espejos y prismas montados en las gafas para ensanchar el campo visual periférico son cristales que si bien benefician a los enfermos con reducción del campo visual, causan serios trastornos por los efectos de la refracción de la luz y la imposibilidad del paciente para adaptarse a los cambios necesarios en los movimientos oculares.

El anteojo inverso de Galileo produce una amplificación del campo visual, pero tiene el inconveniente de que disminuye la agudeza visual central. Se ha observado que estas ayudas no son aceptadas por los enfermos a causa de las limitaciones que les ocasionan, y las abandonan con frecuencia. Hoy en día existen estudios que ensayan el uso de lentes intraoculares con características especiales que, implantados sobre el cristalino, permiten una ampliación del campo visual con menores efectos colaterales.

Ayudas ópticas que logran la amplificación de la imagen

El uso de lentes que aumentan la imagen se basa en el principio de hacer llegar a la retina una imagen que ocupe una mayor área y, por tanto, son mejor percibidas. Se encuentran en este grupo el ajuste de las lentes de los enfermos para facilitar, mediante lentes positivas, la lectura o visión en proximidad.

También se usan las lupas y telelupas con los inconvenientes estético y funcional. Por una parte las lupas no son funcionales en distintas condiciones de trabajo o lectura por obvias razones. Las telelupas permiten el ajuste a una montura de espejuelos y su uso cercano a los ojos; sin embargo, son por lo regular dispositivos abultados de difícil uso y estéticamente inaceptados. A esto se suman la imposibilidad de visión estereoscópica, cuando sólo permiten visión monocular si el poder dióptrico necesario es grande.

Los pacientes deben adaptarse a las restricciones del campo visual, de iluminación de la imagen y a la gran movilidad que imprimen a las imágenes que imponen todos estos artificios.

Existen dispositivos que amplifican electrónicamente la luz disponible en condiciones escotópicas hasta que se rebasa el umbral de los conos y producen una imagen en una pantalla fluorescente. Se ha comprobado que no son de utilidad en estadíos avanzados de la enfermedad y son además costosos.

También se recuerda que hay linternas de amplio campo y de alta intensidad que producen un haz de luz amplio y brillante que facilita la movilidad en la oscuridad, en los pacientes con retinosis pigmentaria (25).

Hemoterapia cuántica

Esta terapia se comenzó a aplicar en 1926 y tiene como fundamento las acciones inmunoestimulantes y de mejoría de los valores hemodinámicos de la sangre y de la circulación colateral por los rayos ultravioletas. Según sus defensores, la irradiación de la sangre conduce a cambios favorables en la bioquímica sanguínea, disminución de los niveles de colesterina, estimulación de la producción endógena de heparina, hormonas, enzimas y vitaminas [Gaulicheka, 1934 (25)]. No tenemos experiencia en su aplicación para dar criterios sobre su utilidad.

Láser de helio

La irradiación intravenosa de la sangre con láser de helio ha sido recomendada para el tratamiento de la retinosis pigmentaria. Sus defensores le atribuyen propiedades de aumento de oxigenación sanguínea, disminución del índice de protrombina, disminución del colesterol, disminución de prostaglandinas (25). Somos reservados en su aplicación.

Acupuntura

Esta terapia se ha venido utilizando en la retinosis pigmentaria y en otras enfermedades oftalmológicas y sistémicas, en países como China, Corea, Viet Nam, con muchos años de experiencia. Existen distintas formas de aplicar la acupuntura, entre ellas se encuentran las agujas, la electroacupuntura y la digitopuntura. Se conocen las experiencias de otros autores, quienes reportan estabilización de la agudeza visual y discreto aumento del campo visual con una duración entre 6 meses y 1 año (25). Un estudio preliminar nuestro, no mostró diferencias significativas entre pacientes tratados por este método y controles en cuanto a campo y agudeza visuales (53).

Fotocoagulación

He tenido la experiencia de atender a enfermos con retinosis pigmentaria y haber sido tratados con fotocoagulación con xenón, tratamiento recomendado por algunos colegas (Semionov), con el fin de formar una línea de demarcación entre la retina alterada y la normal, mejorando los procesos de intercambio (39). Los resultados, después de transcurridos tres años, no han sido satisfactorios, ya que he observado agravamiento de la enfermedad, dado por la marcada pérdida de la agudeza visual y del campo visual, por lo que no soy partidario de su uso como tratamiento de la retinosis pigmentaria.

Fonoforesis

Consiste en la administración de medicamentos con la ayuda de ultrasonidos, con un efecto sumatorio del ultrasonido y el fármaco. Se usó en el tratamiento de la retinosis pigmentaria en la década de los años 1970-1980, y los resultados no fueron satisfactorios. En aquellos casos en que su efecto *fue* satisfactorio, sólo *fue* por muy corto tiempo.

Ultrasonido

El fundamento de su uso está dado por la acumulación de ácido ribonucleico en los tejidos del ojo atravesado por las ondas ultrasónicas, además de vasodilatación refleja con mejoría en la circulación de los tejidos oculares (18, 42, 54). Su aplicación se puede hacer por vía transparpebral o directamente en las membranas de las cubiertas del ojo. En múltiples ocasiones se aplica el ultrasonido en unión de medicamentos subconjuntivales (fonoforesis), entre ellos tolazolina, complamina.

Muchos autores afirman su efectividad terapéutica en distintas enfermedades oculares y entre ellas la retinosis pigmentaria. Quienes lo recomiendan son partidarios de su aplicación por ciclos periódicos cada 6-8 meses, reportando mejoría de la función visual. Nosotros hemos tenido experiencia en esta terapéutica durante más de 5 años, con resultados no satisfactorios (42).

Electroforesis

Este método consiste en la administración de medicamentos con la ayuda de una corriente eléctrica continua; una vía de aplicación es la electroforesis endonasal desarrollada por Novojatskii y colaboradores como tratamiento de la retinosis pigmentaria. Su fundamento es que además del efecto galvánico unido a la acción de los medicamentos administrados por esta vía, tiene un efecto reflejo a nivel de centros cerebrales (hipotálamo-hipofisarios). Entre los medicamentos utilizados se encuentran: extracto de aloe, fibs, ácido ascórbico, ácido nicotínico, vitamina B1. Nosotros no hemos aplicado este método (25).

Radioterapia

La radioterapia del ganglio estelar ha sido utilizada en el tratamiento de la retinosis pigmentaria, pero sin resultados positivos. Por nuestra parte, somos del criterio de no emplearla.

Oxigenación hiperbárica

Se ha aplicado la oxigenación hiperbárica como tratamiento de la retinosis pigmentaria con resultados satisfactorios, ya que provoca un aumento de la agudeza visual y discreto incremento del campo visual (36). Nuestros resultados han sido satisfactorios en dependencia del estadío clínico de la enfermedad y según el tipo de retinosis pigmentaria, o sea, típica, atípica y asociada (11). Es necesario indicar, previamente a la oxigenación hiperbárica y durante su aplicación, medicamentos óxido-reductores como vitamina C, vitamina E, zinc, selenio, vitamina B1 y que su dosis promedio no sea superior a las 2 atmósferas por cada sesión.

Electroestimulación

La electroestimulación, concebida como un método para mejorar el estado funcional de los músculos y nervios, mejora la circulación sanguínea y crea una corriente de impulsos nerviosos que llegan al Sistema Nervioso Central. Nosotros tenemos amplia experiencia en su aplicación como parte del tratamiento de la retinosis pigmentaria y abordaremos con más precisión todo lo relacionado con ésta en la parte correspondiente a la terapéutica cubana. (Fig. 1).

Medicamentosos

Vasodilatadores

Una de las teorías etiopatogénicas evocadas para explicar las alteraciones de la retinosis pigmentaria es la vascular. Como se señaló en el capítulo sobre fisiopatología, la ruptura de la barrera hematorretinal y el engrosamiento de la matriz extracelular contribuyen presumiblemente al empeoramiento del proceso degenerativo y se ha postulado que la muerte de células en las capas externas de retina puede estar relacionada con cambios en el flujo sanguíneo. También la presencia de cambios, tanto en la circulación coroidea como retinal, constituyen elementos a favor de esta teoría.

Es por ello que existen partidarios de la utilización de fármacos vasodilatadores unidos a técnicas quirúrgicas que intentan proporcionar un mayor aporte sanguíneo al ojo, aunque en la actualidad el uso de los vasodilatadores en el tratamiento de la retinosis pigmentaria tiene pocos adeptos por su escasa efectividad.

Durante la década de los años 1960-1970 utilizamos estas drogas, en la retinosis pigmentaria, junto a vitaminas. Según nuestra experiencia, los resultados no han sido concluyentes, ya que de haber mejoría de la función visual o del campo visual ésta ha sido mínima y transitoria. En la tabla 1 se pueden observar los distintos medicamentos vasodilatadores más usados.

TABLA 1. Medicamentos vasodilatadores antisquémicos cerebrales usados en retinosis pigmentaria

Medicamentos	*Acciones*	*Dosis*	*Vías de administración*
Tolazolina	Adrenolítica, simpaticolítica	10 *mg*/12 *h*	O, IM, IV, SC
Clorhidrato de papaverina	Relajante de la musculatura lisa	40 *mg*/8 *h* IM, 1 tab. 100 *mg*/8 *h*	O, IM, IV
Nicotinato de xantinol	Vasodilatador cerebral y periférico	1 tab./8 *h*	IM, IV
Ácido nicotínico	Vasodilatador cerebral y periférico, hipocolesterolemiante, vitamina	1 tab./ 8 *h*	O
Cinarizina	Antihistamínico, vasodilatador cerebral	25-50 *mg*/8 *h*	O
Nimodipina	Anticálcico, vasodilatador cerebral	10 *mg*/8 *h*	O, IV
Cavintón	Mejora perfusión cerebral	1 amp./día durante 10 días	IM, IV

Leyendas: O: oral; IM: intramuscular; IV: intravenosa; SC: subcutánea.

Anticoagulantes y antiagregantes plaquetarios

Se han utilizado con la finalidad de mejorar la circulación y con ello la viscosidad sanguínea. Se ha reportado que con el uso de anticoagulantes como dicumarol, tromexan y heparina se ha conseguido una mejoría de la visión como del campo visual en personas con retinosis pigmentaria (25). En el uso de estos medicamentos es muy importante el control sistemático del índice de protrombina, el cual puede disminuir en 50 - 60 %.

Con relación a la aplicación de estos medicamentos en el tratamiento de la retinosis pigmentaria, somos muy cuidadosos y es muy importante valorar integralmente el estado de salud del enfermo, teniendo en cuenta los efectos secundarios que pueden ocasionar. El ateromixol o PPG es un medicamento de producción cubana, que por sus propiedades hipocolesterolemiantes y su acción sobre el daño vascular causado por la aterosclerosis, han motivado su indicación en enfermos de retinosis pigmentaria con alteraciones del metabolismo de los lípidos. Con ello se trata de disminuir los factores de riesgo de enfermedad vascular que se sobreañadirían a los daños vasculares presentes en la retinosis pigmentaria.

El PPG es un producto constituido por una mezcla natural de alcoholes alifáticos primarios, purificados a partir de la caña de azúcar. Actúa inhibiendo la síntesis de colesterol e incrementando la unión de las LDL (del inglés, *low density lipoprotein*) a sus receptores, lo que conlleva a un incremento de su velocidad catabólica y con ella al descenso de los niveles plasmáticos de LDL y de colesterol total. Su administración oral causó efectos antiagregantes, antisquémicos y antitrombóticos en diferentes modelos experimentales. Se administran de 5 - 10 *mg*/día.

Hemorreológicos

Estos medicamentos favorecen el flujo sanguíneo, fundamentalmente a nivel de la circulación capilar, al cambiar las propiedades de las membranas de los eritrocitos y facilitar el paso de las células rojas a través de la microcirculación. Incrementan la deformidad del hematíe y tienen efecto antiagregante y antitrombólito y fibrinolítico al incrementar la antitrombina III (29). En la tabla 2 se describen las propiedades de los que se usan en la retinosis pigmentaria.

Nosotros somos partidarios de utilizar la pentoxifilina en el tratamiento de la retinosis pigmentaria y valoramos como positiva su aplicación en el postoperatorio de la cirugía, según nuestra técnica quirúrgica, por contribuir a mejorar la circulación y la nutrición en las estructuras oculares; también el ozono, por sus propiedades hemorreológicas, es por ello que lo indicamos en el postoperatorio de la cirugía de la retinosis pigmentaria y, transcurrido un período de 6 meses a 1 año se puede repetir un nuevo ciclo. Esto será analizado con más detalle en el presente capítulo.

TABLA 2. Medicamentos hemorreológicos usados en retinosis pigmentaria

Medicamentos	*Acciones*	*Dosis*	*Vías de administración*
Pentoxifilina	Antiagregante, antitrombótico y fibrinolítico	400 *mg*/ 12 *h*	O, IV
Dextran	Expansor plasmático, restablece la microcirculación capilar	20 *mL/kg* en las primeras 24 *h*; luego, 10 *mL/kg* por no más de 5 días	IV

Leyendas: O: oral; IV: intravenosa.

Antisquémicos celulares

Entre los medicamentos que mejoran la isquemia a nivel celular se encuentran la trimetazidina. Investigaciones realizadas por el profesor Perdriel (47) abogan por su eficacia en los síndromes isquémicos coriorretinianos y en la degeneración macular. Los fenómenos isquémicos pueden afectar la retina y la coroides, ocasionando alteración de la función visual.

Los estudios realizados por los doctores Couderc y Le Buisson (15) y Cornand (14) confirmaron los beneficios de la trimetazidina mediante la angiofluorografía en lesiones isquémicas coriorretinianas, ésta mejora la agudeza visual y disminuye el edema del fondo de ojo, si está presente. Otras investigaciones realizadas por los profesores Ourgaud y Metge (41) demostraron la eficacia de la trimetazidina en la isquemia del polo posterior del ojo, al mejorar las funciones visuales, confirmada por la retinografía y la angiografía. Corrige la acidosis intracelular al bloquear la entrada de calcio y sodio en la célula y disminuye la producción de radicales libres, evitando el colapso de la producción de la energía y la muerte celular. Otro de los mecanismos de la trimetazidina para evitar la agravación de la isquemia celular es la normalización de los intercambios iónicos, por lo que inhíbe el edema celular. Además, tiene acción sobre el metabolismo de las prostaglandinas oponiéndose a la acción vasoconstrictora del tromboxano A2, restableciendo la producción de prostaciclina.

La hemos utilizado en la retinosis pigmentaria según el estadío clínico y la presencia o no de edema del polo posterior. Nuestra experiencia en el uso de este medicamento es corta, por lo que no nos permite expresar un dictamen al respecto. La dosis que utilizamos es de 20 *mg*, tres veces al día.

Otros medicamentos con acción antisquémica indirecta son la cinarizina, la nimodipina, la vincamina, el ozono, el oxígeno hiperbárico y el cavintón. En la tabla 1 se resumen sus principales características.

Ozono (O_3)

El ozono (O_3) es la polimerización de la molécula de oxígeno por la acción de un campo de efluvios eléctricos de alta tensión. Es un gran oxidante, más fuerte que el oxígeno, pero es, a diferencia de éste, muy selectivo. Su mecanismo de acción terapéutica se debe, según Viebahn (57), Mattasi (33) y otros (49, 51), a su efecto como oxidante selectivo, atacando los dobles enlaces de las lipoproteínas de las membranas de los eritrocitos; forma, con el agua, hidroperóxidos de peso molecular pequeño con carácter hidrofílico, que permiten su penetración a través de la pared celular (51) y actúan sobre su metabolismo y sistemas de defensa antioxidante. Actúa en la cadena respiratoria cuando se encuentra interrumpida por citotoxicidad de la citocromo oxidasa y restablece sus funciones. Revierte los cambios en la transformación de piruvato en acetil-coenzima A (ACoA), causados por citotoxicidad, permitiendo que el piruvato pueda sufrir todas las transformaciones hasta ACoA.

Son estimulados con el ozono el superóxido dismutasa, la catalasa, la glutatión peroxidasa y el G-6-P deshidrogenasa. Durante su tratamiento aumentan transitoriamente los hidroperóxidos, la glutatión peroxidasa y la glutatión reductasa, enzimas de vital importancia en los mecanismos de defensa antioxidantes. Los hidroperóxidos disminuyen luego, a instancias de la activación de dichas enzimas.

Aumenta la formación del NADPH, transportador de hidrógeno para el ciclo de la glucosa, en el que se forma a su vez 2-3 difosfoglicérido (2-3 DFG). Este metabolito intermediario aumenta su concentración en el tratamiento con ozono y actúa sobre el equilibrio de la oxihemoglobina desplazándolo hacia la formación de hemoglobina y oxígeno, que queda libre para ser cedido a los tejidos. Se considera que el O_3 es capaz de modificar las propiedades hemorreológicas de los eritrocitos.

En la retinosis pigmentaria se utiliza por sus propiedades, mediante autohemoterapia y vía rectal, aunque también puede administrarse por vía intramuscular, subconjuntival, por lo general, a razón de 15 sesiones en total para cada ciclo, previa extracción de 250 cc de sangre del paciente y mezcla de 50 cc de ozono, en la vía endovenosa y 100 cc en la rectal, vía utilizada en los niños (Fig. 2).

Medicamentos estimulantes biológicos

En 1939, Filatov (19, 21) propuso como estimulantes biológicos los extractos de hígado y placenta para uso por vía subcutánea, y la grasa de pescado por vía intramuscular. Otros autores han utilizado extractos de diencéfalo y retiniano, así como de placenta y aloe. Nosotros, en los años 1951-1965 utilizamos como terapéutica para la retinosis pigmentaria la placenta por distintas vías, tópica, subconjuntival y epiescleral sin obtener resultados satisfactorios. La dosis recomendada es de 1 ámpula diaria durante 10 días.

Hormonas y corticoesteroides

Se han utilizado distintos tipos de hormonas como terapéutica de la retinosis pigmentaria, por la posible contribución de factores endocrinometabólicos en su etiopatogenia. Se han usado hormonas hipofisarias, testiculares, ováricas, tiroideas y tímicas (7, 23). Las usamos durante los años 1955-1965, sin resultados satisfactorios.

Con relación a los corticosteroides soy del criterio que no es recomendable su uso como tratamiento de la retinosis pigmentaria, ya que la evolución postratamiento a dicha terapia no es satisfactoria. Puedo afirmar que el cuadro clínico de la retinosis pigmentaria se ha agravado.

Vitaminas

La aplicación de vitaminas, entre ellas A, B6, C y E en el tratamiento de la retinosis pigmentaria se remonta a muchos años atrás. La vitamina A fue una de las primeras por el vínculo de la avitaminosis A y la nictalopía (8). Aunque actualmente se vuelve a discutir el papel de la vitamina A en el tratamiento de la retinosis pigmentaria, los análisis del contenido de ésta en el suero y de sus proteínas transportadoras, no han podido demostrar absolutamente la existencia de alteraciones en los pacientes de retinosis pigmentaria (50). Se han invocado, en contradictorios reportes, déficits en la afinidad de sus proteínas transportadoras, tanto por defecto como por exceso. Tales deficiencias generarían trastornos en su transporte hacia los fotorreceptores.

A pesar de que resulta difícil que la administración oral de una sobredosis de vitamina A, con la consiguiente saturación de su transporte, logre poner a disponibilidad de los fotorrecepotores de superiores concentraciones de esa sustancia, hay autores (6) que consideran que la administración de 15 000 UI al día reporta beneficios a los pacientes de retinosis pigmentaria. Mi experiencia al respecto no ha sido satisfactoria. Se debe considerar que la vitamina A, en las dosis recomendadas para el tratamiento de la retinosis pigmentaria, excede en aproximadamente cinco veces sus necesidades diarias. La vitamina A, por otra parte, es una de las pocas que, consumida en exceso, puede llevar a manifestaciones de hipervitaminosis, como vómitos, anorexia, cefalea, dermatitis eritematosa, papiledema, nistagmus, fisuras bucales, adenomegalias, hipertensión portal, ascitis y anomalías congénitas, si se administrara a embarazadas durante las etapas precoces del embarazo. Por lo anterior, recomendamos cierta precaución en su uso.

Las vitaminas del complejo B se usan como complementos vitamínicos en distintas entidades, como es el caso de la retinosis pigmentaria. En general, forman parte del metabolismo de los carbohidratos, en la síntesis y degradación de aminoácidos y ácidos grasos, así como en la replicación del DNA. Por sus importantes funciones se indican para asegurar que no existan déficit nutricionales subclínicos, que agravarían la enfermedad de base.

La vitamina C tiene acciones como antioxidante y presumiblemente anticatarratogénico. Alcanza, en el ojo, las más altas concentraciones del organismo. Por su importante papel como defensa antioxidante y contra el daño fótico, es indicada en la retinosis pigmentaria.

La vitamina E también es un antioxidante y, como la C, previene la oxidación de los constituyentes normales de la célula y la producción de productos tóxicos provenientes de la peroxidación de ácidos grasos no saturados.

En un estudio conducido por Berson y colaboradores (6) no se recomienda su uso en grandes dosis, como las 400 UI diarias utilizadas en dicho experimento. Estos autores observaron empeoramiento más rápido, fundamentalmente en el grupo de pacientes con amplitudes de las ondas del electrorretinograma más preservadas. Por lo anterior recomendamos precaución en su uso a altas dosis, aunque sí asegurar la ingestión de las necesidades diarias de esta vitamina.

Minerales

En la actualidad, la utilización de algunos minerales ha adquirido gran auge al atribuírseles propiedades antioxidantes (oxidorreductores); la mayoría de las veces se asocian con determinadas vitaminas con igual finalidad. El sulfato de zinc es el cofactor de diversas enzimas que catalizan reacciones metabólicas vitales y es integrante de la molécula de la anhidrasa carbónica a nivel de los glóbulos rojos; esencial en la síntesis de proteína y desempeña un papel importante en la repetición celular; sus altas concentraciones en la coroides y el epitelio pigmentario han estimulado la investigación alrededor de su posible papel protector de la mácula, aunque los estudios son controversiales (2); los estudios sobre su metabolismo en pacientes con retinosis pigmentaria han sido también contradictorios, en algunos se ha encontrado disminución del nivel sérico de zinc o una proporción sérica anormal cobre/zinc.

En un estudio se observó, después de la administración de zinc, mejoría de la agudeza visual en 15 % y del campo visual 4 %. Mostraron mejoría en la adaptación a la oscuridad, 13 % (39).

Por todo lo antes expuesto, sugerimos su uso, en la retinosis pigmentaria, como posible protector de la función retinal y de la mácula en particular.

Selenio

Su presencia como elemento integrante de la enzima glutatión peroxidasa ha puesto en evidencia su importancia como antioxidante. Retarda procesos de envejecimiento celular y cambios tisulares por la oxidación. Reduce los requerimientos de vitamina E. Regula el funcionamiento del páncreas mejorando la digestión y absorción de vitaminas liposolubles. Lo usamos en la retinosis pigmentaria asociado al resto de los medicamentos protectores contra el estrés oxidativo.

Algunos preparados de algas, como la spirulina, de producción cubana, son especialmente ricos en iodo y oligoelementos como zinc, litio, cobre y selenio, por lo que recomendamos su uso.

Emoxipina

El clorhidrato de emoxipin 2-etil-6-metil-3 oxipirimidina es un retinoprotector, se le atribuye la propiedad de que protege la retina, en especial a los fotorreceptores, de la acción de la luz; activa la reabsorción de hemorragias intraoculares; disminuye la extravasación de los capilares y también la densidad de la sangre, es por ello que se ha utilizado en algunas enfermedades de la retina incluyendo la retinosis pigmentaria; pero no existen resultados que nos permitan avalar su indicación.

Inhibidores de la anhidrasa carbónica

Este grupo de drogas ha sido de uso frecuente en Oftalmología. Se ha utilizado en el tratamiento del edema macular con resultados contradictorios. Las más conocidas y estudiadas dentro de este grupo son la acetazolamida y la metazolamida. Se les atribuye mejorías de la agudeza visual en pacientes con retinosis pigmentaria y su efecto es independiente de la reducción del edema macular cistoide, afección relativamente frecuente en la retinosis pigmentaria. Otros autores opinan que es difícil justificar el uso de estas drogas con el propósito de mejorar la función visual en enfermos con retinosis pigmentaria, en los cuales no haya evidencia de edema macular (17, 40).

Somos partidarios del uso de la acetazolamida en la retinosis pigmentaria, pero para ello es importante la selección del paciente, ya que no la utilizamos en todos los enfermos, teniendo en consideración sus contraindicaciones y efectos secundarios.

Las usamos en el postoperatorio de la cirugía revitalizante en pacientes adultos operados de catarata, glaucomatosos, en los que presentan marcado daño coroideo y con alteraciones a nivel del polo posterior del fondo de ojo, y en los que existan antecedentes de edema macular, en dosis que puedan oscilar entre 250 - 500 *mg*, en 24 *h*, durante un período de unos 5 días aproximadamente.

Oxidorreductores

En la actualidad, son muy utilizados los oxidorreductores por la neutralización de la acción de los radicales libres. Entre estos productos se encuentran algunas vitaminas y minerales como las vitaminas C y E, y dentro de los minerales, el zinc, el selenio, ya comentados en este capítulo; al igual que el levamisol.

Inmunomoduladores

Las evidencias de la posible coexistencia de un proceso autoinmune en la etiopatogenia de la retinosis pigmentaria, justifica el uso de medicamentos inmunorreguladores. Entre estas drogas se encuentran el factor de transferencia, producto elaborado a partir de linfocitos T y aplicado en varios países con resultados variables (9, 16, 26, 28). Consideramos que, como ha ocurrido con otros medicamentos, los resultados deben depender de las características clínico-oftalmológicas de la retinosis pigmentaria.

En Cuba se han utilizado medicamentos inmunomoduladores con efectos satisfactorios entre los que se encuentran la biomodulina T y el levamisol. Pero, según nuestro criterio, el uso de éstos en el tratamiento de la retinosis pigmentaria se debe circunscribir a casos en los que existan evidencias de alteraciones del sistema inmunológico.

El principio activo de la biomodulina T es un producto natural compuesto por hormonas del timo. El timo tiene una función vital en el sistema inmunológico al producir y secretar un conjunto de hormonas que actúan en la diferenciación de linfocitos T, garantizando un normal desarrollo de los mecanismos de inmunidad celular y hormonal timo-dependientes. Estos factores, además, interactúan con el Sistema Nervioso Central como inmunotrasmisores. Durante el envejecimiento por la involución natural de esta glándula y, en algunas enfermedades, por inmunodeficiencias y autoinmunes, la producción y secreción adecuada de las hormonas tímicas puede estar afectada ocasionando un desbalance inmunológico. La biomodulina T se utiliza para restituir el déficit inmunológico al inducir la diferenciación de los linfocitos T. Se administra pulsos a razón de 60 *mg* una vez por semana, durante 4 semanas, o 3 *mg* intramuscular, diario, durante 3 semanas; después aplicar 3 *mg* intramuscular, 3 veces por semana, durante 2 semanas; ciclos que pueden ser repetidos a criterio del médico.

El levamisol es el isómero levógiro del tetramisol, drogas utilizadas como tratamientos antiparasitarios. Estimula la quimiotaxis, la fagocitosis, la actividad metabólica intracelular y la liberación de interleukina. Regula la relación T4/T8 e indirectamente a los linfocitos B en 80 %. Se utiliza a 2 *mg/kg*/día, 2 ó 3 días consecutivos, por semana, por su comprobado efecto inmunorregulador.

Otros medicamentos

Se reporta, en la literatura científica, el uso de los gangliósidos, los fosfátidos y el ATP, en el tratamiento de la retinosis pigmentaia.

Enkad

Fux considera que la causa de la distrofia es un defecto del sistema de síntesis de las proteínas en los fotorreceptores, lo que provoca retenciones en la síntesis del ARN o de sus predecesores los ribonucleótidos. Basado en estos estudios se elaboró el Enkad, el cual está compuesto por una mezcla de ribonucleótidos, ácidos adenílicos, guanílicos, citidílicos y uridílicos, resultado de la hidrólisis fermentativa de ARN de levadura. Su mecanismo de acción no está aún completamente definido y se presume que active el proceso debilitado de síntesis de rodopsina.

Los estudios experimentales de Katnelson y Sara María Gutiérrez reportan resultados satisfactorios (25, 30).

Taufón

Es el fármaco más utilizado en la ex Unión Soviética para el tratamiento de la retinosis pigmentaria. Se le atribuyen propiedades regenerativas en enfermedades de carácter distrófico con alteraciones del metabolismo de los tejidos oculares y de activación de los procesos energéticos y de intercambio, mejorando las condiciones para la trasmisión del impulso nervioso. Se utiliza en ciclos de 10 inyecciones subconjuntivales.

Nuestro criterio con relación a la terapia Enkad y Taufón en el tratamiento de la retinosis pigmentaria es reservado. Según la experiencia cubana, la respuesta a la terapéutica es en extremo variable y depende de muchos factores (3). Al haber podido valorar la evolución de muchos enfermos tratados con estos medicamentos y observar que la mejoría del campo visual o de la visión, transcurridos más de 6 meses, en algunos, retrocedió y otros empeoraron, nos hizo tomar la decisión de no aplicarlos.

L-DOPA

Se reporta el uso de la L-DOPA en esquemas terapéuticos prolongados, con resultados evolutivos satisfactorios del campo visual, por el efecto sobre la sensibilidad de los receptores dopaminérgicos retinales.

Quirúrgicos

Desde hace años existen técnicas quirúrgicas como parte del tratamiento de la retinosis pigmentaria, es por ello que es difícil precisar con exactitud quién fue el autor o los autores que realizaron la primera cirugía con tales propósitos. En el año 1933, con el objetivo de aumentar el flujo sanguíneo retinocoroideo, se realizó la resección del simpático toracocervical (12); seguida, en 1934, por la extirpación del ganglio estelar (13) y, posteriormente, se aplicó la placenta en el ojo a través de distintos procedimientos con igual fin (38).

Los implantes supracoroideos se desarrollaron hacia los años 50 con el implante en 1950 de membrana amniótica (31) y más tarde, en 1959, con el implante supracoroideo de fibras del músculo oblícuo inferior. En 1961 se incluye el uso de hipófisis de pescado (1) para su colocación en el espacio supracoroideo. Hacia 1980 se idea la cirugía mediante la cual se usan fibras musculares del recto externo en el espacio supracoroideo (58).

En la década de 1970-1980 aparecen las técnicas quirúrgicas con la finalidad de la revascularización del segmento anterior y del posterior del ojo, respectivamente, unido a la descompresión del nervio óptico (56), a las que se une desde 1980 el desarrollo de los aloplantes. En 1985 se hace, experimentalmente en animales, el implante de células de epitelio pigmentario y posteriormente de fotorreceptores (24, 32).

Entre otras cirugías realizadas se encuentran la ligadura de la carótida externa, la hipofisectomía, la escleroplastia, la paracentesis de la cámara anterior, la trabeculoplastia y el implante de suturas intraesclerales.

Apoyándose en el papel del factor vascular en la etiopatogenia de la retinosis pigmentaria, varios autores tratan esta entidad mediante técnicas quirúrgicas encaminadas a mejorar el aporte de sangre a la coroides y a la retina a través de la formación de nuevos vasos o por circulación colateral. Por todo esto, las técnicas de cirugías revascularizadoras, han tomado diferentes nombres genéricos:

- Invaginación de un fragmento de la esclera en el espacio supracoroideo.
- Escleroplastia con diatermocoagulación (25).
- Aplicación de Tenón intraescleral en las proximidades de la vasa vorticosa, favoreciendo adherencias que permitan un bombeo agilizador del vaciado venoso (25).
- Crioplastia de la coroides en el ecuador, próximo al polo posterior.

Otros autores han sugerido la utilización de la arteria temporal superficial con el objetivo de lograr la revascularización del ojo y para ello han propuesto las técnicas quirúrgicas siguientes:

- Revascularización intracraneal directa a través de la anastomosis entre la arteria carótida interna y la arteria oftálmica.
- Anastomosis entre la arteria temporal superficial y la arteria oftálmica.
- Revascularización intraorbitaria directa, por intermedio de la anastomosis entre la arteria temporal superficial y las arterias ciliares posteriores cortas y largas.
- Revascularización ocular directa e indirecta a través de la piel. Por medio de un túnel se desliza la arteria temporal superficial hacia el ángulo externo de la órbita, y a través de la conjuntiva se dirige hacia el polo posterior del ojo, a las arterias ciliares, esclera y cuerpo ciliar (25).

Otras de las cirugías recomendadas son las vasorreconstructivas, la más usada es la ligadura o sección de la arteria temporal superficial. Sus resultados son variables con relación a sus efectos sobre la agudeza visual y el campo visual.

Comparto el criterio de otros autores que, si no se ha provocado iatrogenia y se ha hecho una buena selección del caso, el resultado como promedio es que la agudeza visual puede mejorar 1,5 veces y el campo visual 2,5 (25).

Combinados

El tratamiento combinado es aquel por medio del cual se aplican varios procederes terapéuticos: quirúrgicos, medicamentosos y físico-ópticos. Ejemplo de ello es el tratamiento cubano de la retinosis pigmentaria que se describirá a continuación.

Tratamiento cubano

Teniendo en consideración lo explicado en el tratamiento quirúrgico, es importante decir que el tratamiento cubano es una terapéutica combinada integrada por varios elementos.

A continuación se detalla cada uno de sus integrantes, en orden de importancia:

1. Tratamiento quirúrgico.
2. Ozonoterapia.

3. Electroestimulación.
4. Medicamentos.

Para la mejor comprensión de nuestra terapéutica, es necesario tratar varios aspectos de la enfermedad.

El daño génico conduce a cambios no del todo definidos en las diferentes estructuras y sistemas del proceso visual, cuyo nexo con las diversas expresiones de este grupo de enfermedades están escasamente difinidas en el presente. Estas alteraciones pueden ser primarias o secundarias al proceso distrófico. Entre estas últimas se encuentran los cambios vasculares como el estrechamiento de la luz de las arterias retinales por hiperplasia de la íntima, la disminución del calibre de los vasos de la retina a predominio arterial y el daño de los vasos coroideos, que se correlacionan con el grado de afectación en la enfermedad y con otros hallazgos clínicos (55).

Es fundamental mencionar algunas investigaciones que, por la importancia que tienen para la cirugía que realizamos, es necesario tenerlas presente y que forman parte del sustento científico de nuestra terapéutica. Wagenman encontró que la ligadura de las arterias ciliares cortas posteriores, causa un cuadro clínico similar a la retinosis pigmentaria, por lo que en su momento se le atribuyó un papel primario al factor vascular como posible causa de la enfermedad (37).

Algo más reciente, en la década del 70, Wekstein planteó que anomalías vasculares coroideas y retinales constituían el substrato fisiopatológico de la retinosis pigmentaria. En la actualidad se sabe que los fenómenos de estrechamiento vascular observados en la retinosis pigmentaria dependen de ajustes de flujo sanguíneo a causa de la disminución de las demandas metabólicas de la retina como consecuencia del déficit funcional de los fotorreceptores. La disminución de la aferencia sensorial y la muerte de células producen una reducción de la tasa de consumo metabólico de dicho tejido y como reajuste la reducción del flujo sanguíneo.

La disminución del grosor de la retina por la pérdida de células en la capa de células fotorreceptoras produce una aproximación de los circuitos vasculares retinal y coroideo, lo que ocasiona, por difusión desde la circulación coroidea, un aumento de las tensiones de oxígeno retinales, lo que causa, aún más, reajustes de flujo en los vasos retinales. Sumado a lo ya referido, se encuentran los cambios morfológicos de los vasos, ya relatados en otros capítulos de la presente obra. Además, lo anterior presupone una correlación directa entre las alteraciones del examen físico y de las pruebas psicofísicas con los valores hemodinámicos en estos enfermos. Peláez y colaboradores demostraron el cambio de la hemodinámica ocular, según observaciones de estudios realizados a través de angiofluorecinografía y Doppler ultrasónico (46).

Mantenemos el criterio de que aunque los trastornos circulatorios no constituyen la causa primaria, sí desempeñan un importante papel en el empeoramiento de los cambios iniciados por las alteraciones primarias determinadas genéticamente, entorpeciendo el cometido de células, que aunque portadoras de los trastornos ocasionados por los cambios en el mensaje genético, son aún, en diversa medida, funcionales.

Kenneth-Wilbar demostraron con inyecciones de reofrene que no existen anastomosis entre la circulación coroidea y la retinal, ni entre la arteria central de la retina y el círculo arterial de Zinn, pero sí entre este último y las arterias ciliares cortas posteriores, aspecto de gran importancia para nuestro proceder quirúrgico. Descubrieron la existencia de dos anastomosis a las que llaman uveorretinales. La primera, la anastomosis entre la arteria central de la retina y el plexo de la piamadre, y la segunda entre la porción intraescleral del nervio óptico y el círculo arterial de Zinn.

Es criterio de Wilber, que yo comparto, que estas anastomosis se deben tener en cuenta como posibles vías para restablecer la circulación en personas con obstrucción de la arteria central de la retina, así como en otras isquemias retinianas. Otros estudios han contribuido a la profundización de nuestros conocimientos, entre ellos la teoría sobre la Neuroplasticidad del SNC, defendida por el profesor Aguayo y sus colaboradores, y por dos científicos cubanos, los doctores Ramírez Corría y Rafael Estrada. Esta teoría resulta muy importante como base para la aplicación de nuestro procedimiento, ya que según ella las células del sistema nervioso reorganizan sus funciones y suplen las que han sido perdidas por grupos de células enfermas o muertas. Células retinales disfuncionales podrían ser suplidas por otras, si se restablece un ambiente celular propicio.

Por otra parte, el doctor Goldsmith, quien demostró las propiedades angiogénicas del *Omentum majus* (Epiplón mayor) en el tratamiento quirúrgico de diversas enfermedades neurológicas, descubrió que éste contiene sustancias neurotrasmisoras y factores de crecimiento nervioso, los cuales pueden ejercer acciones terapéuticas, a través de sus mecanismos de accción, en lesiones nerviosas de diversa etiología (22). Es bueno recordar que este científico, entre sus estudios experimentales, injertó el omentum majus en el espacio supracoroideo. Entre las sustancias neurotróficas encontradas en este tejido adiposo-vascular están los factores de crecimiento neural, de crecimiento fibroblástico, de crecimiento ciliar, gangliosidos, insulina y factores de crecimiento tipo insulina. Otras de las sustancias presentes en este tejido son algunos componentes de la matriz extracelular como laminina, fibronectina, colágeno y neurotrasmisores como la serotonina, la dopamina y la acetilcolina.

En estudios experimentales, se han observado cambios en la angiogénesis provocados por el omemtum majus consistentes en la ruptura de la membrana basal con formación de aperturas capilares, migración de células endoteliales con orientación bipolar, mitosis de células endoteliales y su maduración, con formación de nueva membrana basal, de pericitos y de músculo liso.

Para la aplicación del omemtum majus, en la cirugía experimental en ojos de animales, fue necesario tener en cuenta otros aspectos importantes para la obtención de los resultados, como los tejidos con factores que influencian y promueven la angiogénesis (la retina, la epidermis, el líquido sinovial, entre otros), y los tejidos con factores que contribuyen a su inhibición (el cartílago, el vítreo, la córnea, las hormonas esteroideas).

Dadas las características del epiplón mayor, se buscó un tejido que tuviese características similares a éste y que permitiera ser utilizado, por sus proximidades al ojo, como injerto. Para ello se seleccionó el tejido adiposo orbitario con el cual se realizó cirugía experimental en animales (perros Beagles y conejos).

Los resultados obtenidos de los estudios histomorfológicos y de microscopia electrónica mostraron buena tolerancia por el receptor (no rechazo) e incremento de la vascularización por aumento del número de los capilares. Todo sucedió tanto en implantes en la córnea, en el iris, así como intraescleralmente. Existió, además, un aumento del espesor de la coroides en el sitio del injerto (45).

Fundamento de la terapéutica cubana

Las investigaciones descritas anteriormente y los aspectos fisiopatogénicos, permitieron crear un tratamiento dirigido a "detener o mejorar" la retinosis pigmentaria. Somos del criterio que una terapéutica dirigida a favorecer la circulación de los tejidos oculares a través de la capa coriocapilar, sin descartar la influencia de otros factores, debe mejorar las condiciones metabólicas de esos tejidos.

Tratamiento quirúrgico

La cirugía que se realiza, a la que se ha denominado Cirugía revitalizadora (CRV), es un proceder quirúrgico consistente en un implante de tejido adiposo-vascular orbitario en el espacio supracoroideo y que, por un mecanismo de angiogénesis, contribuye a mejorar la función de los fotorreceptores aún activos.

Descripción

Posterior a las medidas de asepsia, antisepsia y preparación del campo operatorio, se procederá según los pasos siguientes:

1. *Incisión de la conjuntiva*: abarcará aproximadamente 90 *mm*, en el cuadrante temporal. En algunos pacientes, por dificultades a la hora de obtener un buen campo quirúrgico, se realizarán incisiones más extensas. Es importante hacer una incisión de la conjuntiva que posibilite la identificación y apertura de la cápsula de Tenón. Se debe realizar con meticulosidad para evitar dificultades en los proceder es posteriores, utilizando pinza curva de Kelly para separar la hoja visceral de la cápsula de Tenón del bulbo del ojo, haciendo real el virtual espacio supraesclerotical de Tenón (Fig. 3).
2. *Identificación y fijación de los músculos*: se identifican los músculos rectos correspondientes a la zona quirúrgica, los que se fijarán con seda 3-0 que pasará por debajo de éstos. Se liberarán las aletas que queden tensas mediante un aplicador humedecido, para evitar traumatismos.
3. *Posición quirúrgica del ojo e identificación de las referencias anatómicas*: se mueven los extremos de los hilos de seda que fijan los músculos, de manera tal que se produzca un movimiento alrededor del centro de rotación del ojo, con lo que el segmento posterior se mueve de forma oblicua visualizándose,

y queda oculto el segmento anterior. Ello se logra al colocar los hilos de forma cruzada, en un ángulo aproximado de 60°. Nos auxiliamos de un separador o reclinador ideado por el profesor Peláez o también mediante un separador de Desmarres y de ganchos de estrabismo para separar conjuntiva redundante y exponer el campo quirúrgico adecuadamente. Se localiza la inserción escleral del músculo oblicuo inferior y la emergencia de la vasa vorticosa y el tejido adiposo vascular orbitario (Fig. 4).

4. *Hemostasia*: se liberan posibles restos de tejido conjuntivo laxo supraesclerotical, mediante un aplicador. Se procede a realizar cauterización de los vasos epiesclerales en la zona de la futura incisión escleral.
5. *Esclerotomía*: se realiza esclerotomía no perforante en una línea paralela al limbo, situada entre los músculos rectos del cuadrante elegido, a 3 *mm* posteriores a su inserción escleral y alejados 2 *mm* del recorrido de éstos. La línea tendrá una extensión promedio de 10 *mm*; la extensión varía según el tamaño del ojo y la localización de las inserciones musculares. En lo adelante se profundiza la incisión utilizando el bisturí en posición oblicua de forma tal que se visualice la coloración oscura de la coroides a través de las fibras esclerales más profundas y de la lámina fusca. De esta manera, se tiene el plano de clivaje en que se trabajará. Se realizan incisiones laterales, aproximadamente paralelas entre sí y que se extiendan en dirección posterior a medida que avanza la esclerotomía lamelar, manteniendo el plano supracoroideo establecido. Para avanzar se utiliza como ayuda primeramente el bisturí y luego tijeras Vannas. La incisión cercana al músculo oblicuo inferior pasa a unos 2 *mm* de éste y termina a 2-4 *mm* de su extremo posterior. La incisión lateral que entra en relación con la vasa vorticosa, cambia su dirección y se aproxima al centro del flap escleral para evitar la lesión del vaso y se extiende hacia el polo posterior hasta lograr situarse a unos 6 *mm* del extremo posterior de la inserción del músculo oblicuo inferior y de la vena vorticosa. Se termina de realizar la esclerotomía lamelar en dirección a las cercanías de la inserción del músculo oblicuo (inferior) donde se debe extremar el cuidado por su relación con el área macular. Queda un área quirúrgica aproximada de 150 *mm* de superficie (Figs. 5 y 6).
6. *Microincisiones*: con el bisturí en posición vertical se realizan microincisiones en el lecho supracoroideo, las que deben ser paralelas entre sí y cruzarse de forma oblicua para crear un enrejado.
7. *Identificación del tejido adiposo orbitario, disección y selección del fragmento a injertar*: en relación directa con el bulbo del ojo y en dirección posterior queda el tejido adiposo orbitario cubierto por la cápsula. Éste hace cierta protusión entre el músculo oblicuo que va hacia su inserción orbitaria y el extremo del flap escleral que se encuentra más posterior y cercano a la vorticosa. Se pinza este tejido y se separa de los tejidos circundantes por disección roma mediante aplicador y pinza de Kelly; al tirar de éste se tiene cuidado de no interesar zona cercana a la vena vorticosa ni al músculo, para no lesionarlos; para ello se realizan incisiones en la porción de su cápsula

fibrosa que se sitúa hacia el bulbo del ojo, en los tractos fibrosos que van hacia el interior del tejido adiposo y, simultáneamente, se realizan 2 incisiones laterales paralelas, separadas unos 4-5 *mm*, que permiten que el tejido pueda moverse desde su posición posterior hacia la línea de la esclerotomía inicial. De esta manera queda unido por un pedículo constituido por su cápsula y prolongaciones posteriores, en el que se mantiene la continuidad tisular y vascular (Fig. 7).

8. *Fijación del injerto adiposo vascular orbitario al lecho esclerocoroideo mediante suturas*: el pedículo graso vascular se fija mediante puntos de seda virgen 7,0 u 8,0, al borde más posterior del labio anterior de la esclerotomía inicial; se fija a los ángulos que forman la incisión inicial y las incisiones que corren en dirección posterior; de estos dos extremos se prefiere comenzar por el extremo que queda más alejado del lugar de origen del pedículo, para con ello asegurar su extensión apropiada sobre el lecho esclerocoroideo y al mismo tiempo, se comprueba que su longitud es la apropiada para quedar libre de tensiones. Se suturará luego hacia el borde más posterior de la esclerotomía que bordea al músculo oblicuo en su extremo más posterior. Con ello queda extendido el tejido sobre el lecho esclerocoroideo (Fig. 8).
9. *Reposición y fijación del fragmento escleral*: se extiende el flap escleral cubriendo el implante. Se cierra la esclerotomía con puntos sueltos de seda 7,0. Se prefiere comenzar por los extremos y luego suturar el borde en relación con el músculo oblicuo inferior, para que sean más adecuadas las tensiones esclerales y hagan más fácil la sutura. Se debe cuidar que el tejido adiposo vascular quede cubierto totalmente por la esclera como prevención de posibles fibrosis postoperatorias, para lo cual se ha de invaginar hacia dentro del flap del injerto adiposo, cuando sea necesario (Fig. 9).
10. *Cierre de la conjuntiva*: se cierra conjuntiva mediante surjet de seda 7,0 u 8,0 (Fig. 10).
11. *Uso de antibiótico local o subconjuntival y colirio midriático ciclopléjico, si no existe contraindicación.*
12. *Oclusión de ambos ojos por un período aproximadamente de 24 - 72* h.

Resultados

La objetivación de los resultados de tratamientos en enfermedades degenerativas o distróficas de la retina es una tarea difícil por la que han pasado numerosos investigadores.

El estudio de pruebas psicofísicas para demostrar los presuntos cambios que se producirían después del tratamiento tiene conocidas limitaciones. Es muy difícil, pero no imposible, demostrar mediante otros tests más objetivos como el electrorretinograma, el beneficio, al menos parcial, de una parte de las células que componen la retina y cuya respuesta en masa se mide en el electrorretinograma. Además, esta prueba no está exenta de errores.

Controlar todas las variables que pueden influir en la valoración de los resultados dificultan estos estudios, así como la necesidad de muestras representativas. Preocupados algunos científicos por la falta de estos parámetros evaluativos, se ha estudiado el comportamiento natural de la enfermedad, para así tener un patrón comparativo a la hora de evaluar la evolución de un paciente determinado, o la efectividad de un tratamiento potencial (5).

Los resultados obtenidos con esta técnica, en los estudios que se han realizado, se pueden consultar para obtener una información más detallada. Uno de estos trabajos se hizo durante tres años de seguimiento en 195 enfermos operados, los que fueron comparados con la evolución natural esperada. Se utilizó como parámetro evaluativo el estudio del campo visual cinético Goldmann y cuyos resultados se procesaron en programa de análisis computarizado de sus áreas y con variabilidad intervisitas estimada de 15 %. La muestra la integraron pacientes con edades comprendidas entre 15 y 45 años, su composición por sexos fue de 60 y 40 %, masculino y femenino respectivamente, y pertenecían a los distintos grupos de herencia en la proporción siguiente: autosómica dominante, 67; autosómica recesiva, 78; ligada al X recesiva, 10 y casos esporádicos, 40 [no definidos (Fig. 6)]. Los resultados fueron comparados con la evolución natural de la enfermedad (43).

Del análisis de las 390 perimetrías, 43,8 % mostraron mejoría al compararse evolutivamente después de realizada la cirugía, 46,9 % permanecieron estables y 9,2 % empeoró. La agudeza visual obtuvo mejoría, pero no significativa. Los pacientes con mejores pronósticos son los que se encuentran en los estadíos I y II, en tanto los de pronósticos más reservados son los que están en los estadíos III y IV, según la clasificación cubana.

Existen limitaciones en tal comparación, por existir características potencialmente diferentes en la composición de la muestra empleada y la utilizada para comparación, fundamentalmente en lo que se refiere a composición genética y étnica, entre otras, que pudieron haber influido. Es por ello que se diseñó un estudio comparativo en el cual se tomó como control el otro ojo y se evolucionaron por el período de un año basado en su agudeza visual, medida por el método de Snellen, y campo visual realizado con perímetro Goldmann, estímulos V-4e, *background* de 31,5 *asb* y cálculo de áreas computarizado.

Hubo diferencias significativas ($p < 0,05$) entre ojos operados y controles en el contraste de medias y en curvas de supervivencias, donde se observó un porcentaje significativamente mayor de mejoría postquirúrgica estable en el campo visual, pero esto no fue significativo hasta los 6 meses de seguimiento. Pacientes con campos visuales iniciales por encima de 30 % mostraron más rápida respuesta al tratamiento de forma positiva ($p < 0,05$), no así en relación con las agudezas visuales.

Tanto por el análisis de curvas de Kaplan Meijer como por las regresiones de Cox, se demostró que la influencia del tratamiento sobre la evolución del ojo depende de las condiciones iniciales de la visión del paciente (agudeza y campo visuales iniciales), lo que se confirmó en el análisis logístico de los resultados. Se apreciaron mejores logros en pacientes con agudezas visuales por encima de 0,3, mientras que aquellos con campos visuales por debajo de 60 % mostraron una mayor ganancia relativa de campo visual, después de la cirugía (44).

En conclusión, se modificó el curso de la enfermedad hacia la mejoría estable, en el grupo de ojos operados al compararlos con sus controles, influidos por el estado de la agudeza visual y el campo visual pretratamiento.

Tratamiento quirúrgico en niños

Una vez hecho el diagnóstico de retinosis pigmentaria, es importante realizar un análisis integral del enfermo, incluyendo la edad, y el tamaño de los ojos por medio de biometría, lo cual permitirá saber si es factible aplicar la terapéutica quirúrgica.

De los 57 niños estudiados, 15 (25,3 %) recibieron tratamiento quirúrgico según la técnica del profesor Peláez, y fueron seguidos durante 5 años. La evolución fue estable, es decir, la enfermedad no progresó en 9 niños (60 %), mejorías del campo visual fueron observadas en 4 (26,7 %) y no se obtuvo efectos satisfactorios en 2 (13,3 %).

Haciendo un análisis de estos resultados, se considera que los niños que no evolucionaron satisfactoriamente se encontraban en estadio IV o final, es decir, muy avanzada la enfermedad con comienzo muy precoz, antes de los 3 años de edad, y con una evolución de más de 10 años. Los efectos más favorables correspondieron a los niños comprendidos en los estadios I y II, con una evolución menor de 5 años y el comienzo de la enfermedad después de los 8 años de edad.

Recomendamos el diagnóstico precoz para aplicar un tratamiento inmediato, importante para obtener resultados mas satisfactorios.

Indicaciones de la cirugía

La técnica se indica cuando existe una pérdida del campo visual o de la agudeza visual en pacientes con diagnóstico de retinosis pigmentaria con restricciones del campo visual mayores de 20° y afectación central que disminuyen la agudeza visual a 0,6 unida a pérdidas periféricas del campo visual.

Esta cirugía puede ser útil en el tratamiento de otras distrofias retinianas y afecciones causadas por isquemias retinianas.

Contraindicaciones

1. Operados de desprendimiento de retina, que obstaculice la realización de la cirugía.
2. Desprendimiento de retina no tratado.
3. Estafiloma, que por su extensión o por el grado de adelgazamiento de la esclerótica pueda tener el riesgo de una perforación.
4. Procesos inflamatorios activos del ojo.
5. Hemorragias vitreorretinianas.

6. Procesos infecciosos del ojo.
7. Personas con enfermedades sistémicas de importancia que comprometan la vida del enfermo o el resultado de la cirugía ocular.
8. En niños menores de 8 años, valorar el diámetro anteroposterior del ojo.

Complicaciones

Como cualquier otra cirugía, no está exenta de complicaciones, aunque éstas se reducen al mínimo y, en ocasiones, se pudiera decir que no existen, si es habilidoso y experimentado el cirujano que la realiza. Arriesgarse a practicarla sin un adiestramiento, al menos de 6 meses, puede ocasionar complicaciones transoperatorias:

- Desgarro de la conjuntiva.
- Hemorragias en el postoperatorio.
- Daño de la musculatura extrínseca.
- Desgarro del flap escleral.
- Perforación de la esclera.
- Hematoma del implante.
- Daño de la vena vorticosa.

Complicaciones postoperatorias

Igual que las transoperatorias, se pueden reducir a la mínima expresión en dependencia de la experiencia del equipo de cirujanos. Entre ellas se mencionan:

- Edema de los párpados.
- Hiperemia y edema de la conjuntiva.
- Dolor discreto y malestar ocular durante las primeras 72 *h*.
- Visión borrosa y confusión de imágenes.
- Diplopia, ocasionada por la fibrosis a nivel de los músculos extrínsecos.

Se ha dicho que la cirugía es específica para cada paciente, en dependencia del diagnóstico, del estadío clínico y de las características del ojo a operar, es por ello que con el objetivo de unificar los criterios relacionados con la estrategia de nuestra técnica quirúrgica hemos hecho las normas siguientes:

- Para los estadíos I y II se procederá a realizar esclerotomía anterior y posterior, amplia y profunda en el sector temporal inferoexterno, respetando la inserción escleral del músculo oblicuo inferior.
- Para los estadíos III y IV con escotoma central, se realizará esclerotomía amplia y profunda anteroposterior en el sector temporal inferoexterno, abarcando el área correspondiente a la inserción escleral del músculo oblicuo inferior.
- En la retinosis pigmentaria inversa y en los casos que exista escotoma central, se realizará la esclerotomía posterior selectiva profunda, comprendiendo el área de la inserción escleral del músculo oblicuo inferior.

- Se realizará la cirugía (CRV) en otros sectores del ojo en situaciones especiales, como antecedentes de otras cirugías.

Todo lo relacionado con la disección y trasplante del tejido adiposo-vascular y demás aspectos de la cirugía son requisitos iguales para todas las variables de la esclerotomía.

Ozonoterapia

En otro lugar de la presente obra se relatan las propiedades del ozono. La aplicación de ozono puede variar de acuerdo con la edad del paciente, alteraciones sistémicas y oculares asociadas a la retinosis pigmentaria, y la indicación, concentración y sesiones no son constantes (34, 35).

El ozono es aplicable en el paciente con retinosis pigmentaria por diferentes vías: la rectal y la endovenosa (autohemoterapia), administrándolo diariamente durante 15 días; la dosificación está regulada por el peso y la edad del paciente. Es importante utilizar la dosis adecuada para evitar la peroxidación excesiva y el consiguiente daño celular.

En trabajos realizados en nuestro grupo, se demostró que influye positivamente sobre el funcionamiento de la retina, aunque los cambios sobre la agudeza visual no son significativos, en el campo visual aparecen mejorías de 46,7 % posterior a su aplicación, pero este efecto no es mantenido en el tiempo, por lo que se hace necesario repetirlo de 1 - 2 veces por año.

Electroestimulación

La electroestimulación se realiza mediante un equipo que emite energía eléctrica sinusoidal de baja intensidad. Se aplican los electrodos en puntos simétricos del organismo; los más seleccionados en la retinosis pigmentaria son los de las regiones parietal y temporal, periorbitarios y cervical. También se pueden aplicar en la región plantar de los miembros inferiores y en las palmas de las manos.

La acción de esta terapia es la de producir un micromasaje a nivel de los capilares sanguíneos y de la circulación linfática. A través de ésta se puede valorar el equilibrio electroiónico de la persona en estudio. Si la respuesta es similar en puntos simétricos, indica que hay equilibrio y el pronóstico puede ser favorable, más aún si se mantiene estable. Si la respuesta consiste en que existe desigualdad de la intensidad de energía eléctrica para que se produzca la respuesta en puntos simétricos, entonces se está en presencia de una persona con desequilibrio electroiónico y su pronóstico es más reservado, en tanto se mantenga por más tiempo este desequilibrio.

El número de aplicaciones es variable, su promedio oscila entre 10 y 15 sesiones, con un tiempo de 5 *min* de duración para cada región seleccionada.

Contraindicaciones

En enfermos a los cuales se le haya implantado prótesis metálicas en rodillas, cráneo y en otros órganos; ejemplo, marcapasos.

Medicamentos

Según las características de cada paciente, se valora complementar el tratamiento con otros medicamentos ya revisados exhaustivamente en el presente capítulo.

Cuando se observa marcado daño vascular retiniano y coroideo, se usan medicamentos de acción hemorreológica. Los antisquémicos celulares se utilizan cuando existe gran compromiso de la agudeza visual, daño coroideo y daño macular. Se indican oxidorreductores para proteger del daño oxidativo a las estructuras oculares, causado por radicales libres.

En todos los casos en los que se indica algún tipo de terapia medicamentosa se debe valorar previamente el estado de salud del paciente, la posible alergia al medicamento, su acción tóxica, contraindicaciones, y sus posibles efectos secundarios. De ahí la importancia del conocimiento de la farmacodinamia y la farmacocinética de cada medicamento.

Cuando existen trastornos inmunológicos, se indica algún inmunomodulador. Si existen alteraciones del metabolismo de los lípidos, se indica el ateromisol. Otras recomendaciones que se hacen a los pacientes son:

1. Protección de los ojos de las irradiaciones ultravioletas por medio de gafas.
2. No fumar, por los efectos nocivos sobre los vasos sanguíneos.
3. No ingerir medicamentos retinotóxicos, por acelerar el daño de los fotorreceptores.
4. Realizar ejercicios sistemáticos.
5. Dieta rica en frutas, vegetales, legumbres e hipograsa.

Referencias bibliográficas

1. AKAHAN, NAGY, M.: "Effect of Fish Hypophysis Implantations on Rods and Corres in Retinitis Pigmentosa and macular degenerations", *Graefe Arch. ophthal.* 163: 547-54, 1961.
2. ALMACA, I. S.; A. AREASOY: "Levels of Zinc in Plasma, Erythrocytes and Hair and Levels of Serun Copper in Patients with Retinitis Pigmentosa in Turkey", *Brit. Ofthalmol.* 73(1): 29-31, 1989.
3. BENINI, G.; C. MARCONCINI: "Is Taurine a Marker for Retinitis Pigmentosa", *Ophtalmologica* 197 (3): 130-135, 1988.
4. BERSON E.,*et. al.*.: "Light Deprivation and Retinitis Pigmentosa", *Vis. Res.* 20: 1 179-1 184, 1980.
5. _______________: "Natural Course of Retinitis Pigmentosa Over a Three-Year Interval", *AJO* 99:240-251, March, 1985.
6. _______________: "Randomized Trial of Vitamin A and Vitamin E Suplementation for Retinitis Pigmentosa", *Arch. Ophthalmol.* 111 (6): 761-772, 1993.

7. BIRD, F.: "Therapeutic Experiments Especially with Sex Hormones", *Brit. ophthalmol.* 23: 332-342, May, 1939.
8. BISHARAS, MERINS; M. COOPER: "Combined Vitamin A and E Therapy Prevents Retinal Electrophysiological Deterioration in Abetalipoproteinemia", *Br. J. Ophthalmol.* 66: 767-770, 1982.
9. BRINKMAN, C. I., *et. al.*.: "Immuno Reactivity in Retinitis Pigmentosa", *Invest. Ophthalmol.* 19 (7): 713-720, 1980.
10. BRYSON, C.; H. NANO: "Enfermedades retinocoroideas", *Oftalmología básica*, pp. 136-147, 'Ediciones Médicas, Ancora S.A.' 1983.
11. CÁCERES, M.; M. MÁRQUEZ: Retinosis pigmentaria y oxigenación hiperbárica, 2da. Jornada de Retinosis Pigmentaria, Ciudad de La Habana, jun. 1993.
12. CAEIRO, D. A.; J. MALBRAN; J. BALZA: "Therapy by Resection of Cervicthoracic Sympathetic", *Rev. Asoc. Med.* 47: 3 403-3 413, Argentina, 1933. Arch. de Oftal. de Buenos Aires 8: 508-520, nov. 1933.
13. CAEIRO, J. A., *et. al.*.: "Results of Surgical Therapy by Extirpation of Stellate ganglion", *Prensa Médica Argentina* 21: 2245-2256, Nov. 1934.
14. CORNAND, G.: "Interes therapeutique de vastarel 20 *mg* dan latherosclerose du fond de loeil", *Tempomedical* 110, 1982.
15. COUDERC, I. L.; D. A. LE BUISSON; M. SPIRA: "Intérét therapeutique de vastarel 20 *mg* dans les troubles chorioretiniens dorigen schémique. Etude á double-insv countre placebo", *Ophthalmologie francaise*, 44, 1984.
16. CHANTSM, HERENLIVELY, D., *et. al.*.: "Autoimmunity in Hereditary Retinal Degenations I Basic Studies", *Br. J. Ophthalmol.* 69: 19-24, 1985.
17. CHEN, K.; F. W. FITZKE: "Long Term Effect of Acetozolamide in a Patient with Retinitis Pigmentosa", *Invest. Ophthalmol. Vis. Sci.* 31 (9): 1 914-1 919, 1990.
18. CHOCOVA, I. B.: "Efectividad de la ultrasonoterapia en la distrofia pigmentaria de la retina", *Oftalm. Journ.* 5; 343-346, URSS, 1969.
19. FILATOV, V. P.: "Intramuscular, Insections of Oil in Therapy", *Med. Zhur.*, 9: 847-853, 1939.
20. FILATOV, V. P.: "Implantación de placenta", *Rev. Soviet. Med.* 3:397- 399, 1946.
21. FILATOV, V. P. SKORODINSKAYA, V.: "Terapia tisular de la degeneración pigmentaria de la retina", *Actividad médica* 12: 1 042-1 045, 1948.
22. GOLDSMITH, H. S., *et. al.*.: *Factor angiogénico del omentum majus*, Dama, 252: 2 034-2 036, 1984.
23. GONZÁLEZ, F., *et. al.*.: "Subcutaneos Inyection of Melanophoric Hormone in Therapy", *Med. Brasil*, 64: 119-124, Aug. 5-12.
24. GOURAS, P., *et. al.*.: "Trasplantation of Cultured Human Retinal Epitelium to Bruch Membrane of the Owi monkeys Eye", *Curreyeres* 4:253-265, USA. 1985.
25. GUTIÉRREZ TORRES, S.: "Tratamiento de la retinosis pigmentaria", *Retinosis Pigmentaria, clasificación, tratamiento*, pp. 87-114, Universidad de Oviedo, 1995.
26. HECKENLIVELY, J. R. SOLISHAM, *et. al.*.: "Autoimmunity in Hereditary Retinal Degenations II Clinical Studies", *Br. Ophthalmol.* 69: 758-764, 1985.
27. HEREDIA, C. D. *et. al.*: "Immune Complexes in Retinitis Pigmentosa", *Br. J. Ophthalmol.* 68: 811-814, 1984.
28. HORTA, T.; C. BERMÚDEZ: *Antígeno antirretina en la retinosis pigmentaria*, Tesis de grado, La Habana, Cuba, 1995.
29. KATSNELSON, L. A.: "Resultados del estudio clínico de trental", *Vestoftalm.* 1: 41-44, URSS, 1980.

30. KATNELSON, L. A., *et. al.*.: "Resultados del tratamiento con ENK de enfermos con abiotrofias tapetorretinianas periféricas", *V. Estn. Oftalm.* 6: 54-61, URSS, 1988.
31. KOZLONSKI: "Transplantation of Amnion Therapy of Pigmentary Degeneration", *Rev. Oftalm.* 5: 538-542, 1950.
32. LÓPEZ, R.; P. GOURAS: "Transplantation of Cultured Rabbiretinal Epithelium to Rabbit Retina Using a Closed Eye Method", *Invest. Ophthalmol,, Vissci* 28: 1 131--1 137, 1987.
33. MATTASI, R.: "Ozonotherapy in Viral Infections", *Ozonews* 6-7, May, 1983.
34. MENÉNDEZ, S.; O. PELÁEZ: "La ozonoterapia en la oftalmología", *Revista Cubana de Oftalmología* 3: 168-172, Edit. Ciencias Médicas, La Habana, Cuba, 1989.
35. _________: "Aplicación de la ozonoterapia en la retinosis pigmentaria", *Revista Cubana de Oftalmología* 1: 35-39. Edit. Ciencias Médicas. 1990.
36. MIKHO, S. I.: "Oxigenación hiperbárica en enfermos con atrofia óptica y abiotrofia pigmentaria de la retina", *Alma-ata* pp. 80-83, 1978.
37. NANO, H.: *Arteriopatías obstructivas del fondo de ojo, Fondus oculi*, pp. 206-212, Ed. Universitaria, Buenos Aires, Argentina, 1953.
38. NATAF, R.; C. ROUX: "Implantation of Human Placenta in Therapy, with Report", *Rev. Tunissis Med.* 36: 435-443, Jul.-Aug., 1948.
39. NELSON, K., y cols.: "A New Method of Treatment of Retinitis Pigmentosa, Pigmentary Abiotrophy", pp. 167-192, *Annals of Ophthalmology*, May, 1990.
40. ORZALESIO, PIERROTTET, C., *et. al.*.: "Long-Term Treatment of Retinitis Pigmentosa with Acetazolamide", *Grafes Arch. Clin. Exp. Ophthalmol.* 231 (5): 254-256, 1993.
41. OURGAUD, A. G.; P. METGE: "Etude de pharmacologie clinique de la trimetazidine dans la pathologie ischemique du pole posterieur de loeil", *Ophthalmologie francaise* 24, 1980.
42. PELÁEZ , O.: "El ultrasonido como método terapéutico en retinosis pigmentaria", *Rev. Cubana de Cirugía* 11:3, 249-252, 1972.
43. PELÁEZ, O.; T. ALEMÁN; N. MORENO: *Evaluación computarizada, el campo visual de pacientes operados por cirugía revitalizadora, su seguimiento por tres años*, 1ra. Jornada Provincial de Retinosis Pigmentaria, La Habana, junio, 1993.
44. PELÁEZ, O., y otros: *Ensayo clínico controlado sobre técnica quirúrgica para la retinosis pigmentaria*, 1er. Simposio Internacional sobre Retinosis Pigmentaria, La Habana, nov. 1994.
45. PELÁEZ, O.; F. BULNER: *El tejido graso-orbitario, como estimulador vascular*, Comunicación presentada en la Jornada de Oftalmología, La Habana, 1995.
46. PELÁEZ, O.; R. HERNÁNDEZ: "Alteraciones circulatorias en la retinosis pigmentaria", *Revista cubana de Oftalmología* [s. a.].
47. PERDRIEL, P.: "Etude electrophysiologique du mecanisme daction pharmacodynamique de la trimetazidine", *Etude controle en simple insu avec croissement ophtalmologie francaise*, 31, 1982.
48. RECCIA, R.; B. PIGNALOSA; A. GRASSO; G. CAMPANELLA: "Taurine Treatment in Retinitis Pigmentosa", *Acta- Neurol.- Napoli* 2 (2): 132-6, 1980.
49. RILLING, S.: "The Possibilities of Medical Ozone Application in Light of the Historical Development of Ozonetherapy", *Ozonews* 2-4, Jul., 1983.
50. RODGER, F. G.: "Further Study of Therelation of Vitamin A to Retinal Degenerations", *Trans. ophthalmol. Soc.* U. R. 98-128-133, 1978.
51. ROKITANSKY, O.: "Clinical Considerations and Biochemestry of Ozonetherapy", *Hosp.* 52(3): 643, 1988.

52. TAMESIS, J. V.; P. VERACRUZ; S. MENDOZA: "Suprachoroidal Implantation of Inferior Oblique Muscle for Retinal Degeneration", *Philipp J. Surg*. 14: 9: Sep.-Oct., 1959.
53. _________: "Supracoroidal Implantation of Inferior Oblique Muscle for Retinal Degeneration", *Philipp. Journal Surg*. 14: 9, Sep-Oct. 1959.
53. TAPIA, A.; T. ALEMÁN; N. MORENO: Evaluación del campo visual de pacientes con retinosis pigmentaria tratados con acupuntura y reflexoterapia, I Taller Nacional de Técnicos en Retinosis Pigmentaria, Villa Clara, oct. 1993.
54. TODORGA DE LA CRUZ, D.: "Experiencia en la aplicación de terapia de ultrasonido en Cuba", *Oftalm. Journ*. 8: 577-579, Ukran, 1974.
55. TRONCOSO, U.: "Anatomía patológica de la retinosis pigmentaria", *Enfermedades internas de los ojos*. pp. 530-540, Ed. Internacional, [s. a.].
56. VASCOPOSADA, JORGE: "Revascularización del segmento anterior y posterior del ojo", *Exepta Médica Internacional* serie no. 222. XXI Congreso Internacional, México, D. F. 8-14 marzo, 1970.
57. VIEBAHN, R.: "The Apparatus Required for the Preparation of Medical Ozone, Oxigen Mixture", *Ozonews* 2-40. Apr., 1983.
58. ZHANG, G. H.: "Treatment of Retinitis Pigmentosa by Implantation of Lateral Rectus Muscle into the Suprachoroidal Space", *Chung-Hua-Yen-Ko-Tsa-Chin*. 1980. feb; 16 (1): 49-53.

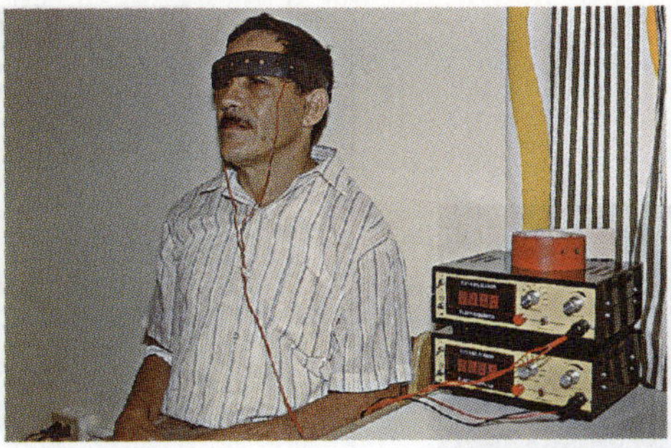

Fig. 1. Tratamiento de electroestimulación.

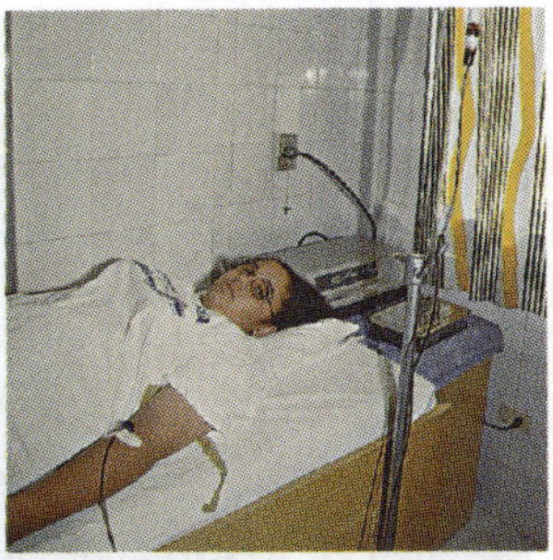

Fig. 2. Ozonoterapia.

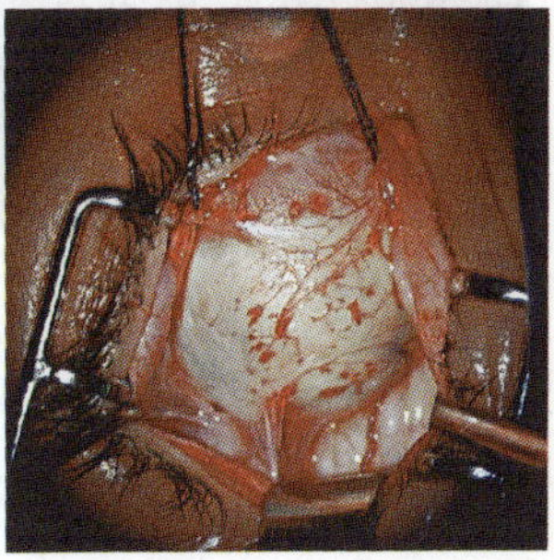

Fig. 4. Posición quirúrgica del ojo.

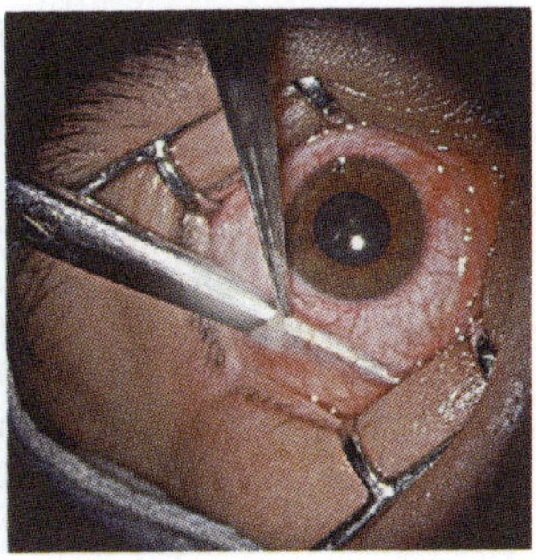

Fig. 3. Incisión de la conjuntiva.

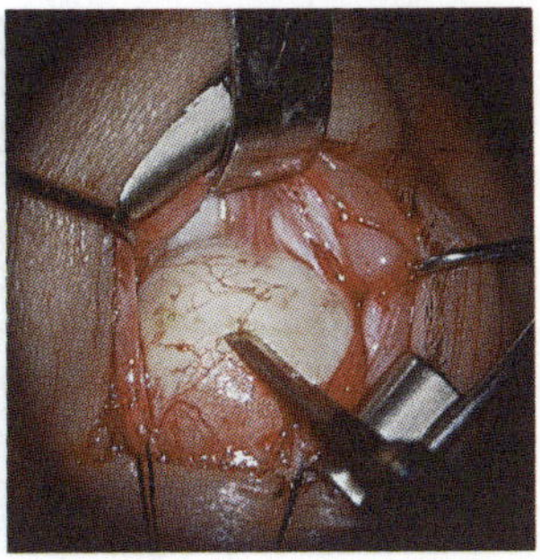

Fig. 5. Esclerotomía no perforante.

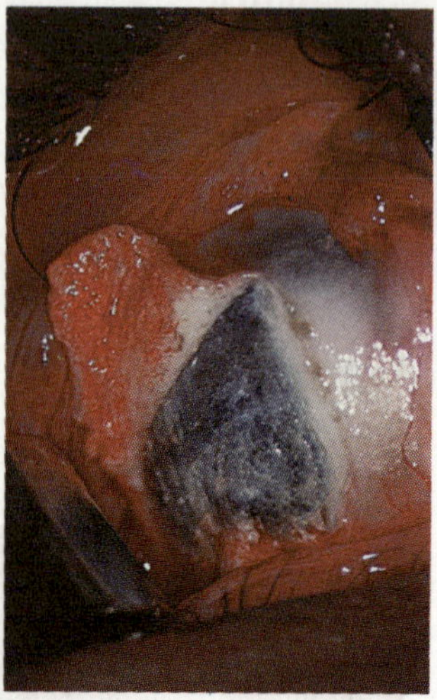

Fig. 6. Esclerotomía lamelar profunda.

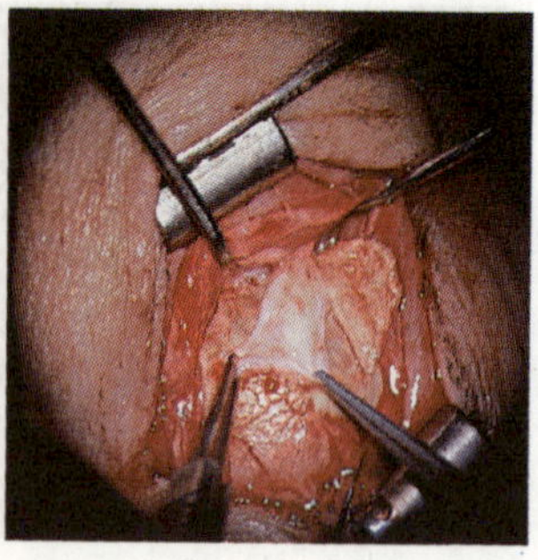

Fig. 7. Obtención del injerto adiposo vascular orbitario.

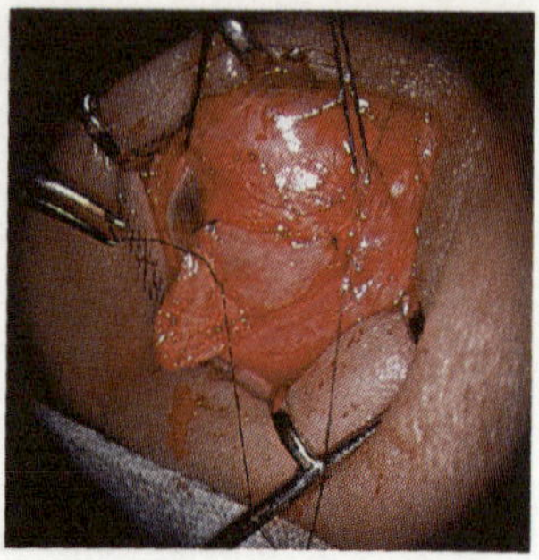

Fig. 8. Fijación del injerto adiposo vascular orbitario.

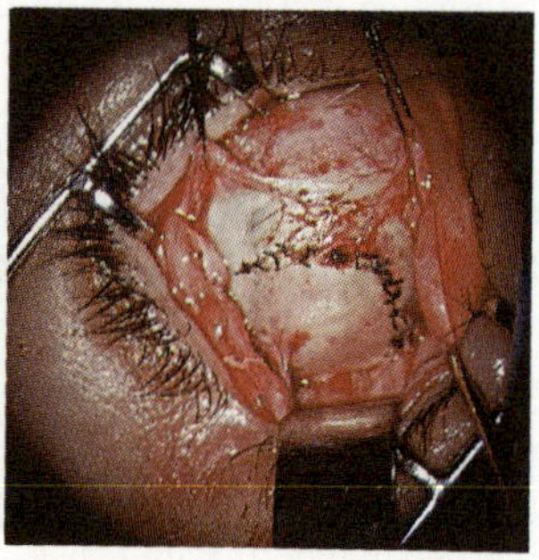

Fig. 9. Reposición y fijación del fragmento escleral.

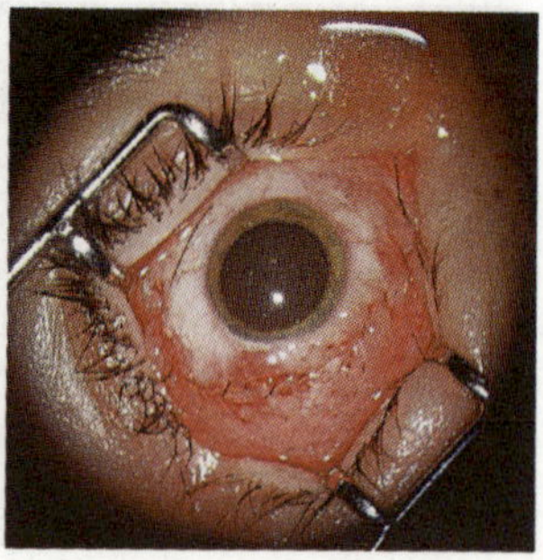

Fig. 10. Cierre de conjuntiva.

CAPÍTULO X

Valoración psicológica del paciente

María Adela Mendoza Marrero

La definición más conocida del término "salud" es la ofrecida por la Organización Mundial de la Salud (3), en la cual se expresa que no es sólo la ausencia de síntomas y signos de una enfermedad, sino el disfrute pleno por parte del individuo del bienestar, desde el punto de vista físico, psíquico y social. Por tanto, la interacción sujeto-medio es de vital importancia al aplicar correctamente este concepto, pues para considerar un sujeto como "sano", ambos factores son determinantes, siempre y cuando exista equilibrio entre los dos.

En la literatura médica actual (6), se señala que los términos "salud y enfermedad" constituyen un par de categorías contradictorias en unidad dialéctica, ya que forman parte de un proceso continuo, móvil, que refleja el grado de adaptación del hombre como ser biosocial, a las condiciones biológicas y sociales del medio en que se desenvuelve. Cuando un sujeto experimenta falta de aceptación social, comienza a presentar síntomas de enfermedad psíquica, que puede llegar a ser más o menos grave en la medida que la persona tenga o no su personalidad bien organizada (4).

En este contexto, la personalidad es el conjunto estructurado de características biopsicosociales establecidas en la interacción del hombre y su medio, que se manifiestan en dicho proceso y que diferencian unos hombres de los otros. Es el resultado del proceso de interacción del sujeto y su entorno, en el cual se encuentran características biológicas como el temperamento, psicológicas como la autovaloración y sociales como la moral, que determinan la manera "de ser, de hacer y resolver de una persona"(1). Es decir, es la organización dinámica de los sistemas psicofísicos, en el interior del individuo, que determinan su conducta y su pensamiento. De este conjunto de características, una de las fundamentales para el individuo es la "autovaloración" (2), de la cual depende en gran medida el equilibrio psicológico, o sea, la salud mental de la persona o de los grupos sociales. Por ello, los fenómenos psíquicos aparecen como procesos y propiedades de individuos concretos; ya que por regla general llevan el signo de su extraordinaria proximidad al sujeto y éste los experimenta en sí mismo. Esta vinculación al individuo es la primera y esencial característica de "lo psíquico" (5); por esta razón, el devenir consciente de una vivencia se manifiesta directamente en su relación con el mundo exterior, objetivo; de ahí, el valor que tiene la capacidad sensorial de cada persona para lograr un perfecto equilibrio biopsicosocial.

Esa unidad de lo mediato y lo inmediato se rompe en los pacientes con retinosis pigmentaria, ya que en estos sujetos están dañadas "las sensaciones visuales", que son las más importantes al trasmitir datos extraordinariamente abundantes y muy diferenciados de los fenómenos afectivos; en ellas se torna especialmente intenso el aspecto de "la percepción sensible", puesto que se les reconoce como las más objetivizadas, al mantener extrema importancia para el conocimiento del mundo circundante y para la conducta humana.

Las actitudes de cada sujeto, sus experiencias, esperanzas, capacidades físicas y mentales determinan el modo en que este utiliza el órgano visual, y un daño en él, afecta a la vez sus experiencias, actitudes, etc. Por ello, la visión ocupa un lugar relevante en la continua comunicación del sujeto con la realidad objetiva y, al encontrarse disminuida o con riesgo de perderse, los componentes de la personalidad del individuo pueden alterarse o distorsionarse.

Se describe (2) que la pérdida visual produce un desequilibrio en el paciente, crea desestabilización emocional con consecuencias sociales negativas que, además repercuten profundamente en el plano personal y familiar del afectado.

Breve descripción del perfil psicológico en pacientes con retinosis pigmentaria

Se parte del hecho de que el aspecto psicológico es un factor muy importante para el pleno desarrollo de cualquier actividad o situación en que se halle una persona, y este aspecto, a su vez, matiza o determina su actuación, pero donde más influye es ante un problema de salud y más aún si éste puede llegar a ser invalidante como la Retinosis Pigmentaria, afección progresiva, hereditaria, que en la mayoría de los casos conduce a la ceguera.

Estas circunstancias motivaron el estudio del perfil psicológico del individuo portador de retinosis pigmentaria. El hecho de conocer en qué medida está dañada su autovaloración, permite caracterizar este tipo de paciente, ya que cuando la visión aparece dañada o resentida, la persona presenta un sentimiento de inseguridad y, a partir de esta premisa, se identifican variadas alteraciones de la personalidad que oscilan de un individuo a otro de acuerdo con sus mecanismos de defensa, pero, que puede agravarse si no exite un manejo adecuado de familiares, amigos y terapeutas.

En 1991, con la creación del Programa Nacional para la atención al paciente con retinosis pigmentaria, fue incorporada la labor de psicólogo en todos los centros y unidades asistenciales de la red de atención médica, como parte del equipo multidisciplinario de trabajo, pues esta enfermedad implica, indudablemente una repercusión psicológica y social por la importancia que tiene la visión en la adaptación del hombre a su entorno, en su vida afectiva y por la significación negativa que se desprende de ella, por ser una afección de curso crónico, que también acarrea reajustes en el estilo de vida, modificaciones en la conducta, en los hábitos, etc., los cuales son más significativos en la adolescencia y la juventud, cuando comienza a madurar la personalidad y la realización del hombre como ser social; en estas etapas de la vida es fundamental el estudio y consiguiente apoyo psicológico, por ser precisamente en estas edades cuando con mayor frecuencia se diagnostica esta entidad nosológica. En este entorno es importante resaltar que la retinosis pigmentaria es una enfermedad discapacitante y, como tal, no se ajusta al modelo tradicional de tratamiento de la patología clásica, al desbordar la secuencia etiología-diagnóstico-tratamiento, extendiéndose más allá, creando determinado grado de discapacidad que repercute sobre la esfera psicológica de cada paciente.

En esta especialidad, la labor del psicólogo se realiza a lo largo y ancho del país, haciendo un estudio integral de cada enfermo hasta llegar a la caracterización de éste. Para realizar este trabajo se utilizaron diversas pruebas, tanto individuales como de grupo, como inventarios de personalidad, test de ansiedad, depresión, autovaloración, etc., dinámica de grupo y otras, pero sobre todo, se usó la entrevista psicológica, a la cual le atribuimos elevada importancia dadas las circunstancias visuales del entrevistado, puesto que permite recoger la mayor información sobre el paciente, después de haber establecido el necesario *rapport*.

El procesamiento de la información obtenida ha permitido la caracterización global de aspectos relevantes que atañen a la personalidad y a la autovaloración de los pacientes incluidos en la encuesta nacional. Las pruebas y tests aplicados fueron los mismos en todos los casos, se siguió una estricta metodología por parte de cada uno de los psicólogos ubicados en las diferentes unidades de la red de atención al paciente con retinosis pigmentaria. La caracterización abarcó 2 128 pacientes del total de diagnosticados con la enfermedad, seguidos por más de cinco años, residentes en las catorce provincias del país y en el Municipio Especial Isla de la Juventud. La distribución por sexo muestra el franco predominio de los hombres (1 213) sobre las mujeres (915), por ese orden.

Las principales características psicológicas (cuadro 1), arrojaron resultados interesantes entre los que sobresalen que la mayoría de los pacientes estudiados son personas con dificultades de adaptación o cambios, con bajo nivel de tolerancia a la frustración, sus aspiraciones aparecen siempre relacionadas con su enfermedad y la posible recuperación, mantienen alto nivel de ansiedad, son extremadamente inseguros, irritables e inestables emocionalmente y depresivos. En ocasiones presentan trastornos del sueño, y un número alto de pacientes son melancólicos, sin faltar los que sufren alteraciones en la esfera sexual, del tipo de las disfunciones, aunque estos pacientes a veces se subvaloran y en otras oportunidades aparece en ellos la sobrevaloración. Si se les interroga sobre la esfera afectiva, dicen ser felices, ya que prefieren aparentar que no son diferentes del resto de las personas, y que su enfermedad no les acarrea grandes problemas y disimulan los síntomas lo más posible.

En una proporción relativamente pequeña, algunos se aprovechan de su padecimiento para obtener una ganancia secundaria, en este grupo aparecen rasgos impulsivos e histéricos como mecanismo compensador a su gran necesidad de afecto y comprensión. Otro aspecto relevante es el relacionado con el temor a tener hijos por la posible repercusión de la enfermedad que es hereditaria.

CUADRO 1. Caracterización psicológica del paciente con retinosis pigmentaria (N = 2 128)

Características psicológicas	*Femenino* (N = 915)	*Masculino* (N = 1 213)	*Total*	*%*
Ansiedad	915	1 213	2 128	100,0
Inseguridad	907	1 104	2 011	94,5
Inestabilidad emocional	905	1 034	1 939	91,1
Depresión	895	1 036	1 931	90,4
Melancolía	814	726	1 540	72,3
Inestabilidad sexual	514	724	1 241	58,3
Compulsión	326	678	1 004	47,1

Fuente: Encuesta nacional de retinosis pigmentaria.

En relación con los procesos psíquicos, se encuentran conservados, aunque en proporciones relativamente altas se observa alteración de la atención-concentración, pero, en general, presentan buena memoria a corto y largo plazos, lo que se explica porque el paciente que comienza a tener alteraciones del analizador visual, crea un mecanismo compensador, entrenando la memoria, y logra mantener el recuerdo con mucha nitidez.

Cuando este enfermo afronta su dolencia se produce en él un mecanismo perceptual, no se considera enfermo o limitado, pero sí comienza a subvalorar sus posibilidades físicas, su discapacidad matiza toda su realización personal, prevee y organiza su futuro vinculándolo al avance de la enfermedad y posible ceguera. Es sensible ante cualquier situación conflictiva y sus estados de ánimo se caracterizan por la inestabilidad.

Durante el estudio se diagnosticaron 48 pacientes con retardo mental, de los cuales 36 mostraron niveles ligeros y el resto fueron clasificados como moderados, no se encontró ningún paciente con retardo de tipo severo.

En toda problemática que incluya parejas en edad fértil, es un punto de vital importancia la probabilidad de que el futuro hijo tenga o no la enfermedad, o pueda ser portador de ella, y en esta situación la presencia del psicólogo es fundamental para ayudar a la pareja a enfrentar la opinión del genetista y su consiguiente decisión. En aquellas parejas consanguíneas, si tienen hijos enfermos, existe por lo general un gran sentimiento de culpa que a veces daña no sólo las relaciones de la pareja, sino también con el hijo; es decir, pueden ir desde el rechazo a la sobreprotección, aspectos negativos para la estabilidad de la personalidad del enfermo, sobre todo si es un adolescente, edad en que comienza a estructurarse y cuando más necesita de una adecuada situación familiar.

El rechazo favorece una autovaloración negativa y da lugar a que aparezca la inseguridad; pero si inadecuado es el rechazo, la sobreprotección también desfigura la percepción personal del sujeto, haciéndolo incapaz de enfrentar tareas, se crea en él un sentimiento de minusvalía que irá destruyendo la imagen de sí mismo, lo cual se agrava con el avance de la enfermedad.

En nuestra práctica hemos encontrado un conflicto muy frecuente, principalmente en la madre portadora o enferma de retinosis pigmentaria, y es el que se da entre el deseo de tener el hijo y el miedo a que padezca la enfermedad; en estos casos la psicoterapia ayuda mucho con el fin de reducir la ansiedad que se deriva de dicho conflicto.

En cuanto al trabajo con la embarazada, éste conlleva un plan que abarca todo el período de gestación. Mediante entrevistas estructuradas y mensuales, el psicólogo prepara a la paciente para el parto, pero, sobre todo, para enfrentar la posible futura enfermedad del hijo, en el caso de que el genetista entienda que exista ese riesgo, ya que aunque no es una enfermedad congénita, sí es hereditaria, y presenta todos los tipos de herencia.

Las entrevistas se realizan con la pareja de forma dinámica, se exploran diversos aspectos, como los vínculos afectivos, la compenetración y las relaciones de la pareja en todos los sentidos, pero, sobre todo, cómo valoran ambos este embarazo. Es en este momento, de conjunto con el genetista, que se realiza la asesoría genética con amplia y profunda información al respecto, y se trata de darle el mayor apoyo.

A partir del cuarto mes de gestación, se orientan ejercicios psicoprofilácticos para apoyar al parto, siempre en colaboración con el ginecólogo de asistencia, y se mantiene la psicoterapia dirigida a reducir los estados de ansiedad, depresión e inseguridad fundamentalmente. En los dos últimos meses se refuerza la psicoterapia de apoyo.

Es también tarea del psicólogo la preparación del paciente para hacerle frente al acto quirúrgico, participa activamente en el preoperatorio y postoperatorio (cuadro 2). Se ha observado que los niveles de ansiedad obtenidos antes del acto quirúrgico disminuyeron notablemente, cuando existió adecuada preparación psicológica, sin importar la edad y el sexo de los entrevistados. Todos los pacientes eran portadores de ansiedad antes de ser preparados psicológicamente, e incluso en todos los tests aplicados esta característica estuvo presente.

CUADRO 2. Niveles de ansiedad por edad y sexo, antes y después de la preparación psicológica

Grupo de edad (años)	*Femenino*	*Masculino*	*Total*	*Puntaje antes*	*Puntaje después*
10 - 20	102	290	392	1 979	1 860
21 - 30	426	370	796	1 124	1 114
31 - 40	128	487	615	1 216	1 024
41 - 50	73	135	208	946	816
Más de 50	28	89	117	1 018	975

Fuente: Encuesta nacional de retinosis pigmentaria.

Estos resultados demuestran que una buena preparación psicológica, previa al acto quirúrgico, favorece una positiva disminución de la tensión y la ansiedad que tal acto produce, ya que el enfermo canaliza sus dudas e inquietudes en el intercambio que se establece con el psicólogo, ajustando sus expectativas y aspiraciones a la posibilidad real que pueda alcanzar.

En cuanto al nivel de satisfacción (cuadro 3), otro de los aspectos que analiza el psicólogo del equipo de retinosis pigmentaria, de los 2 128 pacientes operados, 2 016 señalaron sentir satisfacción plena, mientras que 109 quedaron medianamente satisfechos y solamente 3 resultaron insatisfechos.

Las razones dadas por los 109 enfermos fueron:

1. Dificultades con la anestesia.
2. Demora en el traslado al salón de operaciones.
3. Disgusto por no haber sido el primero que se operó ese día.

En los 3 casos que plantearon insatisfacción se constató que eran pacientes en estadío IV, cuyo nivel de expectación era muy alto, esperaban recuperar la visión perdida y al no suceder esto, se sintieron defraudados, a pesar de los esfuerzos hechos para que comprendieran que su situación era extrema y había poca o ninguna posibilidades de mejoría; ellos mantuvieron siempre la esperanza de una recuperación, cosa prácticamente imposible dado su estado visual.

Es bueno recordar que en el trabajo con personas discapacitadas visuales, uno de los grandes problemas a resolver es la readaptación del paciente a su nueva situación, es una actividad fundamental del psicólogo proporcionarle al paciente la orientación necesaria y adecuada para enfrentar tal situación.

CUADRO 3. Niveles de satisfacción

Total de pacientes	*Satisfacción plena*	*Satisfacción mediana*	*No satisfechos*
2 128	2 016	109	3

Referencias bibliográficas

1. GORDON ALLPORT: *La personalidad, su configuración y desarrollo,* Instituto Cubano del Libro, La Habana, 1971.
2. LÓPEZ y MARTÍN: Imagen corporal y autovaloración en pacientes con defectos físicos, XXI Congreso Internacional de Psicología, Ciudad de La Habana, 1991.
3. *Organización Mundial de la Salud. Conceptos y definiciones,* OMS/OPS/, Washington, D.C., 1991.
4. PONTERO CABRERA, D.: *Cuadro interno y personalidad en distintas enfermedades,* Ciudad de La Habana, Cuba, 1991.
5. RUBENSTEIN, J. L.: *Principios de psicología general,* Ed. Revolucionarias, Ciudad de La Habana, pp. 23-29, 1967.
6. *Sociedad y Salud.* Tema I, Ciudad de La Habana, 1992.

CAPÍTULO XI

Aspectos médico-sociales

Orfilio Peláez Molina

La retinosis pigmentaria forma parte de las enfermedades que causan discapacidad visual, tanto parcial como total, y su importancia médico-social es mayor si se tienen en consideración diferentes aspectos:

El carácter hereditario de esta emfermedad abarca los distintos tipos de la herencia mendeliana que afectan a ambos ojos, con predominio del masculino, cuyo inicio de los síntomas se puede presentar en diferentes edades de la vida, es decir, precoz, juvenil o tardío; el grado de discapacidad visual se interrelaciona con el estadío clínico de la enfermedad, independiente de la edad, el mayor grado oscila entre los 30 y 60 años y entre los 15 y 29, o sea, edades en que las personas están en plena capacidad sociolaboral (2, 6, 9).

Se sabe que los síntomas que inician esta enfermedad están dados por la nictalopía, la dificultad de la visión al pasar de un sitio con buena iluminación a otro de iluminación deficiente; el tropezar con los objetos que, unido a la fotofobia, conforman un conjunto de síntomas que constituyen una limitación para realizar las actividades a toda persona con una salud normal. Todo ello causa un desequilibrio a quien tiene la enfermedad, que se hace mayor a medida que la concientización de los síntomas por el enfermo aumenten y su capacidad visual disminuya. Estas personas además de tener retinosis pigmentaria pueden presentar otras alteraciones no oftalmológicas, entre ellas la más frecuente es la hipoacusia; lo que constituye un daño mayor, es decir, a su discapacidad visual se le suma la auditiva, aspecto que adquiere gran importancia, si se trata de niños y adolescentes (8). También hay que recordar que la retinosis pigmentaria puede causar daños a nivel de la mácula, ocasionando una disminución de la agudeza visual e incrementando los valores de la discapacidad visual.

Por todos estos aspectos que se han mencionado, la frecuencia de la discapacidad visual (total o parcial) a causa de la retinosis pigmentaria ha de ser muy grande, ya que según la experiencia cubana los mayores porcentajes de los estadíos clínicos de esta enfermedad en la Isla corresponden a los III (30 %) y IV (26 %), es decir, en estado muy avanzado de la enfermedad. (11)

Es una realidad que la pérdida de la visión causa un desequilibrio en el enfermo, dado por la crisis de la afectación visual, no existente anteriormente, lo cual lleva a la desestabilización emocional con consecuencias sociales negativas y repercusiones profundas en lo personal y familiar.

La integridad del individuo se basa en una relación de equilibrio entre los aspectos psicológicos, intelectuales y corporales de la persona. En la retinosis pigmentaria se rompe este equilibrio y el órgano visual se convierte en el centro de atención del paciente, necesitando una respuesta a este reto (5).

Por todo lo anteriormente explicado, le corresponde a los oftalmólogos ocupar un puesto de vanguardia en la lucha contra la retinosis pigmentaria en todos los frentes de la salud: prevención, promoción, rehabilitación, incorporándose a la acción en el aspecto psicológico inicial que como médico debe tener al ser el profesional que ha de ejercer las acciones sobre el diagnóstico, la conducta y el tratamiento, así como apoyar y colaborar en las actividades de rehabilitación y reincorporación social (5-12). El trabajo del oftalmólogo en su lucha contra la ceguera o discapacidad visual no concluye cuando perdió la batalla contra la enfermedad que sufre su paciente, en nuestro caso la retinosis pigmentaria y el síntoma de "no visión", "todo oscuro", se convierte en el hecho real de nuestro paciente y sus familiares. Frente a esta situación, si la actitud del especialista es de rechazo o de no escuchar a su paciente y familiares, la valoro de falta de humanidad y de negligencia, ya que nuestro trabajo no ha terminado. La relación médico-paciente y familia, creada y mantenida por un largo tiempo, no debe concluir por la presencia de la ceguera. Ante esa nueva circunstancia, el oftalmólogo debe desempeñar un papel de orientador y brindar apoyo para que dicho enfermo se rehabilite. El padre Carrol llamó a esta situación "La muerte de la persona que ha visto y el nacimiento de la persona ciega". Desde los puntos de vista oftalmológico y psicológico, son distintos en aquel individuo que desde el nacimiento "no vio" y por lo tanto no aprendió a ver; este hecho no le impide rehabilitarse, y posiblemente esté en mejores condiciones para su incorporación a la sociedad.

Antes de desarrollar los aspectos médicos y sociales relacionados con las personas que tienen retinosis pigmentaria, es importante definir algunos conceptos:

Retinosis pigmentaria como componente de incapacidad

Como enfermedad de curso crónico, la retinosis pigmentaria aparece en la Clasificación Internacional de Tipos de Deficiencias, Incapacidad y Minusvalidez, que trata las dimensiones de la experiencia científica relacionada con la salud que son resultado y complemento de las dimensiones propias que abarca el concepto "enfermedad" (12).

Cabe señalar que en el mundo actual existe poca literatura relacionada con el componente de minusvalidez, aunque la mejor manera de examinar los variados aspectos que esta categoría encierra es a través de las fuentes de información siguientes (12):

1. La justificación científica de la preocupación de los sistemas nacionales de salud por las consecuencias de determinadas enfermedades de curso crónico.

2. La delimitación precisa de los conceptos por medio de los cuales se pueden apreciar esas consecuencias.
3. El desarrollo histórico de la información existente sobre afecciones crónicas e invalidantes.
4. La eficacia que aporta esa clase de información para la gestión en sus aspectos de planificación y evaluación de programas de salud.
5. La necesidad de aplicar nuevos planes de clasificación perspectivos, según las demandas de las propias enfermedades de curso crónico.

En función de las reflexiones anteriores, el abordaje de esta afección desde el punto de vista del grado de incapacidad que provoca, plantea a los médicos en ejercicio, investigadores y administradores de los servicios de salud, integrar aspectos en los cuales es preciso incorporar no sólo la intervención en el diagnóstico precoz y certero de la enfermedad, sino la demanda de atención multidisciplinaria de manera continua a medida que la afección se desarrolla (diagrama 1). Este hecho reviste vital importancia; pues, aunque el diagnóstico acertado sigue siendo fundamental en relación con el tiempo de comienzo de la enfermedad, la importancia de este proceso inicial resulta disminuida por otras consideraciones. Al seguir esta orientación, los desenlaces son menos precisos y tienden a variar a medida que progresa la afección, provocando la necesidad de realizar evaluaciones repetidas, ya que la índole de los problemas experimentados por las personas afectadas tiende a ser menos precisa.

Es probable que las intervenciones médicas por sí solas no sean suficientes y con frecuencia deben incorporar varias disciplinas, incluyendo la rehabilitación, con el consiguiente apoyo social (8, 10, 12). Desde esta óptica, las enfermedades de curso crónico, incluida la retinosis pigmentaria, requieren la participación de toda una serie de profesionales para salvar las posibles limitaciones que padece el individuo afectado, no sólo desde el punto de vista oftalmológico, sino también las que pueden aparecer en otros órganos y sistemas.

Necesidad de adaptar el modelo médico tradicional de la enfermedad a las exigencias de un problema más complejo

Una de las principales restricciones impuestas al estudio del componente de invalidez asociado a las enfermedades crónicas no trasmisibles, ha sido el reducido alcance del modelo de la enfermedad que se orienta por el estado del saber médico hacia los parámetros de normalidad de las funciones biológicas, utilizando para ello determinados paradigmas, entre los que sobresalen el etiopatogénico y el clínico-patológico. De tal forma, la limitación de este modelo consiste en que se detiene antes de las consecuencias de la enfermedad, y deja, por consiguiente, de reflejar toda la variedad de problemas que conducen a las personas a pedir asistencia a un determinado sistema de atención de salud.

La enfermedad vista así, solamente afecta la capacidad del individuo de desempeñar transitoriamente las funciones y obligaciones que de él se esperan. Esta suspensión raramente plantea un problema en la enfermedad aguda, sobre todo porque es de prever que la situación persista solo por un período determinado.

Por su parte, en los trastornos crónicos, progresivos o irreversibles, las consecuencias introducen una modalidad diferente y más duradera, hace falta, entonces, un marco de relaciones más amplio para asimilar la comprensión de estas experiencias, por lo que es preciso descubrir nuevos espacios emanados de las consecuencias de la enfermedad y, para ello, lo más sencillo es ampliar la secuencia que representa la serie de fenómenos relacionados con la afección que se analiza (diagrama 2).

En función de estas consideraciones, surgen nuevas categorías que se insertan en el panorama de las enfermedades de curso crónico que tienen puntos de referencia de extrema peculiaridad al analizar la retinosis pigmentaria en este contexto:

- *Deficiencia o deterioro*: representa un trastorno en el nivel orgánico dado por toda pérdida o anomalía de la estructura o las funciones psicológicas, fisiológicas o anatómicas. Las deficiencias significan que se exterioriza un estado patológico, se cobra conciencia de las anomalías de la estructura y la apariencia corporales y de la función de un órgano o sistema, cualquiera que sea su causa. En principio, la deficiencia representa trastornos en el nivel orgánico, y las principales subclases son intelectuales, psicológicas, del lenguaje, auditivas, oculares, viscerales, del esqueleto, desfigurantes, generalizadas y sensoriales.
- *La incapacidad*: es toda restricción o ausencia —como resultado de una deficiencia— de la capacidad para desplegar una actividad de la manera o dentro de los límites considerados normales para un ser humano. Las incapacidades representan trastornos en el plano de la persona y sus principales subclases se refieren al comportamiento, la comunicación, los cuidados personales, la locomoción, la disposición corporal, la destreza, en particular las habilidades y situaciones específicas.
- *La minusvalidez*: son los inconvenientes que padece un individuo como resultado de la deficiencia o la incapacidad que limitan o impiden el desempeño de una función que es normal para ese individuo en relación con la edad, el sexo, factores sociales y culturales. La minusvalidez refleja la interacción con el medio ambiente que rodea a la persona y la adaptación a ese medio ambiente, traduciendo la socialización de una experiencia morbosa.
- *Ceguera parcial*: según la *Internal Renueve Service* de Estados Unidos (secretaría de ingresos fiscales) con el fin de determinar quién puede considerarse exento de impuestos:

  "Agudeza visual central de 20/200 (0,1) o menos en el mejor ojo con la mejor corrección o el diámetro más amplio del campo visual que subtiende un ángulo no mayor de 20 grados" (13).

  Una propuesta por investigadores de Estados Unidos, según opinión de Paul Riordan y colaboradores, y, que la considero más racional y justa sobre la ceguera parcial es la siguiente (13):

"La pérdida de la visión lo suficiente para evitar que un individuo se mantenga por sí mismo en cualquier ocupación, volviéndolo dependiente de otras personas, agencias o medios con el fin de poder subsistir".

Existen otras definiciones de la ceguera con propósitos más específicos: "*ceguera industrial* cuando la visión de un trabajador llega a ser tan alterada que ya está imposibilitado para continuar laborando en su oficio habitual" (13).

El manejo de estas categorías, definidas en orden secuencial y de complejidad es esencial para el profesional que se adentra en el estudio de la retinosis pigmentaria, ya que es reconocido internacionalmente que las deficiencias ocasionadas por este tipo de enfermedad interesan principalmente a los servicios médicos, en tanto que las incapacidades cobran vital importancia al margen de la rehabilitación y la minusvalidez, lo que atañe casi por completo al sistema de asistencia social. No obstante, las incapacidades y la minusvalidez interesan también a los sectores más amplios de la política social como la educación, el empleo y la vivienda (6-12).

En este contexto es preciso soslayar que la justificación fundamental para la diferenciación entre las consecuencias que pueden emanar de una enfermedad como la retinosis pigmentaria, mantienen, a veces, discordancias en su gravedad. De tal forma, una persona ligeramente incapacitada, puede experimentar inconvenientes menores a causa de un mayor apoyo familiar o del sistema nacional de salud.

Lo anteriormente comentado asegura que la información de las consecuencias de la enfermedad es necesaria para la planificación de los servicios de salud y para la vigilancia u observación de las tendencias en cuanto al número de casos, y en relación con los recursos instalados (6, 7, 12).

En este escenario es necesario también reflexionar sobre algunos problemas asociados a la cronicidad de la afección que presentan determinadas ambigüedades al observarse en muchas otras situaciones humanas: la ancianidad, el alcoholismo, la ansiedad y la soledad. Esta incertidumbre ha surgido en las sociedades de los países más desarrollados como consecuencia de que la mayoría de los sistemas de salud de estas naciones no consideran esta clase de experiencia como "un problema médico", a pesar de que sus efectos y, a veces, sus causas, requieren inevitablemente la intervención de los servicios de salud. Por esta y por otras razones, el estudio de las incapacidades debe ahondar en la posibilidad de efectuar una selección en ciertos contextos que incluya el empleo de la rehabilitación vocacional, el uso de la escuela, la instalación de viviendas para los incapacitados y la identificación del grado de vulnerabilidad de las personas de edad avanzada que padecen retinosis pigmentaria (12).

Para desarrollar con mayor profundidad los aspectos médico-sociales que pueden estar presentes en las personas que tienen retinosis pigmentaria es preciso que se analice este problema con la mayor objetividad posible, de ahí que he considerado fundamental saber las inquietudes, interrogantes, que han hecho los pacientes, recopiladas durante más de 40 años de trabajo dedicados a la atención integral de ellos y, lógicamente, en muchos aspectos están presentes los problemas médico-sociales (9).

Problemas con la iluminación

Cuando la iluminación es buena y uniforme permite una visión mucho mejor, sin embargo, si la intensidad de luz disminuye, se reduce la visión y puede que no se vea nada. Una iluminación intensa causa fotofobia y deslumbramiento, de ahí que no permita buena visión.

Alteraciones visuales

Al comienzo de la enfermedad, la visión periférica es muy reducida, por ello tropiezan con los objetos que les rodean, sufren traumas en los miembros inferiores y en la cabeza, no se precisa los distintos niveles de altura, los escalones o peldaños no pueden distinguirse del suelo. Otros manifiestan que ya no ven bien por la parte central, lo que hace que su capacidad para deambular sea más torpe y más lenta.

Es frecuente la sensación de visión de luces y visión de colores, con dificultades para diferenciarlos. Los cambios de la agudeza visual, en el día, son frecuentes, desde buena, regular, hasta mala, lo que les ocasiona ansiedad e irritación; refieren que tienen mejor visión en los días nublados. El problema visual adquiere mayor importancia cuando se dificulta la lectura, y más aún si interfiere en las actividades relacionadas con las labores habituales.

De todas estas referencias, expresadas por los pacientes, se puede valorar que el problema que más afecta a estas personas es la dificultad para ver bien, tanto en su centro (visión directa), como en la periferia (visión indirecta) en la que los niveles de iluminación tienen gran importancia.

Otras preguntas que surgen a causa de esta situación son:

- ¿Es posible mejorar los problemas relacionados con la disminución de la visión?
- ¿Existen tratamientos para detener el progreso de la enfermedad, y de curación?
- ¿Cómo podemos mejorar o aliviar nuestra salud?
- Si es una enfermedad hereditaria, ¿qué hacer con relación a mis hijos?

El oftalmólogo, en unión de otros especialistas como psicólogos, sociólogos, rehabilitadores, maestros, tiflopedagogos, etc, debe desempeñar un importante papel para analizar y valorar integralmente el estado de salud del paciente, aplicando los conocimientos que puedan contribuir a mejorar la situación creada y brindar una conducta y tratamiento que puedan dar solución satisfactoria a cada caso, de acuerdo con la característica de cada enfermo.

En Cuba, la estrategia para resolver parcial o totalmente los problemas médico-sociales de los discapacitados por retinosis pigmentaria está dada por el trabajo conjunto de diversos organismos e instituciones: los ministerios de salud pública, educación, trabajo y seguridad social, Asociacion de Ciegos, entre otros.

El Ministerio de Salud Pública, basado en el Programa Nacional de Retinosis Pigmentaria, de su red nacional de centros y servicios provinciales y municipales, con el apoyo del médico de la familia, permiten llevar a cabo las actividades de promoción, prevención y rehabilitación. El Ministerio de Educación, a través del

Dpto. de Enseñanza Especial, realiza actividades pedagógicas con el objetivo de brindarles los conocimientos necesarios que permitan capacitarse para desarrollar actividades socialmente útiles. El Ministerio de Trabajo y Seguridad Social, contribuye a la solución de las dificultades laborales, de vivienda y de apoyo económico. Además, el Instituto de Educación Física, Deportes y Recreación, a través de sus organismos provinciales y municipales, ofrece apoyo en lo que respecta a la cultura física de estos pacientes. La Asociación Nacional de Ciegos y las demás organizaciones sociales han contribuido a la realización de actividades culturales, artísticas y recreativas, garantizándoles una adecuada calidad de vida.

El resultado de morbilidad del discapacitado visual en Cuba, por retinosis pigmentaria, es el siguiente:

- Alteraciones de la visión, 70 %.
- Reducción del campo visual, 25 %.
- Alteraciones del sentido cromático, 3 %.
- Fotofobia, 2 %.

Corresponden al sexo masculino, 61 % y al femenino, 39 %. Con relación a los grupos de edades, el mayor porcentaje correspondió al grupo comprendido entre 26 y 35 años con 25,4 %; siguiéndole el de 16 - 25 años, con 22,8 %; con respecto a los niños menores de 15 años, fue de 4,5 %; en los de la tercera edad, mayores de 60 años, 10 %; el resto corresponde a los comprendidos entre los 46 y 60 años. (6)

Por tratarse de una enfermedad hereditaria es de interés conocer el porcentaje familiar de estos discapacitados: 72 % tenían hijos y 38 % no. También es importante el grado de consanguinidad en estos discapacitados, como uno de los factores de riesgo: en 62,7 % existía consanguinidad y en 37,3 no (6). Otro aspecto de interés es el nivel de información que sobre la enfermedad tienen los discapacitados: 77 % conoce las características de esta enfermedad y 23 % las desconoce. Si se tiene presente que Cuba cuenta con una población de más de 11 000 000 de habitantes y que el inicio del Programa Nacional de Retinosis Pigmentaria fue en el año 1990, se puede valorar de satisfactorio este resultado.

Con respecto a la actividad sociolaboral, los resultados de la investigación fueron los siguientes:

Permanecieron en sus ocupaciones laborales, 53,1 %, de ellos 33,1 % son personas no vinculadas al trabajo salarial; cambiaron de puesto de trabajo, 9,1 %, con afectación económica, y pensionados 37,8 %, lo que evidencia que 46,9 % sufrió daños en su economía (3).

Todo este estudio demuestra la importancia social y humana, como parte de la atención integral, que requieren estas personas, a lo que el oftalmólogo no debe permanecer alejado o ajeno.

Cuando de niños se trata, se valora la capacidad de visión útil que tienen y se analiza el posible internamiento en centros de educación para discapacitados visuales.

Rehabilitación

La rehabilitación es una tarea importante para resolver muchas de las alteraciones que disminuyen la capacidad visual del paciente. Es necesaria e importante, la participación del oftalmólogo, ya que ha de formar parte fundamental de la restitución social de estos pacientes. Abarca las vertientes siguientes:

- Rehabilitación médica.
- Rehabilitación psicológica.
- Rehabilitación laboral.

Es la primera etapa y una de las más importantes dentro del conjunto de los métodos y procederes de la rehabilitación, debe ser aplicada en el instante preciso, oportuna y completa, con la mayor ética profesional aplicando los adelantos científico-técnicos más actualizados, teniendo en cuenta que de sus resultados depende, en muchas ocasiones, el pronóstico de la rehabilitación social y laboral (3).

La *rehabilitación médica* comprende un conjunto de acciones dirigidas a tratar las limitaciones que presenta el paciente con la participación del oftalmólogo, técnicos de oftalmología, enfermera, psicólogos, tiflopedagogos y otros especialistas de acuerdo con las manifestaciones de las discapacidades.

La labor del oftalmólogo comprende:

- *Corrección de las ametropías*: Es conocido que los defectos refractivos son muy comunes en la retinosis pigmentaria. Corresponde a la miopía y al astigmatismo miópico la mayor frecuencia. Para mayor conocimiento, ver el capítulo "Características clínicas de la retinosis pigmentaria".
- *Cirugía de la catarata*. Si se hace el diagnóstico de que el paciente además de la retinosis pigmentaria presenta catarata y que ésta afecta la visión, ante tal situación se ha de realizar un estudio minucioso para valorar la utilidad o no de la operación de la catarata (12).

  En este aspecto hemos tenido experiencia muy alentadora con respecto a la mejoría de la visión. Sin embargo, otros especialistas no consideran la cirugía de la catarata, aunque ya en la actualidad son menos los que tienen ese criterio. La aplicación de la alta tecnología hace que se implanten lentes intraoculares con propiedades de protección a la capa fotorreceptora de la retina de las radiaciones nocivas, lo que es de gran beneficio para los operados de catarata con retinosis pigmentaria.
- *Tratamiento de la fotofobia.*
- *Utilización de las ayudas ópticas.*
- *Tratamientos aplicados a la retinosis pigmentaria.*
- *Rehabilitación psicológica.*

Cuando se asocian a la retinosis pigmentaria otras alteraciones que incrementan la discapacidad de estos enfermos, como la hipoacusia, la sordomudez, es necesario la participación de las especialidades correspondientes.

En la *rehabilitación laboral*, el oftalmólogo ha de desempeñar un importante papel, ya que puede informar sobre los requerimientos que deben tener los puestos de trabajo y de aprendizaje de los enfermos con retinosis pigmentaria, para permitirles su incorporación a la vida activa y puedan considerarse socialmente útil y a la vez con mínimas posibilidades de riesgos de sufrir accidentes.

Los requerimientos que recomiendo para el trabajo con personas con retinosis pigmentaria son:

- Buena iluminación, uniforme y que no produzca deslumbramiento.
- No realizar trabajos en la altura.
- Locales libres de objetos próximos al puesto de trabajo, para evitar el tropiezo con ellos.
- Evitar la manipulación de objetos pérforo-cortantes.
- Cumplimiento de las normas de higiene y prevención, correspondientes a los puestos de trabajo.

Un denominador común para la rehabilitación de estos discapacitados es el conocimiento previo de toda el área relacionada con el trabajo de ellos y de los otros trabajadores, lo que permitirá un mejor desplazamiento.

Igual que para otras enfermedades, se deben elaborar regulaciones que definan el perfil de trabajo de estos discapacitados.

Asesoramiento genético

Las bases fundamentales del asesoramiento genético en la retinosis pigmentaria están en dependencia de la información que pueda brindar el arbol genealógico, con el fin de determinar el tipo de trasmisión de la enfermedad en la familia, de acuerdo con el patrón de herencia.

Es difícil cuando no existe una historia familiar que recoje buena información relacionada con el árbol genealógico, para llegar a un criterio hereditario que estará reservado al diagnóstico molecular; cuando se encuentre una de las mutaciones con tipo de trasmisión, conocidas todas aquellas situaciones, donde la información obtenida no permite llegar a un diagnóstico hereditario definitivo han sido incluidas como presentaciones de la enfermedad las formas simplex, múltiplex o desconocida (3). En estos casos, es necesario realizar el asesoramiento genético teniendo en consideración elementos de los diferentes tipos de herencia buscando, de ser posible, situaciones que excluyeron algunos de éstos. Es imprescindible evaluar el nivel diagnóstico utilizado, con el objetivo de lograr excluir individuos con expresión variable de la enfermedad.

En ocasiones, la imposibilidad de estudiar varias generaciones y la existencia de familias pequeñas puede enmascarar cuadros de no penetrancia del gen.

De forma general, en los casos simplex, se puede asesorar partiendo de las situaciones siguientes:

- El enfermo puede representar el único individuo afectado, en su generación, por una retinosis pigmentaria de tipo autosómica recesiva.

- El enfermo puede representar una mutación nueva de tipo autosómica dominante.
- El enfermo, en caso de ser varón, puede representar el individuo afectado a partir de trasmisión por mujeres portadoras del carácter recesivo ligado al cromosoma X.

En los casos múltiplex, puede asesorarse partiendo de las orientaciones siguientes:

- Los individuos afectados pueden representar miembros de una familia con herencia autosómica recesiva.
- Los individuos afectados pudieran representar miembros de una familia con herencia autosómica dominante, con presencia de no penetrancia.
- Si los afectados son varones, pudiera ser compatible con una herencia ligada al cromosoma X a través de mujeres emparentadas sin signos de portadores.

Para los casos desconocidos pudiera asesorarse de manera similar a los simplex.

El asesoramiento genético en la retinosis pigmentaria autosómica recesiva se realiza sobre la base del riesgo de recurrencia establecido para este tipo de patrón, donde existe una probabilidad de 1/4 (25 %) de repetición de la enfermedad, en los hermanos del propósito. Los individuos enfermos tienen por lo general, un bajo riesgo de probabilidad de tener hijos enfermos, siempre que no contraigan matrimonios con individuos de su familia, o de familias con antecedentes de la enfermedad y que procedan de poblaciones cerradas con frecuencias elevadas de la enfermedad.

El asesoramiento genético en la retinosis pigmentaria autosómica dominante se realiza sobre la base de recurrencia de 1/2 (50 %) para los hijos de individuos afectados, independientemente del sexo de éstos. Los hijos sanos generalmente no deben trasmitir la afección, excepto en los casos de no penetrancia.

En la herencia autosómica recesiva ligada al cromosoma X, los varones afectados no trasmiten la enfermedad a sus hijos varones, sus hijas hembras generalmente no muestran grados importantes de afectación, pero ésta depende del grado de lyonización. Estas mujeres tienen probabilidad de 1/2 (50 %) de tener hijos varones afectados.

Es importante, en el caso de la retinosis pigmentaria, considerando su heterogeneidad, tener la caracterización clínica de la enfermedad en la familia, pues, las características oftalmológicas, la edad de comienzo, la edad de los padres al nacimiento del hijo afectado, los síntomas asociados y otras situaciones que se pudieran incluir en la caracterización de la enfermedad, pueden variar el asesoramiento aun dentro del mismo grupo hereditario, requisito que se cumple una vez aplicada nuestra clasificación en la familia estudiada.

De acuerdo con la experiencia cubana, para lograr esto, recomendamos el abordaje multidisciplinario de la retinosis pigmentaria en la familia, y en éste la interrelación del genetista y el oftalmólogo es fundamental, garantizando una acción de prevención óptima y la atención oportuna a grupos de riesgos como son los individuos con familiares afectos de esta enfermedad, antecedentes de consanguinidad con vista a un diagnóstico precoz de la enfermedad y la aplicación oportuna de nuestra terapéutica.

Insistimos en la importancia del diagnóstico precoz en la enfermedad para su valoración integral, promoción, prevención y rehabilitación en etapas iniciales, ya que puede aun en edades tempranas de la vida ocasionar un deterioro severo de la retina y otras estructuras oculares, que sitúan a pacientes jóvenes y niños en estadíos muy avanzados de la enfermedad (IV estadío de la clasificación cubana) convirtiéndolos en discapacitados visuales, y corresponde a todos la responsabilidad de evitar que esto suceda.

Es importante resaltar una de las problemáticas que afectan a los enfermos en el aspecto económico: por ser la retinosis pigmentaria una enfermedad hereditaria, no están amparados por la seguridad social en toda su magnitud; esto, unido a los escasos recursos económicos que poseen la mayoría y la dificultad para encontrar trabajo, hacen que el paciente oculte su enfermedad por temor a ser despedido por incapacidad, al no contar con una protección social y económica adecuadas. En Cuba se garantiza de forma gratuita que todos estos enfermos reciban los beneficios que brinda el Sistema Nacional de Salud y Asistencia Médica, incluida la tecnología avanzada.

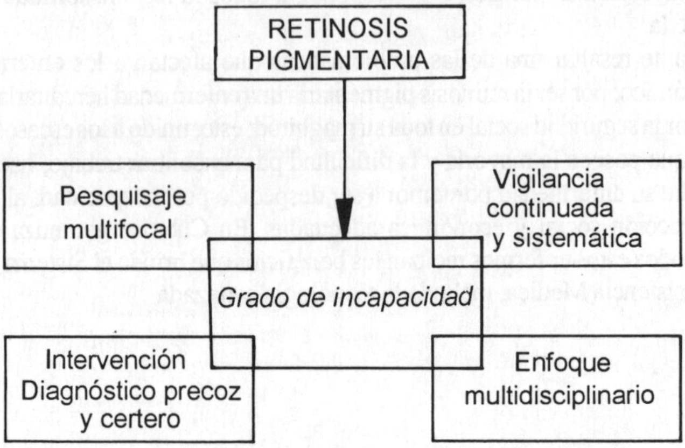

Diagrama 1. Abordaje de la retinosis pigmentaria y grado de incapacidad.

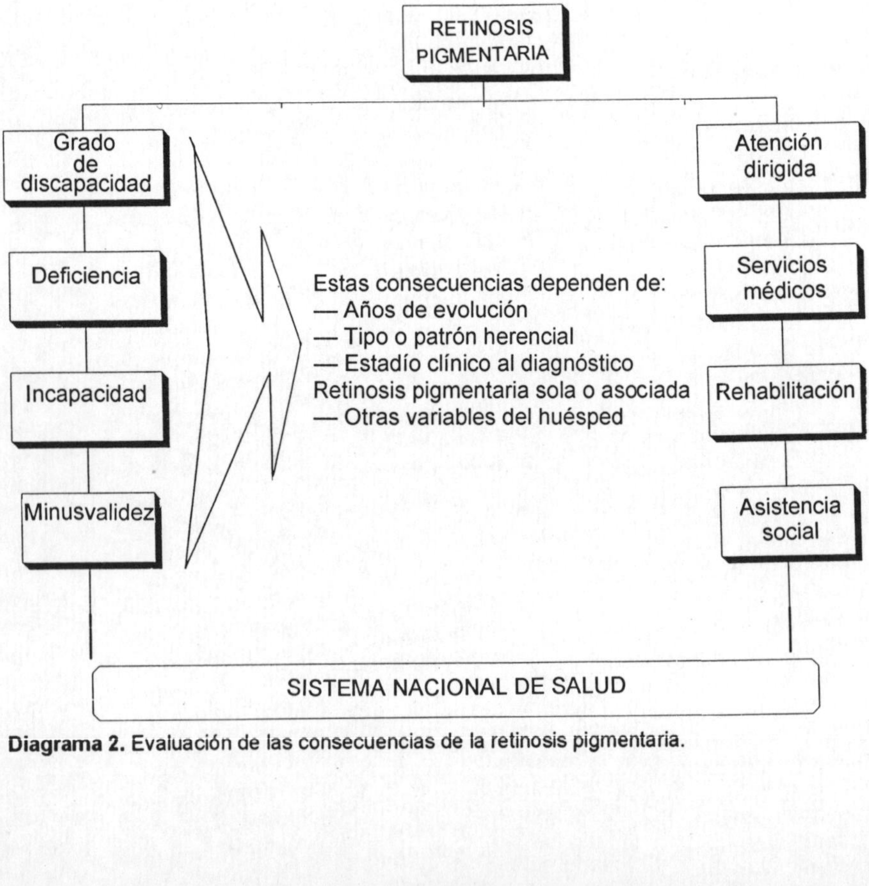

Diagrama 2. Evaluación de las consecuencias de la retinosis pigmentaria.

Referencias bibliográficas

1. ALEMANY. J. M.: Encuesta Nacional de Oftalmología en Círculos Infantiles y Jardines de la Infancia, CNICM La Habana, 1973.
2. GARCÍA DÍAZ, L.: "Prevalencia de la ceguera escolar en Cuba", *Revista Cubana de Oftalmología* 3, La Habana, Cuba, 1989.
3. HERRERA MORA, M.; N. MORENO: *La retinosis pigmentaria como causa de discapacidad visual*, Simposio sobre Discapacidad Visual, La Habana, 1993.
4. KERVIN AN, R.: "Aspecto social de la retinosis pigmentaria", *Rev. Soc. Oftalmológica Italiana*, 489-486, Italia, 1984.
5. MENDOZA MARRERO, M. A.: *Características psicológicas de los enfermos con retinosis pigmentaria*, Trabajo presentado en el 1er. Simposio Internacional de Retinosis Pigmentaria, La Habana, Cuba, 3 de noviembre, 1994.
6. MINISTERIO DE SALUD PÚBLICA DE CUBA: *Objetivos, propósitos y directivas para incrementar la salud de la población cubana*. (Documento), La Habana, Cuba, 1992.
7. OMS: Estrategia para la provincia de la ceguera en programas nacionales, pp. 9-11, Ginebra. 1984.
8. PELÁEZ MOLINA, O.: "Retinosis pigmentaria y medicina integral", *Rev. 16 de Abril* 12 (44): 116-121, La Habana, Cuba, 1972.
9. __________: "Aspectos médico-sociales de los pacientes con diagnósticos de retinosis pigmentaria", *Rev. Cubana de Oftalmología* (1-2): 38, Ed. ECIMED, La Habana, Cuba, 1988.
10. __________: "Valor de la cirugía de la catarata en la rehabilitación del paciente con retinosis pigmentaria", *Rev. Cubana de Oftalmología* (2), Ed. ECIMED, La Habana, Cuba, 1989.
11. __________: "El deterioro visual y su relación con los años de evolución de la retinosis pigmentaria", *Rev. Cubana de Oftalmología* (4): 6-11, Ed. ECIMED, La Habana, Cuba, 1991.
12. SARMIENTO BARCELÓ, J.: *Retinosis pigmentaria: aspectos metodológicos y conceptuales*, Trabajo presentado en el 1er. Simposio Internacional de Retinosis Pigmentaria, La Habana, Cuba, 3 noviembre, 1994.
13. VANGHON, D.: "Ceguera", *Oftalmología general*, pp. 368-378, Ed. Manual Moderno S. A. México, 1986.

Ejemplar impreso por Prensa Moderna Impresores
Cali, Colombia 1997